肾病六经辨治辑要

李顺民 宋高峰
李雨彦 编著

U0206427

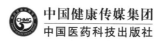

中国健康传媒集团

中国医药科技出版社

内容提要

本书是李顺民教授在治疗肾病40余年临证经验基础上，以《伤寒论》六经为纲，方证为目，从原著译释到肾病应用，从基础研究到临证经验，从选方要点到经典医案，较为系统地整理了近现代以来经方治疗肾病取得的成果，对经方治疗肾病的发展大有裨益。全书内容丰富，资料翔实，具有很高的临床应用价值和文献价值，能够帮助读者开阔视野，增进学识，使得读者更全面地理解其学术思想和辨证思路。非常适合中医临床医生，中医院校师生，中医爱好者参考。

图书在版编目（CIP）数据

肾病六经辨治辑要 / 李顺民，宋高峰，李雨彦编著 . —北京：中国医药科技出版社，2023.2

ISBN 978-7-5214-3575-7

Ⅰ. ①肾… Ⅱ. ①李… ②宋… ③李… Ⅲ. ①肾病（中医）- 辨证论治 Ⅳ.① R256.5

中国版本图书馆CIP数据核字（2022）第214031号

美术编辑　陈君杞
版式设计　南博文化

出版　**中国健康传媒集团** | 中国医药科技出版社
地址　北京市海淀区文慧园北路甲22号
邮编　100082
电话　发行：010-62227427　邮购：010-62236938
网址　www.cmstp.com
规格　710×1000mm $\frac{1}{16}$
印张　14 $\frac{3}{4}$
字数　277千字
版次　2023年2月第1版
印次　2023年2月第1次印刷
印刷　三河市万龙印装有限公司
经销　全国各地新华书店
书号　ISBN 978-7-5214-3575-7
定价　**48.00 元**

获取新书信息、投稿、为图书纠错，请扫码联系我们。

张 序

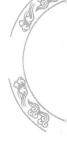

  经方的概念可溯源到东汉史学家班固，其著《汉书·艺文志》曰："经方者，本草石之寒温，量疾病之浅深，假药味之滋，因气感之宜，辨五苦之辛，致水火之齐，以通闭解结，反之于平。"当时的经方主要指经验方，因为那时张仲景还没有被尊为医圣。宋代开始形成经方与时方两大概念，之后，"经方"则专指张仲景《伤寒论》《金匮要略》中所记载的方剂。

  中医治疗的肾病主要指慢性肾脏病，也包括肾的生理功能失调所致的各种病症。经方治肾病由来久矣，仲景之方也被誉为"众方之宗，万法之祖"。柯琴曰："仲景之六经，为百病立法，不专为伤寒一科，伤寒杂病，治无二理，咸归六经节制。"张仲景六经辨证对指导肾病治疗有重要意义：一是整体观念，辨证论治；二是组方严谨，药少量精；三是主次分明，方证对应；四是观其脉证，灵活应变；五是剂型多样，煎服考究。具体方证应用如肾病太阳表证用麻黄连翘赤小豆汤、越婢汤；少阳枢机不利用小柴胡汤、大柴胡汤；阳明腑实用大承气汤、小承气汤、调胃承气汤、大黄甘草汤；太阴脾虚用理中汤、防己黄芪汤；少阴阳虚水停用真武汤、苓桂术甘汤；厥阴寒热错杂用乌梅丸；气化不利用五苓散、猪苓汤；血脉瘀阻用桃核承气汤、当归芍药散，等等。经方治疗肾病以药味少，药量轻，应用广，疗效好而被大众广泛接受。

  李顺民教授及其弟子宋高峰博士精心编写了本书。该书基础篇论述了六经的概念与实质，六经的生理构成，六经与肾的关系；临床篇论述了肾病的六经传变规律、证候特点、治法与方证。每一方证从原文、组成、方解、功用、适应证、类方比较、现代研究等方面加以详述。特别是每首方剂均列了组成药物的四气五味归经表，让人一目了然，十分方便临床应用鉴别。

李顺民教授积累40余年肾病的临证经验，从经方原著阐释到理论发微，从遣方要义到应用范围，从现代研究到经典医案，较为系统地整理了近现代经方治疗肾病所取得的成果，对张仲景六经辨证理论及经方防治慢性肾脏病大有裨益。

故乐观其成，特为之序。

国际欧亚科学院院士

中央文史研究馆馆员

中央保健医生　　　张大宁

国医大师

2022年10月

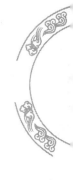

前　言

　　《伤寒论》六经辨证体系为百病立法、六经辨证的施治规律，不仅适用于伤寒，也适用于杂病。柯韵伯在《伤寒来苏集》中曰："原夫仲景之六经，为百病立法，不专为伤寒一科，伤寒杂病，治无二理，咸归六经之节制。"清代何秀山言："病变无常，不出六经之外，《伤寒论》之六经，乃百病之六经，非伤寒所独也。"六经辨证可以为伤寒立法，同时也是各种疾病的分类方法和治疗通则。在六经辨证的指导下，用经方治疗肾病临床疗效确切，肾气丸、五苓散、猪苓汤、越婢汤、麻黄连翘赤小豆汤、防己黄芪汤等治疗肾病的经典名方大都出自《伤寒杂病论》。然而，目前对经方治疗肾病的整理较为滞后，缺乏相应的专著。本书旨在总结经方治疗肾病的成果，探索经方治疗肾病的应用规律，更好地为临床一线医生提供参考，提高中医药治疗肾病的疗效。

　　本书是编者在治疗肾病40余年临床经验基础上，以《伤寒论》六经为纲，方证为目，从原著译释到肾病应用，从基础研究到临证经验，从选方要点到经典医案，较为系统地整理了近现代以来经方治疗肾病所取得的成果，对推动中医药，尤其是经方治疗肾病的发展大有裨益。本书分为两部分，第一部为基础篇，重点介绍了六经的概念、六经的实质、六经生理系统的构成及六经与肾脏的关系等。第二部为临床篇，重点介绍了在六经辨证体系指导下用于治疗肾病最常用的经方方证。该部分在分析原著应用的基础上，从选方要点、肾病应用范围、临床应用体会及肾病医案选录等方面详细介绍了不同方证在肾病中的应用方法。需要说明的是，本书所指的肾病范畴较广，既包括西医学的肾脏疾病及部分泌尿系疾病，也包括中医学的肾系疾病，如水肿、淋证、阳痿、遗精等病证。

本书之编写，虽作了极大的努力，但由于编者水平有限，书中疏漏之处在所难免，恳请同道不吝赐教！

编者

2022 年 10 月

目 录

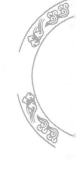

基础篇

第一章 六经的概念及实质 ···································· 2

    一、六经的概念源流 ································· 2

    二、六经的实质 ····································· 4

第二章 六经生理系统的构成 ······························ 13

    一、太阳经生理系统的构成 ················· 13

    二、阳明经生理系统的构成 ················· 14

    三、少阳经生理系统的构成 ················· 16

    四、太阴经生理系统的构成 ················· 19

    五、少阴经生理系统的构成 ················· 22

    六、厥阴经生理系统的构成 ················· 26

第三章 六经与肾的关系 ·································· 28

    一、足少阴肾与手少阴心的关系 ············· 28

    二、足少阴肾与足厥阴肝的关系 ············· 29

    三、足少阴肾与足太阴脾的关系 ············· 30

    四、足少阴肾与手太阴肺的关系 ············· 30

    五、足少阴肾与足太阳膀胱的关系 ··········· 31

    六、足少阴肾与手少阳三焦的关系 ··········· 32

临床篇

第四章　肾病六经传变规律及证候特点 ···34

　　一、肾病六经传变规律 ···34

　　二、肾病六经证候特点 ···35

第五章　肾病六经治法 ···39

　　一、汗法 ···39

　　二、下法 ···39

　　三、清法 ···40

　　四、消法 ···40

　　五、和法 ···41

　　六、温法 ···41

　　七、补法 ···42

　　八、吐法 ···43

第六章　肾病六经证治 ···44

　　第一节　肾病太阳经证治 ···44

　　　　麻黄汤 ···46

　　　　越婢汤 ···51

　　　　越婢加术汤 ···55

　　　　麻黄连翘赤小豆汤证 ···58

　　　　五苓散 ···63

　　　　桃核承气汤 ···72

　　　　抵当汤 ···79

　　第二节　肾病阳明经证治 ···83

　　　　大承气汤 ···85

　　　　大黄附子汤 ···91

　　　　猪苓汤 ···96

　　　　牡蛎泽泻散 ···103

　　第三节　肾病少阳经证治 ···107

　　　　小柴胡汤 ···108

第四节　肾病太阴经证治 …………………………………………… 118

防己黄芪汤 ………………………………………………… 119

防己茯苓汤 ………………………………………………… 125

理中丸 ……………………………………………………… 130

黄芪桂枝五物汤 …………………………………………… 136

苓桂术甘汤 ………………………………………………… 141

第五节　肾病少阴经证治 …………………………………………… 146

真武汤 ……………………………………………………… 147

麻黄细辛附子汤 …………………………………………… 156

栝楼瞿麦丸 ………………………………………………… 162

黄连阿胶汤 ………………………………………………… 170

肾气丸 ……………………………………………………… 175

第六节　肾病厥阴经证治 …………………………………………… 183

当归贝母苦参丸 …………………………………………… 184

当归芍药散 ………………………………………………… 188

桂枝茯苓丸 ………………………………………………… 195

乌梅丸 ……………………………………………………… 200

四逆散 ……………………………………………………… 206

下瘀血汤 …………………………………………………… 213

白头翁汤 …………………………………………………… 216

参考文献 …………………………………………………………… 220

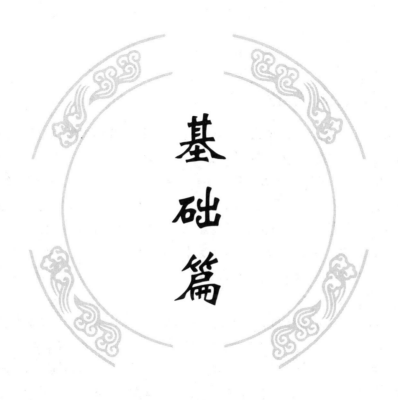

基础篇

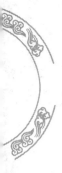

第一章
六经的概念及实质

一、六经的概念源流

"六经"这一概念，最早见于《黄帝内经》（以下简称"《内经》"）。《素问·阴阳应象大论篇》中说："六经为川，肠胃为海，九窍为水注之气。"相对于肠胃而言，"六经"是一个纵向的概念，主要指人身之经脉。《灵枢·逆顺肥瘦》中说："手之三阴，从脏走手，手之三阳，从手走头；足之三阳，从头走足，足之三阴，从足走腹。"说明了经脉纵向行走的特点。当然，作为经脉概念的六经实际上包括了手足十二经脉。分而言之，则为手足十二经脉，合而言之，则为六经。因此，在《内经》中"六经"的概念就是指经脉。

人体经络，手足分属而计有十二经脉，名曰手足太阳经脉、手足阳明经脉、手足少阳经脉、手足太阴经脉、手足少阴经脉和手足厥阴经脉。若不言手足而仅依据阴阳属性归类，则有三阳三阴之名谓。《素问·阴阳离合论篇》曰："圣人南面而立，前曰广明，后曰太冲，太冲之地，名曰少阴，少阴之上，名曰太阳，太阳根起于至阴，结于命门，名曰阴中之阳。中身而上，名曰广明，广明之下，名曰太阴，太阴之前，名曰阳明，阳明根起于厉兑，名曰阴中之阳。厥阴之表，名曰少阳，少阳根起于窍阴，名曰阴中之少阳。是故三阳之离合也，太阳为开，阳明为阖，少阳为枢。三经者，不得相失也，搏而勿浮，命曰一阳。"又曰："外者为阳，内者为阴，然则中为阴，其冲在下，名曰太阴，太阴根起于隐白，名曰阴中之阴。太阴之后，名曰少阴，少阴根起于涌泉，名曰阴中之少阴。少阴之前，名曰厥阴，厥阴根起于大敦，阴之绝阳，名曰阴之绝阴。是故三阴之离合也，太阴为开，厥阴为阖，少阴为枢。三经者，不得相失也，搏而勿沉，名曰一阴。"此之论三阳（太阳、阳明、少阳）、三阴（太阴、少阴、厥阴），是以经脉言，故以

"三经"别谓三阳、三阴。由此推论，前之所言六经，即此"三阳"与"三阴"（经脉）之合称。六经，即太阳、阳明、少阳、太阴、少阴、厥阴，由于六经之每一经又分为手足二经，因而总领十二经脉。

《难经》未言六经之名，而曰十二经，此乃秉承《灵枢》十二经脉而来。其所指者，经脉明矣，不必详辨。故曰"三阳三阴""手足三阴三阳"，皆以《内经》六经之原义为基准。

《伤寒论》原著理论渊源主要与《素问·热论篇》相关，而《热论篇》所言之三阳三阴大体基于经络。由此而论，《伤寒论》三阳三阴概念源于《内经》经脉系统，即"六经"本体。然《伤寒论》所述绝非仅限于经脉为病，相反以大量篇幅讨论了脏腑阴阳气血之失调。故而可知，根据中医学的整体观念，本于经络而推及脏腑，《伤寒论》之三阳三阴已经将《内经》中"六经"的概念内涵与外延扩大了。

《伤寒论》以三阳三阴作为纲领，论外感热病发生发展的规律和诊治原则，将理论和实践紧密结合，创理法方药一体化辨证论治模式。然而，张仲景在《伤寒论》中并没有直接用"六经"的称谓，而是以"太阳病""阳明病""少阳病""太阴病""少阴病""厥阴病"这种方式予以表述对伤寒病的认识，这种表述方式实际上就是三阳三阴病。在研究《伤寒论》的过程中，最早用"六经病"来代表三阳三阴病的是宋代医家朱肱。朱肱在《类证活人书》中曰"古人治伤寒有法，非杂病可比，五种不同，六经各异"。认为六经即足之六条经脉，《伤寒论》中所谓的"太阳病"就是足太阳膀胱经的病变，"阳明病"就是足阳明胃经的病变，"少阳病"就是足少阳胆经的病变，"太阴病"就是足太阴脾经的病变，"少阴病"就是足少阴肾经的病变，"厥阴病"就是足厥阴肝经的病变，从而将《伤寒论》中的三阳三阴病与经脉之六经病变直接等同起来。如此一来，"六经病"就成了三阳三阴病的代名词了。

六经病，是指六经所属经络脏腑的病理变化反映于临床的症状，它是以中医基础理论为依据，对人体感受邪气之后所表现出的各种症状进行分析归纳，并加以概括的结果。六经病既是疾病发展过程中的不同病理阶段，也可看作是相互联系又相对独立的证候，是病理概念。

六经辨证，是一种辨证论治的方法和体系。它以六经所属经络脏腑、气血阴阳的生理功能、病理变化为基础，结合人体正气的强弱、病因的属性、病势的进退缓急等因素，对外感疾病演变过程中所表现出来的各种症状进行分析、归纳，用以判断其病位、性质和病机，并据此做出诊断、提出治法方药，说明调养护理，指出预后转归等。

二、六经的实质

六经是《伤寒论》中最基本的概念。自宋代朱肱在其《类证活人书》中首次将《伤寒论》三阴三阳称为"六经"以来，有关"六经"的含义和实质一直是各学者争论的焦点。历代中医学者都十分重视《伤寒论》六经的研究，所谓《伤寒论》第一重要之处为六经，而第一难解之处亦为六经，凡读伤寒者无不于此致力，凡注伤寒者亦无不于此致力。但"六经"的实质是什么，历代医家研讨甚多，观点纷纭，归纳起来有经络说、脏腑说、气化标本中气说、经界说、形层说、八纲说、治法说、正邪相争说、病理阶段说，等等。近来又有不少医家融合各种观点，成为综合观予以论述，也有运用现代自然科学的理论和方法试图研究"六经"的实质。这些研究在一定程度上从各自不同角度做了探讨工作，为我们更深刻地领会六经实质提供了研究思路和借鉴。

（一）经络说

《伤寒论》三阴三阳即经络的提法影响较大，一直沿用至今。持此观点的主要有宋代朱肱，其所著《类证活人书》中指出："治伤寒者先须识经络，不识经络触途冥行，不知邪气之所在。"提示六经提纲以论述经络病变为主，故直以"太阳经""阳明经""少阳经"等称之。如"足太阳膀胱之经，从目内眦上头连于风府，分为四道，下项并正别脉上下六道以行于背……今头项痛，身体疼，腰脊强，其脉尺寸俱浮者，故知太阳经受病也。""足阳明胃之经，从鼻起夹于鼻，络于目，下咽分为四道，并正别脉六道，上下行腹，网纲于身。……故病患身热目疼鼻干不得卧，其脉尺寸俱长者，知阳明经受病也。""足少阳胆之经，起目外眦，络于耳，遂分为四道，下缺盆，循于胁，并正别脉六道，上下主经营百节，流气三部，故病患胸胁痛、耳聋，或口苦咽干，或往来寒热而呕，其脉尺寸俱弦者，知少阳经受病也。""足太阴脾之经，为三阴之首，其脉布于脾胃，络于嗌喉，故病患腹满而嗌干，尺寸俱沉细者，知太阴经受病也。""足少阴肾之经，其脉起于小趾之下，斜趣足心，别行者，入跟中，上至股内后廉，贯肾络膀胱，直行者，从肾上贯肝隔，入肺中，系舌本……故病患口燥舌干而渴，其脉尺寸俱沉者，知少阴经受病也。""足厥阴肝之经……其脉循阴器而络于舌本也……凡病患烦满而囊缩，其脉尺寸俱微缓者，知厥阴受病也。"，等等。后世许多医家如成无己、汪琥、程门雪、刘渡舟等都宗于此解释六经，为《伤寒论》作注。

刘渡舟指出，"六经概括了手足十二经，内属于脏腑，也是不容怀疑的事实。"

程门雪认为"六经与经络学说是分不开的,详言之则分手足十二经,合之则为六经。"朱肱认为:"六经即经络。"伤寒太阳病的"头项强痛""太阳随经,瘀热在里""热结膀胱";阳明病的"胃家实";少阳病的"口苦、咽干、目眩""两耳无所闻""胸胁苦满";太阴病的"脏有寒"及"脾家实";少阴病的"脉微细,但欲寐"及"心中烦,不得卧";厥阴病的"气上撞心""干呕吐涎沫,头痛",等等。无不与经络及其所属脏腑密切相关。

但宗经络说者有分手经,足经,手足经并论之差异。如汪琥认为"仲景书止分六经,不言手足,其实则合手经而皆病"。而朱肱则多以足经立论,如"足太阳膀胱之经,从目眦上头连于风府,分为四道,下项并正别脉上下六道以行于背……今头项痛,身体疼,腰脊强,其脉尺寸俱浮者,故知太阳经受病也"。

(二)脏腑说

不少注家认为三阴三阳之证候可用六经所属的脏腑来解释,如太阳病系足太阳膀胱与手太阳小肠的病变;阳明病系足阳明胃与手阳明大肠的病变等。如清代钱潢认为六经病症的发生、发展和变化是以脏腑、三焦、营卫、气血、阴阳等理论进行阐发的。明代李时珍在《本草纲目》中说:"麻黄汤虽太阳发汗重剂,实为发散肺经火郁之药也。……桂枝(汤)虽太阳解肌轻剂,实为理脾救肺之药也。"清代高学山在《伤寒尚论辨似》中指出:"足太阳与手太阴同治皮毛之合,则肺部所辖之胸中,原为太阴阳气之公署。"何志雄先生说:"《伤寒论》六经,是为认识外感疾病的需要,在藏象学说的基础上对人体功能做出另一层次的概括。首先将脏腑功能分为阴阳两大类即五脏及其络属的经脉为阴、六腑及其所络属的经络为阳。然后,根据各脏腑的不同功能,以及所属经络不同的循行部位,分为三阴三阳,名曰太阳、阳明、少阳、太阴、少阴、厥阴,这便是伤寒六经。每一经的功能并非是其所概括的脏或腑的功能的机械相加,而是综合了这些脏腑与外感疾病有关的功能。"而鲁福安先生则指出:"六经之中除表现有本经所属脏腑的病变以外,还包括有不少它经所属脏腑的病变。"可见近代人以脏腑解释六经,已与古人不同,已不再拘泥于同名经所属的脏腑,而是结合六经病变特点予以了适当的调整。

(三)脏腑经络说

持脏腑经络说的一般都是经络论的赞同者。因为脏腑与经络相连,故不少医家常利用六经所属脏腑来解释三阴三阳证候,如太阳病系足太阳膀胱与手太阳小肠的病变,阳明病系足阳明胃与手阳明大肠的病变等。吴润秋认为《伤寒论》三阳三阴的实质就是脏腑经络。从脏腑经络学说及脏腑经络病证分析,其中就包含了表里、阴阳、气化、层次、阶段等因素。因此，关于六经实质的各种观点皆可统一于此。"

夏晨等赞同尤在泾用经络、脏腑学说来解析六经，把经络的循行部位与脏腑学说有机地结合起来，阐明伤寒六经病的实质，三阳病以经、腑立论，三阴病以经、脏立说。

郭霭春等认为《伤寒论》中六经，源于《内经》中三阴三阳理论，并有所发挥，有所创造。脏腑经络是六经分证的物质基础，三阴三阳代表了脏腑经络应该是无可争议的，任何疾病的发生发展都不可能脱离脏腑经络而孤立存在。

（四）形层说

清代程应旄在《伤寒论后条辨》中直接把六经理解为疾病之部位，深浅之层次，强调"表里脏腑"之次序。俞根初先生亦将人体分成六个层次以了解病邪之深浅进退，其云："太阳经主皮毛，阳明经主肌肉，少阳经主腠理，太阴经主肢末，少阴经主血脉，厥阴经主筋膜。"将胸腹部位分属六经，即"太阳内部主胸中，少阳内部主膈中，阳明内部主中脘，太阴内部主大腹，少阴内部主小腹，厥阴内部主少腹。"

（五）六经气化说

六经气化说以清代张志聪的《伤寒论集注》和清代张令韶《伤寒论直解》为主。其理论主要依据是《内经》标本中气的气化理论。后世由张志聪、黄元御、陈修园、唐容川等发挥，以六气特点来解释伤寒六经，故亦称"六气说"。黄元御于《伤寒说意》中提到："经有十二，六气统之，厥阴以风木主令，手厥阴火也，从母化气而为风，少阴以君火主令，足少阴水也，从妻化气而为热，少阳以相火主令，足少阳木也，从子化气而为暑，太阴以湿土主令，手太阴金也，从母化气而为湿，阳明以燥金主令，足阳明土也，从子化气而为燥，太阳以寒水主令，手太阳火也，从夫化气而为寒，经气对化，自然之理。"陈修园大倡此说曰："六气之本标中气不明，不可以读伤寒论。"

刘渡舟教授亦云："讲求六经标本气化学说时，首先要建立三者之间的有机联系……太阳为寒水之经，本寒而标热，中见少阴之热化……阳明本燥而标阳，中见太阴之湿化……少阳本火而标阳，中见厥阴风木……太阴本湿而标阴，中见阳明燥化……少阴本热而标阴，中见太阳寒气之化……厥阴本气为风，标气为阴，中见少阳火气。"

张尔新认为《伤寒论》六经辨证与《内经》六气理论密切相关。六经六气之说，源于《内经》，由于人与天地相应，人的生理及病理变化，与自然界气候变化密切相关，因而人体的生理及病理变化也可以用六气的变化加以归类，并以三阴三阳六经来标志。《伤寒论》把六经与六气结合起来解释六经经气的特点，如太阳之气寒、阳明之气燥、太阴之气湿、少阳之气火、少阴之气热、厥阴之气风。运用标本中气的理论，阐明伤寒六经不同病症的发病机制。认为六气理论就是伤寒六经辨证的理论依据。

熊魁梧则认为标本中气的气化理论，就是把六淫病机和六经所属脏腑有机地联系在一起进行辨证施治。《伤寒论》的六经，是把六淫病机和脏腑经络病证结合起来论述的，所以处处充满了气化作用。气化是脏腑经络功能活动的反应，脏腑经络是气化作用的物质基础，气化离开了脏腑经络，就失去了物质基础，脏腑经络离开了气化，就反应不出其功能活动。因而气化的正常与异常，直接关系着脏腑经络的生理与病理。总之，脏腑、经络、气化三者之间，是息息相关的，不能孤立地、片面地强调某一面来解释六经的实质，必须全面联系起来认识。

雒晓东认为六经就是将人体生命的物质基础和功能作用分为六个系统，每一经以其直接所属的脏腑为核心，以经络为依据，联系气血精津液、五体九窍而成。这六个系统可用标本中气理论和从化理论反映六经的气化特点、主从关系及联系方式；用开阖枢理论反映六经经气的传输规律；用六经的气血多少、阴阳盛微反映其物质基础和功能作用的相对定量关系；用脏腑经络和经气相统一的观点反映人体六经气化的有机联系；以"元真""胃气""相火"三大系统阐述六经表里相合三大系统的作用特点。人体六经联系的渠道和实质就在于经络和三焦气化，实现其联系的物质承担者，就是经气。

（六）脏腑经络气化说

这里的"气化"是指脏腑经络的功能活动而言，与清代张志聪、黄元御等医家所讲的运气学说标本中气的"气化"不同。近现代以来，持六经脏腑经络气化说论者逐渐成为当代中医学术的主流，如中医院校本科教材《伤寒论讲义》基本上都是这种观点，认为"六经实际上包括十二经，联系着整个五脏六腑，它们之间有着不可分割的相互关系。气化，又是脏腑经络生理功能活动的表现，气化的正常与异常，在一定程度上可以说明生理或病理的现象。也就是说，气化离开了脏腑经络，就失去了物质基础，脏腑经络离开了气化，就反映不出其功能活动。因此，脏腑、经络、气化三者之间，是息息相关的，不能孤立或片面地强调一面来解释六经的实质，而是必须联系起来认识"。

万友生认为三阴三阳是在经络脏腑的物质基础上论证其气化活动的，而其气化活动则是以脏腑活动为根源，以经络为通道，故探讨三阴三阳的实质，必须把脏腑、经络、气化密切联系起来。万氏强调，"气化理论可以说是《伤寒论》的灵魂。如果离开了它，就会变成一部僵硬的教条。因此，必须十分重视它，进一步研究它。决不可离开气化理论来谈三阴三阳，只有把三阴三阳落实在气化理论上才有意义"。

杨锦堂认为《伤寒论》六经来源于《内经》，以脏腑经络为物质基础。《伤寒论》六经的内容，论述的是六经病，辨六经病脉证治疗。六经病是六经脏腑经络功能失常的病理反映，随着外感病的发生、发展、演变而出现的六种不同的病理现象（脉证），这种病理现象可以相互渗透，相互转化。因此《伤寒论》认为六经的实质是在外感病的过程中六经的脏腑经络功能失常出现的病理现象，它既代表着疾病六种不同的类型，又代表着疾病发展演变不同的阶段。

吕黎明认为《伤寒论》之六经应当包括手足十二经及其所连属的脏腑生理功能及病理变化。要理解和掌握六经的实质可以从张仲景原著、脏腑经络物质基础及其功能活动以及辨证方法入手。伤寒六经实质是指太阳、阳明、少阳、太阴、少阴、厥阴的手足十二经脉和所连属的脏腑及其生理功能与病理变化的综合。

刘方柏认为六经中每经都有手足两经，并固定有两脏腑与之联系，所谓脏腑，除指实质脏器外，更多的是指其功能活动。经络"内属于腑脏，外络于肢节"，网络全身，运行气血，既有独立的功能，又从属于脏腑功能。气化则是脏腑经络生理功能和病理变化的概括，脏腑经络是物质基础，气化是其表现形式。分而言之，脏腑为本，经络为标，气化为用。合而言之，三者的综合含义即是六经。由于病邪侵犯人体作用于脏腑经络，扰乱脏腑经络功能，并通过气化形式反映于外形成证候的。因此，抓住脏腑经络气化的综合反映，也就抓住了疾病的本质。这是张仲景辨证方法的基本精神，也是后世从张仲景这种辨证方法中概括出的"六经"的内涵和底蕴。正由于此，六经证候中一般有其典型的脏腑病症，经络病证和气化病证。

何志雄认为《伤寒论》六经理论是认识外感疾病的基础，是在藏象学说的基础上，对人体功能做出的另一层次的概括。首先将脏腑功能分为阴阳两大类即五脏属阴，六腑属阳；然后根据各脏腑的不同功能以及所属的经络不同的循行部位，分为三阴三阳，名之曰太阳、阳明、少阳、太阴、少阴、厥阴，这便是伤寒六经。每一经的功能并非是其所概括的脏或腑的功能的机械相加，而是综合了这些脏腑与外感疾病有关的功能。比如，少阴是强调心肾作为人体阴阳气之根，并未总括《内经》脏腑学说"心""肾"的所有功能，如并不涉及"肾生髓主骨"；太阴是强调脾对水谷精微的运化，而未言其"统血"。总之，伤寒六经以脏腑为主，旁及经络，又以阴阳五行学说，脏腑经络气血学说为指导，是对人体功能活动的一种概括。

郝印卿认为，解释《伤寒论》六经，应将脏腑、经络、气化三者有机地结合起来，其中脏腑经络是物质基础，气化是脏腑、经络生理功能和病理变化的概括。结合脏腑、经络谈气化，气化方不玄虚；结合气化谈脏腑、经络，脏腑、经络才会被充分认识。两者相互补充，相辅相成。

（七）阴阳胜复说

时振声先生云："从阴阳消长结合脏腑、经络的变化来看六经病，就不会局限在某一经络、某一脏腑，而是可以看到急性热病是一个全身性疾病。"

柯雪帆先生云："外感热病的病变部位虽离不开脏腑、经络……在某个阶段有可能主要表现为某一脏腑、经络的病理变化。但外感热病毕竟是一种全身性的疾病，仅用一两个脏腑或一两条经络，显然不能做出完满的解释。……邪正斗争是外感病的主要矛盾，而阴阳胜复是邪正斗争的具体表现，它反映了病邪的性质及其变化、人体正气的变化以及邪正双方力量的对比，用阴阳胜复来解释伤寒六经辨证就抓住了邪正斗争这个主要矛盾……是从整体出发，从动态变化看问题，比较符合外感热病是全身性疾病、外感热病发展有阶段性这两个特点。因此，我认为阴阳胜复是《伤寒论》六经辨证的理论基础。"

（八）三部六病说

明代方有执支持六经为六部说："六经之经，与经络之经不同。六经者，犹儒家之六经，犹言部也。部，犹今六部之部。……天下之大，万事之众，六部尽之矣。人身之有，百骸之多，六经尽之矣。"

刘绍武先生创立"三部六病说"，三部即表部、中部、里部，其表部主太阳病、厥阴病，中部主少阳病、少阴病，里部主阳明病、太阴病。认为《伤寒论》辨证的'六经'，当称'六病。'《伤寒论》原著中找不到'六经'立论的有力依据。相反地倒有137个条文在谈'病'，这些条文明白地指出为'太阳病''阳明病'……况且各篇之标题就是称'病'而非'经'的，依照原著，称作'六病'在学习中反倒觉得明白知晓，应用上敏捷方便。"他强调"经"与"病"的概念有本质区别，经络是组成人的一个部分，而"病"是机体阴阳失调的结果。六经和六病概念不同，六经是生理的，其循行有固定的路线，无病，也仍然存在。六病是人为划分证候类型的方法，无病则"六病"不复存在。经络的病象只出现于其循行部位及其所络属之脏腑，六病之表现常是全身的。经络之阴阳是用以说明人体组织结构之属性，由脏腑之不同及循行体表部位的区别所决定，而六病的阴阳是用以说明疾病的属性，由病势、病位、病体所决定，包括了表、里、寒、热、虚、实的内容。因此，六病和六经有本质的区别。

何云朋认为三阴三阳是古代医学上术语，《内经》的三阴三阳有不同的含义。《灵枢》三阴三阳主要指十二经脉。《素问》的三阴三阳又有三种不同意义：①指人体的十二经脉，②指五运六气的运行和交错，③指六经的病症。他认为伤寒六经与六经病症比较接近，应称为六病。

（九）三焦说

何廉臣认为伤寒六经辨证中包含着三焦辨证的思想内容，两者有机结合，适用各种外感及内伤杂病。其言曰："张长沙治伤寒法，虽分六经，亦不外三焦。言六经者，明邪所从入之门，行经之径，病之所由起所由传也。不外三焦者，以有形之痰涎水饮瘀血渣滓，为邪所搏结，病之所由成所由变也。窃谓病在躯壳，当分六经形层。病入脏腑，当辨三焦部分。详审其所夹所邪，分际清晰，庶免颟顸之弊。其分析法，首辨三焦部分。"

（十）病理层次说

郭子光认为："把三阴三阳解释为疾病变化发展的六个阶段是不合适的。而三阴三阳实际上是六个大的病理层次的反应。所谓太阳病，属于人体肤表阴阳的失调；阳明病是病在里，多涉及胸中胃肠；少阳病在半表半里，多涉及胆和三焦；太阴病的病位较深，多涉及脾胃；少阴病的病位更深，多涉及心肾；厥阴病则多涉及肝经。这六个大的病理层次里面，又可分为若干较小的病理层次，人们将这种小的病理层次的反应和针对其治疗的方药联系起来，称为汤证。"

（十一）证候群说

受西方医学东渐之后的西医理论影响，陆渊雷先生提出："太阳、阳明等六经之名……指热病之证候群，为汤液家所宗，《伤寒论》及《素问·热论篇》是也。"吕敦厚认为"张仲景借三阴三阳代表疾病的表、里、寒、热、虚、实，即把疾病分为六个证候群。"

黄文东认为："所谓六经，就是太阳、阳明、少阳、太阴、少阴、厥阴，就这六个病型的证候群，利用分经辨证，及其诊断方法，以鉴别表、里、寒、热、虚、实等种种轻重不同的情况，来运用汗、吐、下、和、温、清、补、消，以及针灸等种种不同的治法，这就是中医治疗伤寒的基本法则。"

何云鹤先生追溯《灵枢》《素问》六经之含义，与《伤寒论》作比较，认为六经在《伤寒论》中指热病侵袭人体后发生的各类型证候群。证候群的名称沿用了当时流行术语，太阳、阳明、少阳、太阴、少阴、厥阴，借此掌握一般热病的临床规律和传变，更由此创立了执简驭繁的药治方法。

梁华龙等认为六经病证，是将疾病过程中从整体病理变化的形式为主要病理基础的病证，依其整体病理变化的形式及强弱程度不同，归纳为六类证候群，每类证候群中包括若干种病证。而六经病辨证，实质上是对疾病不同阶段的综合性认识，它包括了机体正气的盛衰、内外邪气的强弱，机体的反应程度、病情的转归趋势以及体现在外表的各种表象的综合。太阳病症的实质，是疾病过程中人体正气充奋，邪气初袭人体，正气抗御病邪而形成的一类病证；阳明病的实质，是疾病过程中正气亢奋，邪正剧烈交争而形成的一类病证；少阳病的实质，是疾病中正气充奋，邪正交争，而正气已经开始亏损所形成的一类病证；太阴病症的实质是疾病过程中，人体正气初步损伤所形成的一类病证；厥阴病证实质是疾病中人体正气损伤，体内阴阳气血平衡受到破坏而形成的一类病证；少阴病症的实质是疾病过程中，人体正气严重损伤而形成的一类病证。

（十二）八纲说

日本医官喜多村直宽认为"本经无'六经'字面，所谓三阴三阳，不过假以标表、里、寒、热、虚、实之义，应非脏腑经络相配之谓也。此义讨究本论而昭然自彰，前注动辄彼是纽合，大与经旨背而驰也。……凡病属阳、属热、属实者，谓之三阳；属阴、属寒、属虚者，谓之三阴。细而析之，则邪在表而热实者，太阳也；邪在半表里而热实者，少阳也；邪入胃而热实者，阳明也。又邪在表而虚寒者，少阴也；邪在半表里而虚寒者，厥阴也；邪入胃而虚寒者，太阴也。"陈逊斋认为六经的本质即是八纲，指出《伤寒论》的六经，即为阴阳表里寒热虚实之代名词也。

而张琪则持反对意见，认为"近人又有舍弃脏腑经络，以八纲解释六经，虽然比较简明易懂，但对六经的实际意义是只见树木不见森林的片面看法，只可作为抽象的概念，不能作具体的分析，所以其结果却是得半遗全。"

八纲辨证的思想，源于《伤寒论》的六经辨证。在《伤寒论》中六经辩证与八纲辨证是紧密相连、密切结合、缺一不可的。这是因为，六经是物质的，是脏腑经络的概括，辨证必须建立在物质的基础上，所以诸病不能越出六经的范围。同样六经的证候表现，也不能离开八纲辨证的规律，二者必须相结合才能完善地用于临床辨证。

除上述论述之外，关于六经的实质还包括时空说、阶段说、集合说、系统说、体质说、六界说、证候抽象说、综合体说、环节说、高级神经活动说、地面说，等等。笔者赞同脏腑经络气化说，认为六经的实质是脏腑经络的气化。六经体系是脏腑、经络和气化功能综合的统一体，它包括脏腑、经络，及其相关联的五体九窍、皮肉筋骨脉等。脏腑经络是六经的物质基础，我们不能离开脏腑经络空谈六经。气化是脏腑、经络功能的概括，气化除了指脏腑、经络生理功能和病理变化的概括外，亦包含标本中气的内容，张仲景是用标本中气理论来阐述脏腑经络的病理变化。本书第一部分的内容即是建立在这一观点基础上的，阐明了六经所属脏腑经络的生理功能。

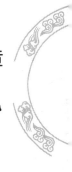

第二章
六经生理系统的构成

一、太阳经生理系统的构成

《伤寒论》之太阳病，是指人体太阳经的病变。太阳经，包括两经两腑。两经即足太阳膀胱经与手太阳小肠经；两腑即膀胱腑与小肠腑。

（一）足太阳膀胱经

膀胱足太阳之脉，起于目内眦，上额交颠；其支者，从颠至耳上角；其直者，从颠入络脑，还出别下项，循肩膊内，挟脊，抵腰中，入循膂，络肾，属膀胱；其支者，从腰中下挟脊，贯臀，入腘中；其支者，从膊内左右，别下贯胛，挟脊内，过髀枢，循髀外从后廉下合腘中，以下贯腨内，出外踝之后，循京骨，至小指外侧。

（二）手太阳小肠经

小肠手太阳之脉，起于小指之端，循手外侧上腕，出踝中，直上循臂骨下廉，出肘内侧两筋之间，上循臑外后廉，出肩解，绕肩胛，交肩上，入缺盆，络心，循咽下膈，抵胃，属小肠；其支者，从缺盆循颈上颊，至目锐眦，却入耳中；其支者，别颊上䪼，抵鼻，至目内眦，斜络于颧。

（三）足太阳膀胱腑

膀胱位于下焦，有藏津液，司气化的功能。膀胱的气化功能，表现在两个方面：一是阳气的化生和输布，膀胱在肾阳的温煦作用下，通过气化，化生阳气，其阳气通过足太阳膀胱经脉和三焦输布于体表，这就是《灵枢·本脏》所说的"肾合三焦膀胱，三焦膀胱者，腠理毫毛其应"的意思。二是参与水液代谢，通过膀胱的气化作用，一方面可以排出为尿，另一方面还可以将一部分水液化生为津液，使津液输布上承，进而润泽全身，被人体再利用。膀胱与足少阴肾脏腑相连，经脉相互络属，相为表里，膀胱功能的正常运行有赖于肾气的推动。

（四）手太阳小肠腑

小肠位于腹中，呈回环叠积状，上接于胃，下联大肠。其主要功能是接受胃中消化的食物，继续进行消化，泌别清浊，吸收其精微的部分，由脾转输，上注心肺之脉，化为营血，由经脉输运周身，并将糟粕部分下移大肠。小肠泌别清浊的功能正常，则水液和糟粕各走其道而二便正常。如张介宾《类经·藏象类》说："小肠居胃之下，受盛胃中水谷而分清浊，水液由此而渗入前，糟粕由此而归于后，脾气化而上升，小肠化而下降，故曰化物出焉。"

（五）太阳经生理特性

太阳经经脉禀天之阳气最足，应天之巨阳而为人身巨阳，故太阳又称"巨阳""三阳"，其阳气旺盛，抗邪力强。膀胱为人体州都之官，为寒水之腑，故其性寒，加之其秉承先天之本肾脏的寒水之气，故其生理寒性甚强；小肠为传化物之腑，其秉心火之余气，性亦属火，而能传化物，泌别清浊。两腑之气相较，膀胱之气强于小肠之气；"两经一气"合化的结果，是火从水化，热从寒化，最终形成的太阳本气为"寒气"，故《内经》曰："太阳之上，寒气主之"。由此可见，太阳经的"两经一气"为足经司令。太阳经的生理性质，是本寒而标阳。

足太阳的经络由头经背至足，且与督脉同行身后，故为阳经之长，为诸阳之气，其阳气充盛而能卫护体表，太阳统摄体表营卫二气，具有防止外邪入侵的作用，所以《灵枢·营卫生会》说："太阳主外。"由于肺合皮毛，所以太阳病也与手太阴肺经的病变有密切关系。由于太阳居六经之首，主一身之表，故外邪侵袭，太阳首当其冲，发病最早。太阳与少阴互为表里，经气互通，功能互依。太阳主表有赖于少阴里实，而少阴主里又有赖于太阳表固。

二、阳明经生理系统的构成

《伤寒论》之阳明病，是指人体阳明经的病变。阳明经，包括两经两腑。两经即足阳明胃经与手阳明大肠经；两腑即胃腑与大肠腑。

（一）足阳明胃经

胃足阳明之脉，起于鼻之交頞中，旁纳太阳之脉，下循鼻外，入上齿中，还出挟口，环唇，下交承浆，却循颐后下廉，出大迎，循颊车，上耳前，过客主人，循发际，至额颅；其支者，从大迎前下人迎，循喉咙，入缺盆，下膈，属胃，络脾；其直者，从缺盆下乳内廉，下挟脐，入气街中；其支者，起于胃口，下循腹里，下至气街中而合，以下髀关，抵伏兔，下膝膑中，下循胫外廉，下足跗，入中指内间；其支者，下廉三寸而别，下入中趾外间；其支者，别跗上，入大趾间，出其端。

（二）手阳明大肠经

大肠手阳明之脉，起于大指次指之端，循指上廉，出合谷两骨之间，上入两筋之中，循臂上廉，入肘外廉，上臑外前廉，上肩，出髃骨之前廉，上出于柱骨之会上，下入缺盆，络肺，下膈，属大肠；其支者，从缺盆上颈，贯颊，入下齿中，还出挟口，交人中，左之右，右之左，上挟鼻孔。

（三）足阳明胃腑

胃位于腹腔上部，上连食道，下通小肠。胃是机体对饮食物进行消化吸收的重要脏器，主受纳腐熟水谷，有"太仓""水谷之海"之称。胃与脾同居中焦，"以膜相连"，由足阳明胃经与足太阴脾经相互属络，构成表里关系。胃与脾在五行中皆属土。胃为阳明燥土，属阳；脾为太阴湿土，属阴。胃的主要生理功能是主受纳和腐熟水谷。胃主受纳水谷，是指胃气具有接受和容纳饮食水谷的作用。饮食入口，经过食管进入胃中，在胃气的通降作用下，由胃接受和容纳，暂存于其中，故胃有"太仓""水谷之海"之称。胃的受纳水谷功能，既是其主腐熟功能的基础，也是饮食物消化吸收的基础。胃主腐熟水谷，是指胃气将饮食物初步消化，并形成食糜的作用。容纳于胃中的饮食物，经过胃气的磨化和腐熟作用后，精微物质被吸收，并由脾气转输而营养全身，未被消化的食糜则下传于小肠作进一步消化。胃气的受纳、腐熟水谷功能，必须与脾气的运化功能相互配合，纳运协调才能将水谷化为精微，进而化生精气血津液，供养全身。

（四）手阳明大肠腑

大肠居腹中，其上接小肠，其下连肛门。大肠与肺由手阳明大肠经与手太阴肺经的相互属络而构成表里关系。大肠主要有传化糟粕与主津的生理功能。大肠接受由小肠下传的食物残渣，吸收其中多余的水液，形成粪便，即所谓燥化作用。大肠之气的运动，将粪便传送至大肠末端，并经肛门有节制地排出体外，故大肠有"传导之官"之称。大肠的传化糟粕功能，与胃气的通降、肺气的肃降、脾气的运化、肾气的蒸化和固摄作用有关。胃气的通降，实际上涵盖了大肠对糟粕排泄的作用；肺与大肠相表里，肺气的肃降有助于糟粕的排泄；脾气的运化，有助于大肠对食物残渣中水液的吸收；肾气的蒸化和固摄作用，主司二便的排泄。大肠吸收水液，参与体内的水液代谢，所以说"大肠主津"。

（五）阳明经生理特性

"明"，著也，就是显著的意思，"阳明"就是阳气显著的意思，《内经》称其为"二阳"，后世医学家称其为"盛阳"。在生理上，其阳气的量比太阳之三阳要小，但比少阳之一阳要大，仍然是比较旺盛的。《素问·六微旨大论篇》云："阳明之上，燥气治之"，说明阳明以燥为本，以热为标，外邪来犯或内生之邪多从燥热化。阳明多气多血，《素问·血气形志篇》曰："夫人之常数……阳明常多气多血"，从经脉脏腑关系来看，阳明属胃络脾，脾胃属土位居中焦，为气血生化之源，后天之本，故为多气多血之经。

三、少阳经生理系统的构成

《伤寒论》之少阳病，是指人体少阳经的病变。少阳经，包括两经两腑。两经即足少阳胆经与手少阳三焦经；两腑即胆腑与三焦腑。

（一）手少阳三焦经

三焦手少阳之脉，起于小指次指之端，上出两指之间，循手表腕，出臂外两骨之间，上贯肘，循臑外，上肩，而交出足少阳之后，入缺盆，布膻中，散落心包，下膈，循属三焦；其支者，从膻中上出缺盆，上项，系耳后，直上，出耳上角，以屈下颊至䪼；其支者，从耳后入耳中，出走耳前，过客主人前，交颊，至目锐眦。

（二）足少阳胆经

胆足少阳之脉，起于目锐眦，上抵头角，下耳后，循颈行手少阳之前，至肩上，却交出手少阳之后，入缺盆；其支者，从耳后入耳中，出走耳前，至目锐眦后；其支者，别锐眦，下大迎，合于手少阳，抵于䪼，下加颊车，下颈，合缺盆，以下胸中，贯膈，络肝，属胆，循胁里，出气街，绕毛际，横入髀厌中；其直者，从缺盆下腋，循胸，过季胁，下合髀厌中，以下循髀阳，出膝外廉，下外辅骨之前，直下抵绝骨之端，下出外踝之前，循足跗上，入小趾次趾之间；其支者，别跗上，入大指之间，循大指歧骨内，出其端，还贯爪甲，出三毛。

（三）手少阳三焦腑

《灵枢·本输》云："三焦者，中渎之府也，水道出焉，属膀胱，是孤之府也"，即三焦为六腑之一，为孤腑，但自《难经·二十五难》提出："心主与三焦为表里，俱有名而无形"之后，引起后世医家争论不断。其主要观点分为脏腑三焦和部位三焦。"部位三焦"即把全身脏器分了上、中、下三部，此观点似乎完全失去三焦原有本质内容。笔者认为应将"三焦腑"作为六腑之一来认识。

三焦作为六腑之一，位于腹腔中，与胆、胃、小肠、大肠、膀胱这五腑相同，是有具体形态结构和生理功能的脏器，并有自身的经脉手少阳三焦经。三焦与心包由手少阳三焦经和手厥阴心包经的相互属络而构成表里关系。明代张景岳认为三焦是分布于胸腹腔包容五脏六腑的一个大腑，并因其大而成为"孤府"。清代唐容川认为三焦是人体之油膜，如其在《血证论》中谓三焦："即人身上下内外相联之油膜也。"张锡纯在《医学衷中参西录》中云："三焦和膜乃同一物，发源于命门，上焦即心下隔膜及连络心肺之脂膜，中焦为包脾络胃之脂膜，下焦为包肾络肠之膜。"现代研究一般认为三焦是指腹腔中的肠系膜及大小网膜等组织。这些组织充填于腹腔脏腑之间，结构比较松散，能够通透水液，是胃肠中水液渗透到膀胱中的通道，与六腑的中空有腔的形态结构特点相符合。

三焦主决渎而通水道，为元气之别使，寄相火，司气化。《素问·灵兰秘典论篇》云："三焦者，决渎之官，水道出焉"，"决"为疏通之意，"渎"为沟渠，决渎即为疏通水道，也就是说三焦有疏通水道，运行水液的作用，是人体水液升降出入的道路。若三焦水道失司，水液运行不畅，则会出现水液代谢异常，临床多表现为湿痰水饮停滞。《难经·六十六难》云："三焦者，元气之别使也，主通行三气，经历五脏六腑"，说明三焦为人体诸气升降出入的通道，又是气化场所，故有主持诸气，总司全身气机和气化的功能。此"三气"为宗气、卫气、营气，"三气"通过三焦输布到五脏六腑，营养全身。若三焦气机运行不畅，可出现单纯的气滞三焦证，并且气机不畅又可以影响水液运行，反之水液运行的障碍也会导致气机郁滞。《素问·六微旨大论篇》云："少阳之上，火气治之，中见厥阴"，所以少阳经的主气为"火气"，三焦相火的输布正常，亦需三焦道路的通畅，若三焦道路异常，影响水液代谢的同时，又会影响相火的输布运行；亦有因水液停滞而导致相火的郁滞。所以临床上可以出现三焦相火单独为病，亦可出现水饮郁火的寒热之象。

（四）足少阳胆腑

胆居六腑之首，又称奇恒之腑。胆位于右胁下。胆与肝由足少阳经和足厥阴经相互属络，构成表里关系。胆的生理功能主要是贮藏和排泄胆汁和主决断。

胆汁来源于肝，由肝精肝血或肝之余气凝聚化生而成。《脉经》云："肝之余气，泄于胆，聚而成精"，故胆有"中精之府"之称。胆汁生成后，进入胆腑，由胆腑浓缩并贮藏。贮藏于胆腑的胆汁，在肝气的疏泄作用下排泄注入肠中，以促进饮食水谷的消化和吸收。胆汁的排泄需要肝气的条达、气机舒畅、疏泄功能正常为前提。所以，肝的疏泄功能直接影响着胆汁的分泌和排泄。只有肝的疏泄功能正常，胆汁排泄功能才会通畅，消化功能才会正常。若肝疏泄不及，导致肝气郁结，进而影响胆汁排泄，引起肝胆同病，就会出现消化功能的异常。所以有"肝胆同主疏泄"的说法。

胆主决断，是指胆在精神意识思维活动中，具有判断事物、做出决定的作用。《素问·灵兰秘典论篇》说："胆者，中正之官，决断出焉"，所谓"中正"，即处事不偏不倚，刚正果断之意。"决断出焉"是指胆主决断，胆有判断事物做出决定措施的功能。胆在精神意识方面具有判断事物、做出决定的能力。《素问·奇病论篇》云："肝者，中之将也，取决于胆"，说明肝主谋虑，还须胆做出决断。正如张景岳的《类经·藏象类》所注："胆附于肝，相为表里，肝气虽强，非胆不断，肝胆互济，勇敢乃成"，胆具有防御和消除某些精神刺激（如大惊、卒恐等）影响的功能，以维持和控制气血的正常运行，对确保内脏相互间的协调关系有着重要作用。胆气豪壮果断之人，常能居危不乱，脏腑的功能不易发生紊乱，故《素问·六节藏象论篇》称："凡十一脏，取决于胆也"。如胆气虚弱，遇到不良刺激，容易导致脏腑功能失常而引起各种疾病，如胸中胀满、不思饮食、少寐多梦、心悸烦躁等。胆气通于心，不仅在《难经·四十二难》中谓心与胆均"盛精汁三合"，而且胆的经脉"上肝，贯心"，心藏神，神之主在心；胆主决断，某些神志活动又取决于胆。所以二者在神志方面，二者相辅相成，相互为用，主辅配合关系。临床上，如果胆病，胆气就会上扰心神而出现心悸不宁，惊恐畏惧，嗜睡或不眠等症。

（五）少阳经生理特性

三阳之中，少阳阳气最弱，《内经》称之为一阳。后世医家称之为小阳、幼阳、稚阳、嫩阳，其阳气不亢不烈，如日初出，但却朝气蓬勃，蒸蒸日上。少阳是阳气初升之意，阳气虽不至盛，少阳抗邪能力不如太阳、阳明，但初升之少阳却是生命活力的生发之本，其阳气的作用部位是全身的，对五脏六腑的新陈代谢都有温煦营养、激发推动、促进和调节作用，所以《素问·六节藏象论篇》曰："凡十一脏，取决于胆也。"又《素问·六微旨大论篇》云："少阳之上，火气治之。"火为少阳经之主气，外邪来犯或内生之邪多从火化。

少阳主枢，其功能为枢转气机，使气机出入正常，升降自如，开阖有度。少阳位于六经的阴阳交界之中，通过调节气机升降出入来协调一身之阳气，使人体气机升降出入达到平衡，一旦少阳枢机出现功能异常，就会出现各种气机失常的临床症状。

四、太阴经生理系统的构成

《伤寒论》之太阴病，是指人体太阴经的病变。太阴经，包括两经两脏。两经即足太阴脾经与手太阴肺经；两脏即脾脏与肺脏。

（一）手太阴肺经

肺手太阴之脉，起于中焦，下络大肠，还循胃口，上膈属肺，从肺系横出腋下，下循臑内，行少阴心主之前，下肘中，循臂内上骨下廉，入寸口，上鱼，循鱼际，出大指之端；其支者，从腕后直出次指内廉，出其端。

（二）足太阴脾经

脾足太阴之脉，起于大趾之端，循趾内侧白肉际，过核骨后，上内踝前廉，上臑内，循胫骨后，交出厥阴之前，上膝股内前廉，入腹，属脾，络胃，上膈，挟咽，连舌本，散舌下；其支者，复从胃，别上膈、注心中。

（三）手太阴肺脏

肺在五脏六腑中位置最高，覆盖诸脏，故有"华盖"之称。手太阴肺经与手阳明大肠经相互属络于肺与大肠，相为表里。肺的主要生理功能是主气司呼吸，主行水，朝百脉，主治节。

肺主气司呼吸，肺主气，首见于《内经》。《素问·五脏生成篇》说："诸气者，皆属于肺。"肺主气包括主呼吸之气和主一身之气两个方面。肺主呼吸之气，是指肺是气体交换的场所。如《素问·阴阳应象大论篇》中说："天气通于肺。"通过肺的呼吸作用，不断吸进清气，排出浊气，吐故纳新，实现机体与外界环境之间的气体交换，以维持人体的生命活动。肺主一身之气，是指肺有主司一身之气的生成和运行的作用。故《素问·六节藏象论篇》说："肺者，气之本。"

肺主行水，是指肺气的宣发肃降作用推动和调节全身水液的输布和排泄。《素问·经脉别论篇》称作"通调水道"。肺主行水主要有两个方面内容。一是通过肺气的宣发作用，将脾气转输至肺的水液和水谷之精中的较轻清部分，向上向外布散，上至头面诸窍，外达全身皮毛肌腠以濡润之；输送到皮毛肌腠的水液在卫气的推动作用下化为汗液，并在卫气的调节作用下有节制地排出体外。二是通过肺气的肃降作用，将脾气转输至肺的水液和水谷精微中的较稠厚部分，向内向下输送到其他脏腑以濡润之，并将脏腑代谢所产生的浊液（废水）下输至肾（或膀胱），成为尿液生成之源。

肺朝百脉，主治节。肺朝百脉，是指全身的血液都通过百脉流经于肺，经肺的呼吸，进行体内外清浊之气的交换，然后再通过肺气宣降作用，将富有清气的血液通过百脉输送到全身。全身的血脉均统属于心，心气是血液循环运行的基本动力。而血液的运行，又赖于肺气的推动和调节，即肺气具有助心行血的作用。肺通过呼吸运动，调节全身气机，从而促进血液运行。同时，肺吸入的自然界清气与脾胃运化而来的水谷之精所化的谷气相结合，生成宗气，而宗气有"贯心脉"以推动血液运行的作用。肺气充沛，宗气旺盛，气机调畅，则血运正常。肺主治节，是指肺气具有治理调节肺之呼吸及全身之气、血、水的作用。《素问·灵兰秘典论篇》中说："肺者，相傅之官，治节出焉。"肺主治节的生理作用主要表现在四个方面。一是治理调节呼吸运动：肺气的宣发与肃降作用协调，维持通畅均匀的呼吸，使体内外气体得以正常交换；二是调理全身气机：通过呼吸运动，调节一身之气的升降出入，保持全身气机调畅；三是治理调节血液的运行：通过肺朝百脉和气的升降出入运动，辅佐心脏，推动和调节血液的运行；四是治理调节津液代谢：通过肺气的宣发与肃降，治理和调节全身水液的输布与排泄。由此可见，肺主治节，是对肺的主要生理功能的高度概括。

（四）足太阴脾脏

脾在膈之下，胃的左方。《素问·太阴阳明论篇》说："脾与胃以膜相连。"足太阴脾经与足阳明胃经相互属络于脾与胃，相为表里。脾的主要生理功能是主运化，统摄血液。

脾主运化，运化是脾脏的主要生理功能之一，胃受纳水谷之后，需要脾的进一步运化、吸收和转输，转化为人体所需要的生理物质，再转输到脏腑经络、四肢百骸，继而充养全身，维持人体正常的生命活动。如《素问·经脉别论篇》云："食入于胃，游溢精气，上输于脾，脾气散精……"这里就比较明显地指出了从饮食入胃后脾气转输精微物质的过程。脾主运化，包括运化食物和运化水液两个方面。运化食物，是指脾气促进食物的消化和吸收并转输其精微（谷精）的功能。食物经胃的受纳腐熟，被初步消化后，变为食糜，下送于小肠作进一步消化。食物的消化虽在胃和小肠中进行，但必须经脾气的推动、激发作用，食物才能被消化。由胃传入小肠的食糜，经脾气的作用进一步消化后，则分为清浊两部分。其精微部分，经脾气的激发作用由小肠吸收，再由脾气的转输作用输送到其他四脏，分别化为精、气、血、津液，内养五脏六腑，外养四肢百骸、皮毛筋肉。即《素问·玉机真脏论篇》所谓"脾为孤脏，中央土以灌四傍"，《素问·厥论篇》所谓"脾主为胃行其津液者也"。因此，脾气的运化功能健全，则能为化生精、气、血等提供充足的养料，脏腑、经络、四肢百骸以及筋肉皮毛等组织就能得到充足的营养而发挥正常的生理活动。运化水液，是指脾气的吸收、转输水精，调节水液代谢的功能。脾气运化水液的功能主要表现为两个方面：一是将胃和小肠消化吸收的津液，即水精，以及大肠吸收的水液，由肾气的蒸化作用吸收的水液，经脾气的转输作用上输于肺，再由肺的宣发肃降作用输布于全身，使"水精四布，五经并行"。二是在水液的代谢过程中起枢转作用，肺为水之上源，肾为水之下源，而脾居中焦，为水液升降输布的枢纽。凡水液的上腾下达，均赖于脾气的枢转。脾气散精，将水精和部分谷精一同上输于肺，其中清纯部分经肺的宣发作用，输布于皮毛、肌腠和头面诸窍而润泽之；浓厚部分在肺的肃降作用下，下行濡润五脏六腑。输送到皮肤肌腠的津液被利用后可化汗排出体外。输送到脏腑的水精，被脏腑利用后化为浊液归肾或膀胱，经肾气的蒸化作用，浊中之清上升，经脾气之转输上达于肺，再次参与水液代谢；浊中之浊变为尿液排出体外。由于脾气在水液的升降布散运动中发挥着枢转作用，使之上行下达，畅通无阻，从而维持了水液代谢的平衡。

脾主统血，是指脾气有统摄、控制血液在脉中正常运行而不逸出脉外的功能。明代薛己《薛氏医案》明确提出："心主血，肝藏血，脾能统摄于血。"清代沈明宗《沈注金匮要略》也说："五脏六腑之血，全赖脾气统摄。"脾气统摄血液的功能，实际上是气的固摄作用的体现。脾气是一身之气分布到脾脏的一部分，一身之气充足，脾气必然充盛；而脾气健运，一身之气自然充足。气足则能摄血，故脾统血与气摄血是统一的。脾气健旺，运化正常，气生有源，气足而固摄作用健全，血液则循脉运行而不逸出脉外。若脾气虚弱，运化无力，气生无源，气衰而固摄功能减退，血液失去统摄而导致出血。

（五）太阴经生理特性

《伤寒论》的太阴经主要指足太阴脾经和足太阴脾脏。太阴本指手足太阴肺、脾而言，但《伤寒论》中的太阴病，只涉及足太阴经、脏的病变。而手太阴肺的病变，在"太阳病篇"已多有涉及。这是因为，太阳主表，肺主皮毛，在外感初期阶段，即可见肺的病变。

太阴脾为阴土，喜燥恶湿，得阳始运。清代叶天士在《临证指南医案》中指出："太阴湿土，得阳始运，阳明燥土，得阴自安，以脾喜刚燥，胃喜柔润。""湿喜归脾者，与其同气相感故也。"脾为阴土，为阴中至阴，阴气极重，同气相求，内湿、外湿阴邪皆易困遏脾阳，影响脾阳正常功能的发挥，脾恶湿，正指脾易为湿邪所困而健运失职。

脾气宜升，脾气以上升为主，以升为健，故曰"脾主升清"。升指上升，清指水谷精微，脾主升清主要是指脾对水谷精微具有吸收和转输到心肺头目的作用。又因脾气升托，能够固定内脏位置，保持脏器稳定，故两者相合构成脾主升清概念的两方面含义。即所谓脾有吸收水谷精微并上输到心肺头目以及固定内脏位置的作用。

五、少阴经生理系统的构成

《伤寒论》之少阴病，是指人体少阴经的病变。少阴经，包括两经两脏。两经即足少阴肾经与手少阴心经；两脏即肾脏与心脏。

（一）手少阴心经

手少阴之脉，起于心中，出属心系，下膈，络小肠；其支者，从心系上挟咽，系目系者；其直者，复从心系却上肺，下出腋下，下循臑内后廉，行太阴心主之后，下肘内，循臂内后廉，抵掌后锐骨之端，入掌内后廉，循小指之内，出其端。

（二）足少阴肾经

肾足少阴之脉，起于小趾之下，邪走足心，出于然骨之下，循内踝之后，别入跟中，以上腨内，出腘内廉，上股内后廉，贯脊，属肾，络膀胱；其直者，从肾上贯肝膈，入肺中，循喉咙，挟舌本；其支者，从肺出，络心，注胸中。

（三）手少阴心脏

心位于胸中，两肺之间，隔膜之上，外有心包络护卫。手少阴心经与手太阳小肠经相互属络于心与小肠，互为表里。心在体合脉，其华在面，在窍为舌，在志为喜，在液为汗。心的主要生理功能是主血脉，主藏神。由于心的主血脉和主藏神功能起着主宰人体整个生命活动的作用，故称心为"君主之官""生之本""五脏六腑之大主"。

心主血脉，即指心气推动和调控血液在脉管中运行，流注全身，发挥营养和滋润作用。《素问·痿论篇》中"心主身之血脉"，具体表现在心主血和心主脉两个方面。心主血，包括生血和行血两个方面，心生血是指心将饮食而化生的水谷之精，化为营气和津液入脉，经心阳的作用，化为血液，即所谓"奉心化赤"，心行血是指心气推动血液运行。心主脉，是指心气推动和调控心脏的搏动和脉管的舒缩，使脉道通利，血流通畅。心与脉直接相连，形成一个密闭循环的管道系统。心气充沛，心脏有规律的搏动，脉管有规律的舒缩，血液则被输送到各脏腑形体官窍，发挥濡养作用，以维持人体正常的生命活动。《素问·六节藏象论篇》中所说"心者……其充在血脉"，即是针对心、脉和血液所构成的一个相对独立系统而言。

心藏神，又称主神明或主神志，是指心有统帅全身脏腑、经络、形体、官窍的生理活动和主司精神、意识、思维、情志等心理活动的功能。故《素问·灵兰秘典论篇》中说："心者，君主之官也，神明出焉。"人体之神，有广义与狭义之分。广义之神，是指整个人体生命活动的主宰和总体现；狭义之神，是指人的精神、意识、思维、情感活动及性格倾向等。心所藏之神，既是主宰人体生命活动的广义之神，又包括精神意识思维情志等狭义之神。人体的脏腑、经络、形体、官窍，各有不同的生理功能，但它们都必须在心神的主宰和调节下，分工合作，共同完成整体生命活动。心神正常，则人体各脏腑的功能互相协调，彼此合作，全身安泰。神能驭气控精，调节血液和津液的运行输布，而精藏于五脏之中而为五脏之精，五脏之精所化之气为五脏之气，五脏之气推动和调控五脏的功能。因此，心神通过驾驭协调各脏腑之气以达到调控各脏腑功能之目的。由于心所藏之神有如此重要的作用，故称心为"五脏六腑之大主"。同时，心为神明之脏，主宰精神意识思维及情志活动，正如《灵枢·本神》中说："所以任物者谓之心。"心是可接受外界客观事物并做出反应，进行心理、意识和思维活动的脏器。这一复杂的精神活动实际上是在"心神"的主导下，由五脏协作共同完成的。由于心为藏神之脏，君主之官，生之本，五脏六腑之大主，故情志所伤，首伤心神，次及相应脏腑，导致脏腑气机紊乱。

心的主血脉与藏神功能是密切相关的。血是神志活动的物质基础之一，如《灵枢·营卫生会》中说："血者，神气也。"心血，即在心脏与血脉中化生和运行的血液。心血充足则能化神养神而使心神灵敏不惑，而心神清明，则能驭气以调控心血的运行，濡养全身脏腑形体官窍及心脉自身。

（四）足少阴肾脏

肾位于腰部脊柱两侧，左右各一。足少阴肾经与足太阳膀胱经相互属络于肾与膀胱，相为表里。肾在体合骨，生髓，通脑，其华在发，在窍为耳及二阴，在志为恐，在液为唾。肾的主要生理功能是：主藏精、主生长发育生殖与脏腑气化、主水、主纳气。

肾藏精，是指肾具有贮存、封藏精气的生理功能。故《素问·六节藏象论篇》中说："肾者，主蛰，封藏之本，精之处也。"精得藏于肾，发挥其生理效应而不得无故流失，依赖于肾气的闭藏作用和激发作用的协调。精，又称精气，是构成人体和维持人体生命活动的最基本物质，是生命之源，是脏腑形体官窍功能活动的物质基础。故《素问·金匮真言论篇》中说："夫精者，身之本也。"精，就其来源而言，有先天、后天之分。先天之精来源于父母的生殖之精，是禀受于父母的生命遗传物质，与生俱来，藏于肾中；后天之精来源于脾胃化生的水谷之精，是人出生后机体由脾胃的运化作用从水饮食物中摄取的营养物质。先天之精是肾精的主体成分，后天之精仅起充养作用，因而肾精所化的肾气，也主要属先天之气，即元气。先、后天之精相互资助，相互为用。出生之后，"后天之精"有赖于"先天之精"的活力资助，即有赖于肾气及肾阴肾阳对脾气及脾阴脾阳的推动和资助，才能不断地化生，输布全身，营养脏腑及其形体官窍；先天之精也须依赖脾胃所化后天之精的不断培育和充养，才能日渐充盛，以充分发挥其生理效应。

肾主生长发育和生殖，是肾精及其所化肾气的生理作用。精是构成人体和维持人体生命活动，促进人体生长发育和生殖的最基本物质。肾藏精，精化气，肾精所化之气为肾气，肾精足则肾气充，肾精亏则肾气衰。因而人体的生、长、壮、老、已的生命过程，以及在生命过程中的生殖能力，都取决于肾精及肾气的盛衰。《素问·上古天真论篇》记述了肾气由未盛到逐渐充盛，由充盛到逐渐衰少继而耗竭的演变过程："女子七岁，肾气盛，齿更发长……丈夫八岁，肾气实，发长齿更。二八，肾气盛，天癸至，精气溢泻，阴阳和，故能有子"。

肾气推动和调节脏腑气化。脏腑气化，是指由脏腑之气的升降出入运动推动和调控着各脏腑形体官窍的功能，进而推动和调控着机体精气血津液各自的新陈代谢及其与能量的相互转化的过程。肾精、肾气及其分化的肾阴、肾阳在推动和调控脏腑气化过程中起着极其重要的作用。肾气由肾精所化，也是一身之气分布到肾的部分。由于肾精的主体成分是先天之精，肾气也主要属先天之气，与元气的概念大致相同，故为脏腑之气中最重要者，称为脏腑之气的根本。肾阳为一身阳气之本，"五脏之阳气，非此不能发"，肾阳能推动和激发脏腑经络的各种功能，温煦全身脏腑形体官窍，促进"有形化无形"的气化过程。肾阴为一身阴气之源，"五脏之阴气，非此不能滋"，肾阴能抑制和调控脏腑的各种功能，凉润全身脏腑形体官窍，进而抑制机体的新陈代谢，调控机体的气化过程。

肾主水，是指肾气具有主司和调节全身水液代谢的功能。在《素问·逆调论篇》中说："肾者水脏，主津液。"水液的输布和排泄是一个十分复杂的生理过程。肾气主司和调节水液代谢的作用，主要体现在以下两方面：①肾气对参与水液代谢脏腑的促进作用。肾气及肾阴肾阳对水液代谢过程中各脏腑之气的功能，尤其是脾肺之气的运化和输布水液的功能，具有促进和调节作用。②肾气的生尿和排尿作用。尿的生成和排泄是水液代谢的一个重要环节。水液代谢过程中，各脏腑形体官窍代谢后产生的浊液，通过三焦水道下输于肾或膀胱，在肾气的蒸化作用下，分为清浊，清者重新吸收，由脾气的转输作用通过三焦水道上腾于肺，重新参与水液代谢，浊者则化为尿液，在肾与膀胱之气的推动作用下排出体外。

肾主纳气，是指肾气有摄纳肺所吸入的自然界清气，保持吸气的深度，防止呼吸表浅的作用。人体的呼吸功能，由肺所主，其中呼气主要依赖肺气的宣发作用，吸气主要依赖肺气的肃降作用。吸入的清气，由肺气的肃降作用下达于肾，必须再经肾气的摄纳潜藏，使其维持一定的深度，以利于气体的交换。故《难经·四难》中说："呼出心与肺，吸入肾与肝。"清代林珮琴在《类证治裁·喘证》中说："肺为气之主，肾为气之根。肺主出气，肾主纳气。阴阳相交，呼吸乃和。若出纳升降失常，斯喘作焉。"

（五）少阴经生理特性

少阴为水火之经。心主火，肾主水，二者通过经脉相互联系。心火下交于肾，助肾阳以温暖肾水，使肾水不寒；肾水上奉于心，助心阴以制约心火，使心火不亢。心肾相交，水火既济，从而维持人体的阴阳动态平衡。

肾主蛰藏，《素问·六节藏象论篇》曰："肾者主蛰……通于冬气"，是指肾有潜藏、封藏、闭藏精气之生理特性，故又称"肾为封藏之本"。肾的封藏作用体现在人体的藏精、纳气、固摄冲任、固摄二便等方面。

肾恶燥，肾为水脏，易燥伤阴液为病。《素问·宣明五气篇》曰："五脏所恶……肾恶燥。"明代马莳注说："肾主水，其性润，肾燥则精涸，故恶燥。"肾为水脏，主藏精，主津液，故喜润而不喜燥。燥胜则伤津，津液枯涸，则易使肾之阴精亏耗，而导致肾之病变。

心主通明，在《素问·气穴论篇》中王冰注："目以明，耳以聪，言心志通明，迥如意也"，指心脉以通畅为本，心神以清明为要。

心火宜降，心位于人体上部，其气升已而降。《素问入式运气论奥·本病论》曰："君火欲降，水运承之"，君火下行以温肾阳，使人体上部不热，下部不寒，维持心肾两脏水火阴阳平衡协调。

六、厥阴经生理系统的构成

《伤寒论》之厥阴病，是指人体厥阴经的病变。厥阴经，包括两经两脏。两经即足厥阴肝经与手厥阴心包经；两脏即肝脏与心包。

（一）手厥阴心包经

心主手厥阴心包络之脉，起于胸中，出属心包络，下膈，历络三焦；其支者，循胸出胁，下腋三寸，上抵腋下，循臑内，行太阴、少阴之间，入肘中，下臂，行两筋之间，入掌中，循中指，出其端；其支者，别掌中，循小指次指，出其端。

（二）足厥阴肝经

肝足厥阴之脉，起于大趾丛毛之际，上循足跗上廉，去内踝一寸，上踝八寸，交出太阴之后，上腘内廉，循股阴，入毛中，过阴器，抵小腹，挟胃，属肝，络胆，上贯膈，布胁肋，循喉咙之后，上入颃颡，连目系，上出额，与督脉会于颠；其支者，从目系下颊里，环唇内；其支者，复从肝，别贯膈，上注肺。

（三）手厥阴心包

心包，亦称"膻中"，是心脏外面的包膜，有保护心脏的作用，在经络学说中，手厥阴心包经与手少阳三焦经相为表里，故心包络属于脏。古代医家认为，心为人身之君主，不得受邪，所以若外邪侵心，则心包络当先受病，故心包有"代心受邪"之功用。如《灵枢·邪客》中说："心者，五脏六腑之大主也，精神之所舍也。其脏坚固，邪弗能容也。容之则心伤，心伤则神去，神去则死矣。故诸邪之在于心者，皆在于心之包络。"

（四）足厥阴肝脏

肝位于腹腔。横膈之下，右胁之内。足厥阴肝经与足少阳胆经相互属络于肝与胆，相为表里。肝在体合筋，其华在爪，在窍为目，在志为怒，在液为泪。肝的主要生理功能是主疏泄和主藏血。

肝主疏泄，是指肝气具有疏通、畅达全身气机，进而促进精血津液的运行输布、脾胃之气的升降、胆汁的分泌排泄以及情志的舒畅等作用。元代医家朱震亨最早提出肝主疏泄，他在《格致余论·阳有余阴不足论》中明确提出："主闭藏者肾也，司疏泄者肝也"。肝的疏泄功能，能调畅气机，使全身脏腑经络之气的运行畅达有序。气能运血，气行则血行，故说肝气的疏泄作用能促进血液的运行，使之畅达而无瘀滞。肝气疏泄，调畅气机，有助于脾胃之气的升降，从而促进脾胃的运化功能。肝气的疏泄功能，能调畅气机，因而能使人心情舒畅，既无亢奋，也无抑郁。女子的排卵与月经来潮、男子的排精等，也与肝气的疏泄功能有密切的关系。肝气的疏泄功能发挥正常，则精液排泄通畅有度；肝失疏泄，则排精不畅。女子的按时排卵，也是肝气疏泄和肾气闭藏功能相互协调的体现。气机调畅又是女子行经能否通畅有度的重要条件，因而亦受肝气的疏泄功能的影响。肝气的疏泄功能正常发挥，则月经周期正常，经行通畅；若肝失疏泄，气机失调，则见月经周期紊乱，经行不畅，甚至痛经。

肝藏血，是指肝脏具有贮藏血液、调节血量和防止出血的功能。肝贮藏充足的血液，化生和涵养肝气，使之冲和畅达，发挥其正常的疏泄功能，防止疏泄太过而亢逆。肝贮藏充足的血液，可濡养肝脏及其形体官窍，使其发挥正常的生理功能。正如《素问·五脏生成篇》中说："肝受血而能视，足受血而能步，掌受血而能握，指受血而能摄。"肝藏血而称为血海，冲脉起于胞中而通于肝，与女子月经来潮密切相关。女子以血为本，肝藏血充足，冲脉血液充盛，是女子月经按时来潮的重要保证。

（五）厥阴经生理特性

厥阴是伤寒六经中的最后一经。厥者，极也，尽也。厥阴有"阴极阳衰""阴尽阳一生"的含义。《素问·至真要大论篇》曰："厥阴何在？岐伯曰：'两阴交尽也。'"因此，病至厥阴既有阴极阳衰、阴阳离决的危重证候，又有阴尽阳生、阴证转阳的转机。

《素问·六微旨大论篇》曰："厥阴之上，风气治之，中见少阳。"厥阴的本气为风，这里的风是指人体内气机的流畅状态，是对肝疏泄功能的概括。风气不及就是肝的疏泄功能下降，风气太过就是肝的疏泄功能太过。《素问·至真要大论篇》曰："少阳太阴从本，少阴太阳从本从标，阳明厥阴不从标本，从乎中也。"厥阴常从中气少阳火化，所以厥阴常见火热证。

厥阴经是足经司化，手经同化，经络是以足经代表手经的功能。所以，在厥阴之中，足厥阴肝经更重要一些。肝喜条达而恶抑郁，肝属木，肝气以疏通、畅达为顺，不宜抑制、郁结。肝为刚脏，肝具有刚强、躁急的生理特性。肝内寄相火，主升、主动，阳气用事，故称"刚脏"。肝主升发，肝在五行中属木，通于春气，内孕生升之机，有启迪诸脏生长化育、调畅气机的作用。

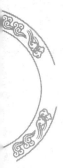

第三章
六经与肾的关系

一、足少阴肾与手少阴心的关系

《灵枢·经脉》曰："肾足少阴之脉……其支者，从肺出络心"，心肾两脏通过经脉联系。而且，人的营气循行，从手太阴开始，至足厥阴而终，《灵枢·营气》中也说："上行注肾，从肾注心"。《医旨绪余》中说"心有二系，一则上与肺相通，一则自肺叶曲折而后，并脊膂细络相连，贯脊通髓，而与肾系相通"，说明心肾的经络联系是比较密切的。

心与肾在生理上的联系，主要表现为"心肾相交"。心肾相交的机制，主要从水火既济、精神互用、君相安位来阐发。

（一）水火既济

心居上焦属阳，在五行中属火；肾居下焦属阴，在五行中属水。就阴阳水火的升降理论而言，在上者宜降，在下者宜升，升已而降，降已而升。心位居上，故心火（阳）必须下降于肾，使肾水不寒；肾位居下，故肾水（阴）必须上济于心，使心火不亢。肾无心火之温煦则水寒，心无肾阴之滋润则火炽。心与肾之间的水火升降互济，维持了两脏之间生理功能的协调平衡。如《慎斋遗书》曰："心肾相交，全凭升降。而心气之降，由肾气之升；肾气之升，又因心气之降。夫肾属水，水性润下，如何而升？盖因水中有真阳，故水亦随阳而升至心，则生心中之火；心属火，火性炎上，如何而降？盖因火中有真阴，故亦随水降至肾，则生肾中之水。升降者水火，其所以使之升降者，水火中之真阴真阳也。真阴真阳者，心肾中之真气也。"

（二）精神互用

心藏神，肾藏精。精能化气生神，为气、神之源；神能控精驭气，为精、气之主。故积精可以全神，神清可以控精。如《类证治裁·内景综要》中说："神生于气，气生于精，精化气，气化神。"在《类经·摄生类》中说："虽神由精气而生，然所以统驭精气而为运用之主者，则又在吾心之神。"

（三）君相安位

心为君火，肾为相火也称命火。君火在上，如日照当空，为一身之主宰；相火在下，系阳气之根，为神明之基础。命火秘藏，则心阳充足；心阳充盛，则相火亦旺。君火相火，各安其位，则心肾上下交济。

心与肾之间的水火、阴阳、精神的动态平衡失调，称为心肾不交。主要表现为水不济火，肾阴虚于下而心火亢于上的阴虚火旺，或肾阳虚与心阳虚互为因果的心肾阳虚、水湿泛滥，或肾精与心神失调的精亏神逸的病理变化。

二、足少阴肾与足厥阴肝的关系

《灵枢·经脉》云："足少阴肾之脉……其直者，从肾上贯肝膈……"肾足少阴脉"从肾上贯肝膈"沟通了肝肾的经脉联系。

生理上，肝肾之间的关系，有"肝肾同源"或"乙癸同源"之称。肝主藏血而肾主藏精，肝主疏泄而肾主封藏，肝为水之子而肾为木之母。故肝肾之间的关系，主要表现在精血同源、藏泄互用以及阴阳互滋互制等方面。

（一）精血同源

肝藏血，肾藏精，精血皆由水谷之精化生和充养，且能相互滋生，故称为精血同源。清代张璐在《张氏医通》中说："气不耗，归精于肾而为精；精不泄，归精于肝而化清血"，即说肾精化为肝血。而肾受五脏六腑之精而藏之。封藏于肾之精，也需依赖于肝血的滋养而维持充足。肾精肝血，一荣俱荣，一损俱损，休戚相关。病理上肝血不足与肾精亏损多可相互影响，以致出现头昏目眩、耳聋耳鸣、腰膝酸软等肝肾精血两亏之证。

（二）藏泄互用

肝主疏泄，肾主封藏，二者之间存在着相互为用、相互制约的关系。肝气疏泄可促使肾气开合有度，肾气闭藏可防肝气疏泄太过。疏泄与封藏，相反而相成，从而调节女子的月经来潮、排卵和男子的排精功能。若肝肾藏泄失调，女子可见月经周期失常，经量过多或闭经，以及排卵障碍，男子可见阳痿、遗精、滑泄或阳强不泄等症。

（三）阴阳互滋互制

肝气由肝精肝血所化所养，可以分为肝阴与肝阳；肾气由肾精化生，可以分为肾阴与肾阳。不仅肝血与肾精之间存在着同源互化的关系，而且肝肾阴阳之间也存在着相互滋养和相互制约的联系。肾阴与肾阳为五脏阴阳之本。肾阴滋养肝阴，共同制约肝阳，则肝阳不偏亢；肾阳资助肝阳，共同温煦肝脉，可防肝脉寒滞。肝肾阴阳之间互制互用维持了肝肾之间的协调平衡。病理上，肾阴不足可累及肝阴，肝肾阴虚，阴不制阳，水不涵木，又易致肝阳上亢，可见眩晕、中风等症状；肾阳虚衰可累及肝阳，肝肾阳虚，阳不制阴，阴寒内盛，可见下焦虚寒、肝脉寒滞、少腹冷痛、阳痿精冷、宫寒不孕等症状。

三、足少阴肾与足太阴脾的关系

脾为后天之本，肾为先天之本，脾肾两者首先表现为先天与后天互促互助的关系；脾主运化水液，肾为主水之脏，脾肾的关系还表现在水液代谢方面。

（一）先天后天相互滋生

脾主运化水谷精微，化生气血，为后天之本；肾藏先天之精，是生命之本原，为先天之本。脾的运化水谷，是脾气及脾阴脾阳的协同作用，但有赖于肾气及肾阴肾阳的资助和促进，才能健旺；肾所藏先天之精及其化生的元气，依赖于脾气运化的水谷之精及其化生的谷气的不断充养和培育，方能充盛。后天之精与先天之精，相互滋生，相互促进。先天之精温养激发后天之精，后天之精补充培育先天之精。病理上，肾精不足与脾精不充，脾气虚弱与肾气虚亏，脾阳虚损与命门火衰，脾阴（胃阴）匮乏与肾阴衰少，常可相互影响，互为因果。脾肾精虚多出现生长发育迟缓或未老先衰，脾肾气虚多表现为腹胀便溏、大小便失禁或虚喘乏力等症状，脾肾阳虚多出现畏寒腹痛、腰膝酸冷、五更泄泻、完谷不化等的虚寒性病证，脾（胃）肾阴虚可出现五心烦热、口舌生疮、舌红少苔或无苔，或饥不欲食的虚热性病证。

（二）水液代谢

脾气运化水液功能的正常发挥，须赖肾气的蒸化及肾阳的温煦作用的支持。肾主水液输布代谢，又依赖脾气及脾阳的协助，即所谓"土能制水"。脾肾两脏相互协同，共同主司水液代谢的协调平衡。病理方面，脾虚失运，水湿内生，经久不愈，可发展至肾虚水泛，而肾虚蒸化失司，水湿内蕴，也可影响脾的运化功能，最终均可导致尿少浮肿、腹胀便溏、畏寒肢冷、腰膝酸软等脾肾两虚、水湿内停之证。

四、足少阴肾与手太阴肺的关系

《灵枢·经脉》有云："肾足少阴之脉……其直者，从肾上贯膈，入肺中……"文中"肾上贯膈，入肺中"，指出了肺肾两脏的经脉络属关系。

生理上，肺为水之上源，肾为主水之脏；肺主呼吸，肾主纳气；肺属金，肾属水，金水相生。肺与肾的关系，主要表现在水液代谢、呼吸运动及阴阳互资三个方面。

（一）水液代谢

肺主行水，为水之上源；肾主水液代谢，为主水之脏。肺气宣发肃降而行水的功能，有赖于肾气及肾阴肾阳的促进；肾气所蒸化及升降的水液，有赖于肺气的肃降作用使之下归于肾或膀胱。肺肾之气的协同作用，保证了体内水液输布与排泄的正常。病理上，在《素问·水热穴论篇》中说："其本在肾，其末在肺，皆积水也"因肺肾功能失调导致水液代谢障碍会出现水肿。

（二）呼吸运动

肺主气而司呼吸，肾藏精而主纳气。人体的呼吸运动，虽由肺所主，但亦需肾的纳气功能协助。只有肾精及肾气充盛，封藏功能正常，肺吸入的清气才能经过肺肃降而下纳于肾，以维持呼吸的深度。可见，在人体呼吸运动中，肺气肃降，有利于肾的纳气；肾精肾气充足，纳摄有权，也有利肺气之肃降。故《景岳全书·杂证谟》云："肺为气之主，肾为气之根。"病理上，肺气久虚，肃降失司，与肾气不足，摄纳无权，往往互为影响，导致出现气短喘促、呼吸表浅、呼多吸少等肾不纳气的病理变化。

（三）阴阳互资

肺肾阴阳，相互滋生。金为水之母，肺阴充足，下输于肾，使肾阴充盈；肾阴为诸阴之本，肾阴充盛，上滋于肺，使肺阴充足。肺阴不足与肾阴不足，既可同时并见，亦可互为因果，最终导致肺肾阴虚内热之证候。肾阳为诸阳之根，能资助肺阳，共同温暖肺阴及肺津，推动津液输布，使得痰饮不生，咳喘不作。老年久病痰饮喘咳，多属肺肾阳虚。

五、足少阴肾与足太阳膀胱的关系

肾为水脏，膀胱为水腑，足少阴经属肾络膀胱，足太阳经属膀胱络肾，两者构成表里相合关系。

肾与膀胱的关系，主要表现在共主小便方面。肾为主水之脏，开窍于二阴，膀胱贮尿排尿，是为水腑。膀胱的贮尿排尿功能，取决于肾气的盛衰。肾气充足，蒸化及固摄功能正常发挥，尿液才能够正常生成，膀胱才能有度的排泄。膀胱贮尿排尿有度，也有利于肾的主水功能。因此，肾与膀胱相互协作，共同完成小便的生成、贮存与排泄。病理上，两者亦常相互影响。若肾气虚弱，蒸化无力，或固摄无权，可影响膀胱的贮尿排尿，而见尿少、癃闭或尿失禁等症状。膀胱湿热或膀胱失约，也可影响到肾气的蒸化和固摄，导致出现小便色质或排出的异常。

六、足少阴肾与手少阳三焦的关系

三焦一词首见于《内经》，《内经》中认为三焦为六腑之一，亦称为"孤腑"，是人体诸腑中最大的一腑，包罗诸脏。古人早已有"肾与三焦相通"的观点。"肾与三焦相通"的理论最早见于《五脏穿凿论》，明代李梴所著《医学入门》转引《五脏穿凿论》中曰："心与胆相通，肝与大肠相通，脾与小肠相通，肺与膀胱相通，肾与三焦相通，肾与命门相通。此合一之妙也"。

生理上，三焦为"孤腑"，主要生理功能可概括为两个方面。一是主持诸气，如《难经·六十六难》中曰："脐下肾间动气者，人之生命也，十二经之根本，故名曰原。三焦者，原气之别使也，主通行三气，经历于五脏六腑。"二是水液运行的道路。如《素问·灵兰秘典论篇》所云："三焦者，决渎之官，水道出焉。"肾主水，主全身水液代谢，三焦又是其水液代谢之通路。水液通过三焦渗入膀胱，然后依赖肾气的蒸化作用吸清排浊，三焦和膀胱都需要依赖肾阳气的蒸腾和温煦作用。故可总结为三焦决渎水道依赖肾阳蒸腾，而肾阳蒸腾又取道于三焦。肾为一身元气之源，三焦者，运行诸气，人体气机的运行依赖于肾与三焦。刘完素云："右肾属火，游行三焦，兴衰之道由于此，故七节之傍，中有小心，是言命门相火也。"然《本草纲目》亦云："三焦者，元气之别使，命门者，三焦之本原，盖一原一委也……盖一以体名，一以用名。"三焦为相火，其火源于肾，根于命门，是人体阳气的根本。阳气借助三焦通路通行于全身，维持机体组织器官的正常活动。

病理上，肾属下焦，司决渎排泄，三焦为少阳枢机，为水液及元气通行的通道。当三焦气化不利，津液停滞，易生痰浊、湿邪、浊液不能从肾中排泄，留于机体阻滞肾与三焦。赵献可在《医贯·内经十二官论》中云："相火禀命于命门，真水又随相火……日夜周流于五脏六腑之间，滞则病，息则死矣。"三焦为相火之使，三焦周流相火、真水随之而潜行于人体全身，如果其周流运行失常而瘀滞，则易为病。故三焦气化失常，精微物质不能转输于肾脏，造成肾脏衰败。这为肾脏病变的病理基础。肾又为三焦气化的本源，当肾出现病变的时候，无力蒸腾和温煦三焦，三焦更易于被痰浊、瘀血、湿邪等阻滞，从而引起气化和水液代谢失常。故肾与三焦相互依存，相互影响。

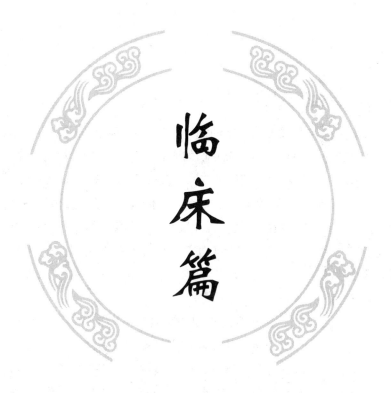

临床篇

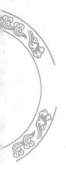

第四章
肾病六经传变规律及证候特点

一、肾病六经传变规律

六经病证是六经所属脏腑经络的病理变化在临床的综合反映，而人体是一个有机的整体，经络、脏腑之间有着密切的内在联系，某一经的病变往往会影响到另一经，从而出现六经病间的相互传变，以及合病、并病等病变。

"传"是病情循着一般规律发展，由一经传到另一经。如太阳病传为阳明病或少阳病等。"变"是指病情在某些特殊情况下，不循一般规律发展，性质发生变化，如太阳病变为坏病，阳证变为阴证等。传与变联系密切，每传中有变，变中有传，故传变常常并称。传变的基本规律为：由表入里，由浅入深，由轻而重，由实至虚，反之则由里出表，由虚转实。

六经病的传变与否，主要取决于四个因素：一为正气强弱，二为感邪轻重，三为治疗是否得当，四为患者的体质和宿疾。疾病虽然复杂，但仍有一定规律可循，传与不传，应以临床症状为依据，而不可拘泥于病程之长短。六经传变的规律在一般情况下为：邪盛正衰，多由表入里，由阳入阴；正复邪衰，则由里出表，由阴转阳。前者是病情发展的传变，后者是疾病向愈的转归。

六经可以单独为病，亦可以两经或三经同时为病。凡两经或三经症状同时出现者，称为合病，如太阳阳明合病、太阳少阳合病、阳明少阳合病、三阳合病。凡一经症状未罢，继而又见另一经症状者，谓之并病，如太阳阳明并病、太阳少阳并病等。此外，还有素体虚弱，感受外邪，病情无三阳传变之过程，而直犯三阴，出现三阴证候者，称为直中。

对于肾病的六经传变规律，不外乎六经序传、越经传、表里传、直中、合病、并病等。六经序传，即循经传，其按照初太阳而后阳明、少阳、太阴、少阴、厥阴的顺序而传变。越经传者即疾病越过一、二经传化，如太阳传少阳、太阴等。表里传者即按照相表里的经络传变，最为常见者为太阳直传少阴。直中为不经三阳，病邪直接入侵三阴。合病为发病之初就包含两经或三经症状，如太阴少阴合病；并病为一经症状未罢又出现另一经的症状，如太阳少阳并病。

肾病发病初期多因外邪侵犯，在急性肾炎或者慢性肾小球肾炎的急性发作期均可以见到恶寒、发热、头身痛、咽痛等太阳经证。经证不解，随经入腑，致使膀胱气化不利，水液内停出现小便不利，眼睑、颜面及四肢浮肿等症状，即《伤寒论》中所述"太阳病……若脉浮，小便不利，微热消渴者，五苓散主之"之意，邪在经还是在腑的区别在于肾病早期是否出现浮肿。随着病情的进一步发展，邪入少阳，除浮肿加重之外，则又出现往来寒热、口苦咽干、目眩、小便不利等少阳病症状，其病机为邪犯少阳，枢机不利，胆火内郁，三焦决渎失职，如肾脏疾病的外感期，慢性肾炎、慢性肾盂肾炎的急性发作期等都属于此病机。治疗过程中过用激素阳盛化热，或患者素体阳盛，致邪入阳明，临床除肾病自身表现外可伴见发热、心烦口渴、咽喉肿痛、小便短赤不利、舌红苔黄、脉数或细数等气分热盛的经证或大便秘结不通、烦热口渴、日晡潮热、舌红苔黄燥、脉沉弦数等燥屎内结的腑证。若失治误治，迁延不愈，损伤正气，则转入三阴。病至太阴首先表现为神疲乏力，气短食欲缺乏，大便稀溏等太阴脾虚的症状，同时浮肿反复发作预示着疾病由实转虚，进入肾病的慢性期。若病在太阴未能及时正确治疗，可传入少阴而呈现少阴寒化与热化两种不同的证型。寒化因阳气亏虚，或邪留少阴损伤阳气所致。少阴热化证则因肾阴虚，或激素及温燥渗利之品耗伤肾阴所致，多见于各种肾脏病的中后期。若病仍不解邪毒炽盛，正虚不复，损伤脏腑，败坏气血，其病情虚实互见，寒热错杂，标示着病已深入厥阴，预后欠佳，多见于慢性肾功能不全及肾功能衰竭期。肾脏病的传变并非固定不变，出现并病，合病，表里传及越经传并不少见，临证需要灵活辨证，据证立法，方可选方遣药，以应病机。

二、肾病六经证候特点

太阳病阶段，多系急性肾炎或慢性肾炎急性发作，起病常有脉浮、恶寒或恶风、发热、一身关节酸痛、咽喉红肿、眼睑浮肿等症状，然后出现四肢及全身浮肿、尿少的症状。常见证型有：①风寒束肺证：起病急，恶寒发热或不发热，咳嗽气喘或不喘，一身关节酸痛，无汗，口不渴，浮肿以头面为主，尿少，苔白，脉浮。治法为宣肺解表、利水消肿，方用《金匮要略》中麻黄加术汤加减。若脉沉，舌淡苔白，腰背恶寒，四肢不温，可选用《伤寒论》中麻黄附子细辛汤，或麻黄附子甘草汤温肾散寒；如表虚出现汗出恶风，可用桂枝汤合防己黄芪汤加味。②外寒内饮证：起病急，初起可有恶寒发热，浮肿，颜面先肿，无汗，喘咳不得平卧，喉中有水鸣声，咯白稀痰，口渴而不欲饮，腹胀尿少，苔白，脉浮弦。治法为解表化饮、宣肺利水，方用《伤寒论》中小青龙汤加减。若兼出现烦躁，内有郁热，方以小青龙加石膏汤加减；若表证减轻，可以用射干麻黄汤。③外寒里热证：全身浮肿，咳逆喘息，口渴，恶风，无汗，舌质红，苔偏黄，脉浮数。治法为宣肺解表、清热利水，方用《金匮要略》中越婢汤加减。若湿多肿甚加白术，方用越婢加术汤。④风湿在表证：浮肿急剧，先肿上肢，一身骨节疼重，无汗，或无浮肿，苔白，脉浮。治法为宣肺解表、祛风除湿，方用《金匮要略》中麻杏薏甘汤加减。⑤风湿郁热兼入血分证：全身水肿，恶寒发热，口渴，小便短赤，兼风疹瘙痒，苔白，脉浮。治法为解表祛湿、凉血利水，方用《伤寒论》中麻黄连翘赤小豆汤加减。⑥风热证：发热微恶寒或不恶寒，咽喉肿痛，口干鼻塞，咳嗽痰易咯出，色黄质稠，头面眼睑轻度水肿，鼻、唇、咽喉干燥，苔白，脉浮数。治法为疏风清热宣肺。若咽喉肿痛则用《温病条辨》中银翘散；若咳嗽明显用桑菊饮；若秋燥而咳者用桑杏汤。

　　太阳表邪不解，常内传少阳。肾病的少阳病期以枢机不利、三焦决渎失职为主要病机。常见证型有：少阳三焦壅滞证：全身高度浮肿，按之凹陷不起，肢体沉重，难以转侧，头眩，口苦，纳呆，胸闷不舒，小便黄赤、短涩、混浊或血尿，脉弦。治法为疏达少阳、利水消肿，方用《伤寒论》中小柴胡汤合五苓散加减。

　　《素问·六微旨大论篇》曰："阳明之上，燥气治之。"阳明病的特征是燥化，病状表现为里实热，病位在脘腹胃肠。凡肾系病有胸腹灼热，心烦，咽喉肿痛，口渴，或脘腹胀满，二便不利，舌红，苔黄，脉数，或滑，或沉实等症状者，可按阳明论治。常见证型有：①阳明湿热内蕴证：发热或胸腹灼热，咽干口燥喜饮，心烦，皮肤疮疖，小便不利，全身水肿，或仅面部浮肿，舌红，苔黄，脉滑数。治法为清热逐水，方用《世医得效方》中疏凿饮子合五味消毒饮加减。②阳明腑实证：脘腹胀满，大便闭结不通，烦热，口渴，水肿，小便不利，舌红，苔黄厚，脉沉实。治法为泻下逐水，方用《金匮要略》中已椒苈黄丸加味。

　　太阴经为脾肺二脏所主，《素问·天元纪大论篇》曰："太阴之上、湿气主之"。《素问·至真要大论篇》云："诸湿肿满皆属于脾。"而肾病又以水肿为主要表现，故肾病以太阴脾虚湿盛为多见。常见证型有：①太阴脾虚湿滞证：起病缓，全身浮肿，或仅面目浮肿，或四肢浮肿较著，食欲缺乏，腹胀，神疲，乏力，面色萎黄不华，小便不利，大便常稀溏，舌淡，舌体胖大，舌苔薄白，脉沉缓。治法为健脾利水渗湿，方用《金匮要略》中防己黄芪汤加减。②太阴阳虚水停证：身半以下肿甚，手足不温，胸腹胀满，大便溏薄，舌苔白腻，脉沉弦而迟者。治法为温阳健脾、利水消肿，方用《济生方》中实脾饮加减。③太阴湿热中阻证：浮肿，食欲缺乏，神疲乏力，精神不振，脘腹胀满，口干，舌体胖大，舌质红，苔黄腻，脉沉滑。治法为健脾清热利湿，方用《兰室秘藏》中满分消丸加减。④太阴脾虚清阳不升证：易神疲乏力，怠惰嗜卧，少气懒言，精神不振，不思饮食，食不知味，大便不调，舌体胖大，边有齿痕，舌淡红，苔白腻，脉沉缓。治法为益气健脾升阳，方用《内外伤辨惑论》中升阳益胃汤加减。⑤太阴气阴两虚、湿热内蕴证：身热而烦，四肢困倦，精神短少，胸满气促，肢体沉重，口渴，自汗，大便溏薄，小便短赤，苔黄腻，脉虚。治法为益气养阴、清热利湿，方用《脾胃论》中清暑益气汤加减。

　　肾病在少阴病期，病情较为严重，往往标志着病情已进入慢性期的中后阶段。生理上少阴经为心肾所主，寓水火之脏，故病理上常可表现出寒化和热化两种转归。常见证型：①少阴寒化证：水肿明显，全身浮肿或面目浮肿，下肢肿甚，按之没指，大便稀溏，腰痛，心悸，头晕，畏寒怕冷，或手足逆冷，小便不利，或夜尿频，舌淡，舌体胖大或有齿痕，脉沉细无力。治法为温阳利水，方以《伤寒论》中真武汤加味，水肿消退后用金匮肾气丸善后调理。②少阴热化证：全身水肿，或下肢浮肿较甚，或眼睑浮肿，耳鸣或脑鸣，颜面烘热，头昏，五心烦热，或咽干、咽痛，或腰痛，遗精，唇红，舌淡红少津，脉细数。治法为滋阴利水，方用《伤寒论》中猪苓汤合《兰室秘藏》中滋肾通关丸加味。若阴虚明显者合二至丸；若水肿消退，则方用知柏地黄丸调理。③少阴阴阳两虚证：头面、四肢浮肿，神疲，背微恶寒，手足不温，易反复感冒，午后或夜间潮热，口干咽燥，面色无华，下腹发冷，小便不利，舌淡，边尖红，脉沉细无力。治法为扶阳益阴、利水渗湿，方用《济生方》中济生肾气丸加减。

　　肾病至厥阴经，往往虚实互见，寒热错杂，病机复杂多变，非一方一法可贯穿始终，当在详辨阴阳虚实的基础上灵活施治。常见证型有：①阳衰浊瘀互结证：神疲恶寒，手足逆冷，气短懒言，烦躁不安，食欲差伴恶心呕吐，小便不利，甚至尿闭，大便闭结，舌质紫黯，脉沉涩。治法为温阳化瘀、通腑泄浊，方以《伤寒论》中真武汤合桃核承气汤加减。②阳衰浊毒内蕴证：精神疲惫，畏寒肢冷，全身浮肿，少尿，食欲不振，恶心、呕吐，口中尿味，舌质淡胖，舌苔白腻或黄腻，脉沉。治法为益气温阳、通腑泄浊，方以《金匮要略》中大黄附子汤合《三因极一病证方论》中温胆汤加减。③阴虚风动证：头晕目眩，手足蠕动或微颤，午后潮热，五心烦热，急躁易怒，口干咽燥，形体消瘦，舌红，苔少，脉弦细。治法为滋阴柔肝息风，方以《温病条辨》中大定风珠加减。④气血双亏、浊毒内蕴证：面色少华，头晕目眩，神疲乏力，动则气短，食欲不振，皮肤瘙痒或恶心呕吐，全身或下肢浮肿，大便不畅，小便不利，舌淡，脉沉细。治法为益气养血、通腑解毒，方以《正体类要》八珍汤合《金匮要略》大黄附子汤加减。

慢性肾病病程长，病理变化复杂，在其演变过程中常出现一经未罢，又出现另一经症状的并病，或二经及二经以上同时为病的合病情况，临证不可不辨。慢性肾炎常见合病与并病的病证有：①太阴与厥阴合病，常见肝郁血虚、脾虚湿滞证。临床表现为全身浮肿，头面部先肿，后肿及全身，晨起颜面肿，午后脚肿，倦怠乏力，面色萎黄，精神差，大便软或稀溏，小便短少，无灼热，舌质淡红，舌苔薄白，脉沉细弦。治法为健脾利湿、养血柔肝，方以《金匮要略》中当归芍药散加益母草、泽兰。②太阴与少阴合病，常见脾肾阳虚、水湿内停证。临床表现为水肿明显，或面目浮肿，或下半身肿甚，按之没指，畏寒肢冷，食欲缺乏，大便稀溏，小便不利，舌质淡胖，苔白水滑，脉沉而弱。治法为温肾健脾、利水渗湿，方以《济生方》中实脾饮加减。③太阴与少阴合病，常见气阴两虚证。临床表现为面目浮肿，或下肢浮肿，神疲乏力，手足心热，咽干口燥，大便干燥，舌质红，苔薄白，脉细数或沉弱。治法为益气养阴利水，方以《沈氏尊生书》中参芪地黄汤合《金匮要略》中猪苓汤加减。④少阳与太阴合病，常见胆热脾寒证。临床表现为全身浮肿，或面目浮肿，或下肢浮肿，口苦，咽干，胸胁满闷，食欲不佳，乏力，大便稀溏，小便短少，舌质淡，苔黄，脉沉弦。治法为清热利胆、健脾利湿，方以《伤寒论》中柴胡桂枝干姜汤合五苓散加减。

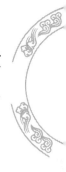

第五章
肾病六经治法

一、汗法

《素问·阴阳应象大论篇》曰："其有邪者，渍形以为汗，其在皮者，汗而发之。"汗法是通过宣发腠理，调和营卫，发汗解表从而祛邪外出的治疗方法。六经之中的太阳经为病所用治法主要是汗法。太阳病由于邪气郁闭于表，导致太阳经气失于条达，故可通过汗法达到祛除外邪，疏通太阳经气的目的。当然，六经皆有表证，所以汗法也不是只能用于太阳病，其余五经的表证也需要通过汗法而解。

肾病在太阳表证阶段的治法以汗法为主。急性肾炎、慢性肾炎感邪之后的急性发作、急性肾盂肾炎等往往存在颜面浮肿、发热恶寒、全身关节肌肉酸痛、咽喉不适、脉浮等症状表现，需要用汗法先行解表，常用麻黄汤、越婢汤、越婢加术汤、麻黄连翘赤小豆汤等。慢性肾脏病久病体虚，营亏血少者慎用汗法，表解即止，可与扶正药物同用，切不可过度发汗而伤正。

二、下法

《素问·阴阳应象大论篇》曰："其下者，引而竭之，中满者，泻之于内。"下法是指运用具有泻下作用的药物，使停留于胃肠之中的有形积滞（如宿食、燥屎、痰涎、瘀血，水饮、毒物等）从下窍排出，从而达到邪去正安的治病方法。对于有形之实邪积于肠胃致使大便不通、燥屎内结，以及痰涎宿食，瘀血水饮等邪实之证，为攻下法所宜。其中有寒下、温下、缓下、峻下之别。

《伤寒论》六经辨证关于下法的应用较为详尽。如太阳病从表不得解而入太阳腑，形成太阳蓄血证，以桃核承气汤、抵当汤泻热逐瘀。阳明病阶段，邪热弛张，腑实已成，痞、满、燥、实、坚俱备，可根据邪热、燥结的程度选用承气类方通里泻热。此外，为祛除水饮停滞，《伤寒论》中还提出攻逐水饮法，如十枣汤为泄水重剂，专治水气之癖积深重者；大陷胸丸、小陷胸丸涤荡逐水、清热消痰开结；三物白散之温下化水寒，破结实等。

慢性肾病往往本虚标实，标实涉及痰饮、水湿、瘀血、燥结等病理因素，常需用下法荡涤邪实，常用方剂有桃核承气汤、抵当汤、大承气汤、大黄附子汤等。慢性肾病常存在太阴脾虚的表现，不可单独攻下，需与黄芪、白术、茯苓等益气健脾扶正药物同用。

三、清法

《素问·至真要大论篇》曰："治热以寒""温者清之"。清法是指运用寒凉之性的药物清热泻火，使里热证得以消除的治疗方法，具有清热除烦、和阴保津的作用，主要用于里热证的治疗。

《伤寒论》六经之中，三阳经发热多属实证，可发表、可清里、可和解；三阴经发热多属虚火上炎或虚阳外越，不可单独用清法。其中，阳明经证用清法最多，如治疗阳明气分热盛以大热、大汗出、大烦渴、脉浮滑或洪大为主要表现的白虎汤；治疗无形邪热留扰胸膈，以虚烦不得眠、心中懊恼为主要表现的栀子豉汤；治疗阳明病湿热内蕴而以身目黄染为主要表现的茵陈蒿汤、栀子柏皮汤；治疗阳明燥热伤阴，水热互结而以小便不利，渴欲饮水为主要表现的猪苓汤。少阴经有寒化、热化之别，少阴热化证可用黄连阿胶汤滋阴清热。厥阴之上，风气治之，中见少阳。少阳本火，故厥阴出现中见之火热而以热利下重为主要表现者，可用白头翁汤清热止痢。

肾病在阳明病阶段以里实热证为主，在少阴经以虚热证为主，在厥阴以厥热化风为主，均需用清法来清泻里热，常用方剂为黄连阿胶汤、白头翁汤、猪苓汤、乌梅丸等。肾病单纯用清热的机会较少，往往清热与利水、养阴、利湿、补虚、温补同用。

四、消法

《素问·至真要大论篇》曰："坚者削之""结者散之"。"消"含有消导、消散、消磨、消除之义，消法即用消散导滞破积药物，以消除食滞或因气血瘀滞而产生痞积的治法。凡气滞、血瘀、痰凝、食积、痞块、癥瘕、积聚等病证均可用消法。

消法在《伤寒论》中应用甚广，六经病证皆可用到消法。太阳病表邪入里，影响膀胱气化功能而导致水气内停，形成太阳蓄水证，用五苓散化气利水兼解表邪；太阳病表邪不解，入里化热，邪热与瘀血相搏结于下焦形成蓄血证，以桃核承气汤活血化瘀，通下瘀热。阳明水湿内停，以牡蛎泽泻散攻逐水湿；阳明痰热互结者，用小陷胸汤清热宽胸、消痰开结。厥阴瘀血内停，用桂枝茯苓丸、下瘀血汤等攻下瘀血。少阴阳虚水饮不化，用真武汤温阳利水。太阴脾虚气滞者，用厚朴生姜半夏甘草人参汤补虚行气消胀；太阴脾虚水湿内停者，用苓桂术甘汤健脾化饮。

肾病的六经各个阶段均存在气滞、水湿、痰饮、瘀血等病理因素。因此，所有肾病的治疗均离不开消法。临床当根据病理因素的不同选择不同的治法方药。如水湿内停常用五苓散、真武汤、十枣汤、牡蛎泽泻散等方剂；瘀血内结常用桂枝茯苓丸、下瘀血汤，桃核承气汤、当归芍药散等方剂；气滞常用四逆散、厚朴生姜半夏甘草人参汤、小柴胡汤等方剂；痰热常用小陷胸汤；痰饮常用苓桂术甘汤。

五、和法

《素问·至真要大论篇》曰"可使气和，可使必已。""和"即和解、调和之义。和法是指通过调和作用达到祛邪扶正，使机体功能恢复的一种治疗方法。和法重在调和，所以不似汗、吐、下等治法的以攻邪为主，也与补法的专事扶正不同。

《伤寒论》六经之中，和法主要适用于少阳经。程国彭在《医学心悟》中说："伤寒在表者可汗，在里者可下，其在半表半里者，唯有和之一法焉，张仲景用小柴胡汤加减是已。"所以小柴胡汤是张仲景应用和法的具体表现。少阳主枢，小柴胡汤是和解少阳的主方，治疗少阳枢机不利而以往来寒热、胸胁苦满、心烦喜呕等为主要表现者。从广义和法来看，治疗少阴病气逆致厥之四逆散，具有疏肝和胃、透达郁阳之功效，用于肝气郁滞，阳郁于里而致的手足逆冷以及肝胃不和之脘腹疼痛，泄利下重之证。治疗寒热错杂、心下痞塞不通的半夏泻心汤、生姜泻心汤、甘草泻心汤具有扶正祛邪、和脾胃而调阴阳之作用，均属于张仲景用和法之范例。

慢性肾病日久常存在胸胁苦满、心烦喜呕、默默不欲饮食之少阳枢机不利证或情志不舒、腹痛、小便不利之少阴阳郁证，可用和法和解少阳阳枢及少阴阴枢，常用方剂有小柴胡汤、四逆散等。

六、温法

《素问·至真要大论篇》曰"寒者热之""劳者温之"。温法是用温热药物祛除阴寒之邪，扶助阳气使机体功能得以恢复的治疗方法，适用于里实寒证及里虚寒证。

《伤寒论》六经皆有温法，但主要适用于三阴经。疾病发展至三阴经阶段，病情危重，可呈现阴寒内盛等一派衰竭现象，此时非用温法不能祛除沉寒积冷、回阳救逆。少阴阳衰、阴寒内盛，临床可见恶寒蜷卧，精神萎靡，四肢厥逆，下利清谷，小便清长，脉沉而微细等症，可用四逆汤温阳散寒；少阴肾阳虚衰，阳虚水气不化，水泛为患出现头眩、心下悸、身瞤动、振振欲擗地，或四肢沉重疼痛、腹痛下利、小便不利者，方用真武汤温阳化气行水；少阴阳虚寒湿凝滞，出现身体骨节疼痛，背寒身冷手足寒者，可用附子汤温经助阳、散寒化湿；少阴病阴盛格阳，临床表现为下利清谷，手足厥冷，脉微欲绝，虚汗外起，身热，面色娇红或嫩红，渴而不欲饮者，可用通脉四逆汤、白通汤、白通加猪胆汁汤等破阴回阳救逆。太阴病脾虚寒湿内停，临床可见腹满而吐食不下，自利不禁，时腹自痛，喜温喜按，形寒肢冷者，用理中汤、四逆汤温中散寒化湿。厥阴阴寒盛极，津液逆于上，以干呕吐涎沫，头痛为主要表现者，可用吴茱萸汤散寒降逆；厥阴血虚寒凝，以面白唇舌色淡无华，头晕肢麻，手足厥寒，脉细欲绝为主要表现者，可用当归四逆汤养血散寒、温通经脉。

肾病中，慢性肾病多属本虚标实之证，多存在三阴经阳气虚衰的病机，温法应用的机会甚多。如少阴阳衰、阴寒内盛用四逆汤，阳虚水泛用真武汤，太阴脾虚寒湿用理中汤、苓桂术甘汤等，厥阴肝寒用吴茱萸汤等。

七、补法

《素问·阴阳应象大论篇》曰："形不足者，温之以气，精不足者，补之以味。"补法又称补益法。是通过药物的滋补作用，补养人体的气血阴阳及五脏虚损不足，提高人体抵御疾病的能力，是治本的方法。凡脏腑气血阴阳诸虚之证，均可用补法治之。

六经之中三阳病以邪实为主，较少单纯用到补法，太阴病与少阴病以正虚为主，常用补法。少阴肾之阴阳两虚，表现为腰痛，少腹拘急，小便不利，可用肾气丸温补肾气。少阴心之阴阳气血虚损，表现为心动悸、脉结代者，可用炙甘草汤滋阴养血、通阳复脉。太阴脾气血亏虚者，可用黄芪建中汤扶阳建中、调补气血。

慢性肾病，常虚实夹杂而以虚为本，常存在太阴脾、少阴肾的虚损。因此，补法是治疗慢性肾病的主要治法。常用经方如肾气丸、薯蓣丸、黄芪建中汤、黄芪桂枝五物汤等治之。

八、吐法

《素问·阴阳应象大论篇》曰："其高者，因而越之。"吐法又称催吐法，是指使用具有催吐作用的药物，将留滞于胸膈、胃脘等处的痰涎、宿食或毒物等吐出的治疗方法。

在《伤寒论》中应用吐法不多，相关条文仅有两条，主要论述因膈上痰涎壅盛，临床以上脘及胸痞闷欲呕，脉实有力为主要表现者，方用瓜蒂散因势利导，使邪从上越而解。

现代临床已很少用吐法治疗肾病，因此不做赘述。

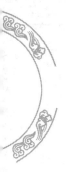

第六章
肾病六经证治

第一节　肾病太阳经证治

太阳经包括手太阳小肠和足太阳膀胱的经与腑，与手少阴心和足少阴肾的经、脏相为表里关系。太阳之经在人体行径最长，覆布肌表最为广泛。其中，足太阳膀胱经从头走足，行于人身之背而统摄诸阳经，其经气旺则诸阳不衰，卫外功能强健，使邪气不能侵袭，是故体健无病有赖于太阳经。其腑为膀胱和小肠，膀胱为州都之官，主藏津液而司化气行水；小肠主受盛化物而泌别清浊，皆关乎人体津液的输布与代谢。因为以上生理功能，所以说太阳为六经之首，统摄营卫而主一身之表，职能固护卫外，有诸经藩篱之称。

太阳经经脉禀天之阳气最足，应天之巨阳而为人身巨阳，故太阳经脉为三阳之经，亦即太阳经具"标阳"之性。膀胱为人体州都之官，为寒水之腑，故其性寒，加之其秉承先天之本肾脏的寒水之气，故其生理寒性甚强。小肠为传化物之腑，其秉心火之余气，性亦属火，而能传化物，泌别清浊。两腑之气相较，膀胱之气强于小肠之气，故"两经一气"合化的结果，是火从水化，热从寒化，最终形成的太阳本气为"寒气"，故《内经》中说："太阳之上，寒气主之"。由此可见，太阳经的"两经一气"为足经司令。综上所述，太阳经的生理性质，是本寒而标阳。

外邪侵袭人体后太阳首当其冲，邪气多从皮毛而入，致使营卫不和而卫外失职，正邪交争，则出现恶寒发热，头项强痛，脉浮等症状，此为太阳病的基本脉证。但由于人的体质强弱差异，感受邪气的轻重、性质、方式不同，所以太阳病又有经证和腑证之分。其中经证又有太阳中风、太阳伤寒、太阳温病等不同类型；腑证又分为蓄水证和蓄血证。若患者机体腠理疏松，卫气不固，感受风寒邪气后，导致营卫不调，表现为发热、汗出、恶风、脉浮缓等症状者，为太阳中风证；若患者机体腠理密固，感受风寒较重，以致寒邪束表，卫阳被遏，营阴郁滞，表现为恶寒、发热、头项强痛、无汗而喘、身疼腰痛、骨节疼痛、脉浮紧等症状者，属太阳伤寒证；若风热等温邪侵袭机体，致营卫失调，阴津损伤，表现为发热而渴、微汗出、微恶寒或不恶寒、脉浮数等症状者，则为太阳温病。太阳病经证未能痊愈，邪气可循经深入太阳之腑，而成为太阳病腑证。外邪循经入里，影响膀胱气化功能，致水气内停，出现小便不利、渴欲饮水、少腹里急者，则为太阳病蓄水证；若外邪循经入里化热，与血搏结于下焦，致瘀热内结，出现少腹急结，或硬满疼痛，其人如狂或发狂者，是为太阳蓄血证。

　　太阳病的治疗因经证、腑证而不同。经证总的治法是发汗解表，具体到太阳中风证，则当调和营卫、祛风解肌，方用桂枝类方；太阳伤寒证，则当辛温发汗、宣肺平喘，方用麻黄类方；温病则宜辛凉解表。腑证的治疗，要区别蓄水证和蓄血证。蓄水证，宜化气行水，方用五苓散；蓄血证，当活血化瘀，方用桃核承气汤、抵当汤等加减。

　　太阳病是六经病症的初期阶段，邪浅病轻，一般预后较好。其转归大致有两种：其一，治疗得当，多汗出表解而愈；其二，邪传他经，演变成其他经病。如内传少阳、阳明，或内陷三阴，又以传入少阴者为多见，若少阴阳气先衰，则太阳感寒之后极易内涉少阴，形成太少两感证。

　　肾病在太阳病阶段，分为太阳经证和太阳腑证。太阳经证多系感受外邪后的急性发作，或素有肾病，复感外邪，诱发宿疾。一般起病急，常见颜面浮肿伴脉浮，恶寒或恶风，发热，一身关节酸痛，咽喉红肿，舌苔薄白或薄黄，脉浮紧或浮数等症状。此由邪犯太阳，经气不利所致，治宜解表散邪，常见方证有麻黄汤证、越婢汤证、越婢加术汤证、麻黄连翘赤小豆汤证等。太阳经证阶段治不得法，或失治误治，经过一周左右的时间，发热、恶寒等表证渐消，眼睑、颜面浮肿加重，继之出现四肢及全身浮肿，此为太阳表邪循经入腑，膀胱气化不行，水气内停所致，治宜通阳化气、利水消肿，兼以疏散外邪，常见方证有五苓散证。若病邪深入，或病久不愈，邪入下焦，与血相结，则属太阳蓄血证。症见少腹硬满，小便不利，面目肢体浮肿，泛恶欲呕，烦躁不宁，脉沉结，舌质紫黯。治以活血化瘀、利水消肿，常见方证为桃核承气汤证。

◆ 麻黄汤 ◆

【原文】太阳病，头痛发热，身疼腰痛，骨节疼痛，恶风，无汗而喘者，麻黄汤主之。（35）（《伤寒论·辨太阳病脉证并治》）

太阳与阳明合病，喘而胸满者，不可下，宜麻黄汤。（36）（《伤寒论·辨太阳病脉证并治》）

太阳病，十日以去，脉浮细而嗜卧者，外已解也。设胸满胁痛者，与小柴胡汤。脉但浮者，与麻黄汤。（37）（《伤寒论·辨太阳病脉证并治》）

太阳病，脉浮紧，无汗，发热，身疼痛，八九日不解，表证仍在，此当发其汗。服药已微除，其人发烦目瞑，剧者必衄，衄乃解。所以然者，阳气重故也。麻黄汤主之。（46）（《伤寒论·辨太阳病脉证并治》）

脉浮者，病在表，可发汗，宜麻黄汤。（51）（《伤寒论·辨太阳病脉证并治》）

脉浮而数者，可发汗，宜麻黄汤。（52）（《伤寒论·辨太阳病脉证并治》）

伤寒脉浮紧，不发汗，因致衄者，麻黄汤主之。（55）（《伤寒论·辨太阳病脉证并治》）

脉但浮，无余证者，与麻黄汤。若不溺，腹满加哕者，不治。（232）（《伤寒论·辨阳明病脉证并治》）

阳明病，脉浮，无汗而喘者，发汗则愈，宜麻黄汤。（235）（《伤寒论·辨阳明病脉证并治》）

【组成用法】麻黄三两（去节）　桂枝二两（去皮）　甘草一两（炙）　杏仁七十个（去皮尖）

上四味，以水九升，先煮麻黄，减二升，去上沫，内诸药，煮取二升半，去滓，温服八合。覆取微似汗，不须啜粥，余如桂枝法将息。

【方证释义】本方以四味药成方，配伍严谨，效速功卓。方中麻黄味苦辛性温，入肺与膀胱经，善开腠理，具有发汗解表，宣肺平喘之功，故本方用以为君药；由于本证属卫郁营滞故单用麻黄发汗，只能解卫气之郁闭，所以又用透营达卫的桂枝为臣药，解肌祛风、温经散寒，既可助麻黄发汗解表之力，又能使邪气去而营卫和；麻黄，桂枝相配，一发卫气之郁以开腠理，一透营分之郁以和营卫，相须为用，以增强发汗解表之功；杏仁降利肺气，与麻黄相伍，以复肺气之宣降，增强宣肺平喘之功为佐药；炙甘草既能调和麻杏之宣降，又能缓和麻桂相合的峻烈之性，使汗出不致过猛而伤耗正气，是使药兼佐药之用。四药合用，表寒得散，肺气宣通，则诸症自平。麻黄汤为发汗峻剂，故服药时，不需啜粥，防止汗出太过。

四气五味归经分析见表6-1-1。

表6-1-1 麻黄汤性味归经表

分类 \ 药物	麻黄	桂枝	杏仁	炙甘草
四气	温	温	温	平
五味	辛、微苦	辛、甘	苦、有毒	甘
归经	肺、膀胱	心、肺、膀胱	肺、大肠	心、肺、脾、胃

全方4味药物中，四气结果为3温1平，该方属温剂。4味药物中2味为辛，2味为甘，2味为苦，即以辛、甘、苦味为主。4味药物中4味归经肺，2味归经在膀胱，表明该方作用脏腑主要在肺与膀胱，有宣肺平喘，解表利水消肿之功。

【功用】发汗解表、宣肺平喘。

【适应范围】

1.原著适应证

太阳风寒表实证。临床症见：发热恶寒，无汗，头项强痛，周身疼痛，气喘，舌淡红，苔薄白，脉浮紧等。

2.现代临床应用

本方临床应用范围广泛，临床可用于治疗感冒、呃逆、癃闭、水肿、黄疸、痹症、胸痹、哮喘等多种病症，证属太阳风寒表实者。根据文献报道，现代临床运用本方化裁治疗多种疾病：①呼吸系统疾病：如急性呼吸道感染、急性喘息性支气管炎、慢性支气管炎、慢性阻塞性肺病、支气管哮喘等。②皮肤科疾病：如结节性红斑、过敏性皮炎、皮肤瘙痒症、荨麻疹、银屑病等。③心血管系统疾病：如冠心病、缓慢性心律失常等。④风湿免疫系统疾病：如风湿性关节炎、雷诺病等。⑤五官科疾病：如过敏性鼻炎、突发性耳聋、鼻窦炎、病毒性角膜炎、急性结膜炎、急性中耳炎、慢性鼻炎、分泌性中耳炎等。⑥外科疾病：如急性腰扭伤、肩周炎、急性乳腺炎等。⑦泌尿系统疾病：如急性肾小球肾炎、慢性肾小球肾炎急性发作、慢性肾衰竭、肾病综合征等。

【类方比较】桂枝汤（《伤寒论》） 组成：桂枝三两，芍药三两，甘草二两（炙），生姜三两，大枣十二枚。功效：解肌祛风、调和营卫。主治：太阳中风表虚证。

麻黄汤和桂枝汤同属辛温解表之剂，都可用治外感风寒表证。麻黄汤中麻黄、桂枝并用，佐以杏仁，发汗散寒力强，又能宣肺平喘，为辛温发汗之重剂，主治外感风寒所致恶寒发热而无汗喘咳之表实证。桂枝汤中桂枝、芍药并用，佐以生姜、大枣，发汗解表之力逊于麻黄汤，但有调和营卫之功，为辛温解表之和剂，主治外感风寒所致恶风发热而有汗出之表虚证。

【现代研究】药理研究表明，麻黄汤有多种作用。①抗病毒作用：魏文扬等以感染甲型H1N1流感病毒的狗肾（MDCK）细胞为载体，甲型H1N1流感病毒鼠肺适应株（A/PR8/34）为感染病毒，来探讨麻黄汤体外抗甲型H1N1流感病毒的作用及可能机制。结果表明麻黄汤具有抗病毒作用，其发挥抗流感病毒的作用机制，可能与其抑制细胞内流感病毒的复制以及TLR4和TLR7信号通路中的相关基因有关。②抗过敏作用：阮岩等用卵清蛋白为过敏源，为免疫佐剂给小鼠腹腔内注射和滴鼻致敏，致敏前后分别给药，观察卵清蛋白和组胺滴鼻后小鼠的鼻症状及组胺阈值。结果显示为麻黄汤能提高组胺的阈值，有抗组胺的作用。③解热作用：田安民等按每千克家兔注射1g麻黄汤的比例由耳静脉向发热家兔注射麻黄汤药，观察麻黄汤对发热家兔肛温的影响。结果为给药后30分钟，降低升高温度的63.8%，到120分钟时温度下降最明显，达到130.4%；又用测小鼠前肢腋下温度方法，按照每千克小鼠5g麻黄汤的比例腹腔注射麻黄汤，对照组注射等量生理盐水，观察麻黄汤对小鼠正常皮肤温度的影响。结果麻黄汤组降低小鼠皮肤温度作用较迅速，于30分钟达到最高值，平均降低5℃。这两项实验均提示麻黄汤有较强的解热作用。

此外，研究表明，麻黄汤还具有止咳平喘、发汗、抗炎、免疫调节等其他多种药理作用。

【肾病应用体会】张仲景云："诸有水者，腰以下肿，当利小便，腰以上肿，当发汗乃愈。"麻黄汤对于急性肾小球肾炎或慢性肾小球肾炎急性发作以颜面浮肿、小便量少为主要表现的有较好疗效。麻黄汤能解表宣肺，开上泄下，以促进"通调水道，下输膀胱"之功能，使小便从不利变为自利。本方只宜治标，用于感受外邪，体质壮实，病程短，正气未虚的阳水证。水肿消退后，则宜转而为健脾益肾以治其本。临证可加入茯苓皮、赤小豆、泽泻、冬瓜皮、大腹皮、车前子等增强利水消肿之功效。

【肾病医案选录】

1.麻黄汤治疗急性肾小球肾炎案

患者，某男，4岁。因颜面水肿，眼睑凸出如半个鸡卵，纳、眠尚可，唯小便较少，求治于某省级医院，诊断为"急性肾炎""非典型性丹毒"，予抗菌、消炎、利尿药治疗不见好转，遂于1968年10月18日邀张志远教授诊治。症见无汗身痛，水肿小便不利同前，舌苔白腻，脉象沉弱，起手不能上浮。西医诊断为急性肾炎；中医诊断为风水水肿。处方：麻黄15g，桂枝15g，杏仁9g，附子9g，赤小豆100g，5剂，每日1剂，水煎分3次服。5日后二诊，患者诉虽见功效，然减不足言，且血压升高，头痛，原方又加入益母草50g，9剂，每日1剂，水煎分3次服。随访患者血压下降，小便增多，水肿逐步消失。

原按：本例患者以"颜面部水肿、小便不利"为主症就诊，遵张仲景"腰以上肿发其汗"的原则，以麻黄汤为主方加减，结合患者脉象，加附子温助阳气，赤小豆助麻黄利水。药后血压因麻黄升高，而赤小豆利水效果不显，故张志远教授又加益母草活血利水，降低血压故水肿渐消。国医大师朱良春先生也善用大剂量益母草以利水消肿，用量上在30~120g不等。[王淞，潘琳琳，朱俊楠.国医大师张志远运用麻黄汤加减的经验.中华中医药杂志，2020，35（04）：1801-1803.]

2.麻黄汤治疗肾病综合征案

患者，姚某，男，27岁。患者主因周身浮肿7个月，加重2个月入院。刻诊：神志清楚，不能平卧，周身高度浮肿，腹大如鼓，四肢按之如泥，小便短少色深黄。查体：体温36.3℃，脉搏84次/分钟，呼吸18次/分钟，血压145/107mmHg，强迫半卧位，肾病面容，眼睑水肿，腹呈蛙状，叩浊音，阴囊阴茎均高度水肿。尿常规：尿蛋白（+++），尿糖（+++），隐血（+++），透明管型0~3个/HP。血生化：血清甘油三酯11.90mmol/L，血清总胆固醇21.59mmol/L，血清总蛋白39.0g/L；血清白蛋白16.50g/L，血清尿素氮13.17mmol/L，血肌酐230μmol/L，24小时尿量约400ml，体重由正常的60kg变重为95kg，诊断为肾病综合征。西药常规降压利尿降脂，抗凝，限制液体入量及激素治疗，尿量仍无明显改变，病势危重。根据患者舌质红苔微黄，脉微数而细，浮肿按之没指辨为水肿之阳水，湿热为患，以清热利水和解表发汗，处方如下：麻黄30g，泽泻30g，车前子（包煎）20g，丹参20g，益母草20g，桂枝20g，杏仁15g，地龙15g，苦参15g，牛膝15g，茯苓50g，猪苓40g，大腹皮40g，商陆6g，甘草10g。患者服上方1次后尿量即增加到800ml，服1剂后尿量已达1600ml。继在此方基础上加减，服15天后患者腹水及周身水肿已基本消失，体重亦由入院时95kg降至68kg，患者因经济条件欠佳而要求出院门诊治疗。

原按：关于"水肿"的治疗，早在《素问·汤液醪醴论篇》中就已提出："平治于权衡，去菀陈莝，微动四极，温衣，缪刺其处，以复其形，开鬼门，洁净府，精以时服，五阳已布，疏涤五脏，故精自生，形自盛，骨肉相保，巨气乃平"。至汉代张仲景在《金匮要略·水气病脉证并治》中更明确指出："风水，其脉自浮，外证骨节疼痛，恶风。皮水，其脉亦浮，外证浮肿，按之没指，不恶风，其腹如鼓，不渴，当发其汗。正水，其脉沉迟外证自喘。石水，其脉自沉，外证腹满不喘。"其中皮水的描述与我们所论之腹水相符，故同样适用于发汗之法，这为我们找到了理论依据，现代医家全国名老中医万友生亦常以麻黄五苓汤（组成：麻黄、桂枝、杏仁、茯苓、猪苓、泽泻、木通、白术各15~30g，甘草5~10g）治疗急性热病因风寒湿热壅塞太阳经腑气机之癃闭，确有良效。总之，麻黄汤应用于水肿之治疗，尤其在腹水的治疗当中，既有先贤之理论基础，又有当代医家的临床实践，其临床疗效较好，值得进一步总结经验并推广应用。［吴松柏.麻黄汤治疗肾病综合征腹水1例.陕西中医，2006，27（08）：1007-1008.］

3.麻黄汤治疗遗尿案

马某，男，12岁，学生，1995年7月5日初诊。家人诉其患遗尿证逾3年，曾多处求医，或补肾，或健脾，并佐以固精涩尿之品，疗效欠佳。观患者发育尚正常，炎炎夏日却厚衣重裘，亦不觉热，平素极少出汗，有时但觉身痒，纳食、睡眠可，大便偏干，舌质淡润，苔薄白略干，脉沉紧。证属寒束太阳，卫气不布。遂投麻黄汤：麻黄12g，桂枝8g，杏仁10g，炙甘草6g，3剂，每日1剂，水煎服。嘱汗出为度，不必尽剂。2天后复诊，言2剂时自觉身大痒，继而遍身汗出而沉睡，当夜未遗尿，起效之速，出乎意料。继以小剂量桂枝汤2剂调和营卫以巩固疗效。

【原按】：本案病程较久，辨证容易落入俗套，但吴延忠医生却出奇地辨为寒束太阳之麻黄汤证。盖寒束太阳经脉，卫气运行受阻，则外不能温煦经脉，故于盛夏亦不觉热，内不能行气化之职，以致水精不能四布而积存于膀胱，入夜卫气入于阴，失去对膀胱的固摄，故而遗尿。麻黄汤借麻黄之力宣达卫气，以解在经之寒邪，桂枝、甘草辛甘化阳补益卫阳，辅以杏仁肃肺，与麻黄相配一升一降，借肺之宣肃之力助卫司职，助卫气宣布，遗尿自除。或曰观其病机本属膀胱蓄水证，何以不用五苓散？盖五苓散虽能温阳化水，但本案病机却重在卫阳不宣，故宜选用功擅宣达卫阳之麻黄汤，卫阳布则水自化而遗尿自止。［张广梅.吴延忠运用经方治疗杂病验案3则.国医论坛，2004，19（05）：8.］

4.麻黄汤治疗癃闭案

吴某，男，36岁，1984年2月15日就诊。患者以捕捉鱼虾为生，经常涉水淋雨，三日前突然畏冷发热，无汗，咳嗽严重，痰白而稀，伴小便点滴不畅，小腹胀急疼痛不可按，痛苦难以言状，而延余诊治。脉浮，舌苔薄白，此乃风寒犯肺，肺气郁闭而致尿闭不畅。盖肺为水之上源，主"通调水道，下输膀胱"，今肺受风寒之邪所袭，宣肃失司，上源不清，通调无权，水不下输膀胱，致下窍不利，治宜辛温宣肺，开上窍以启下窍之法。方用麻黄汤加味：麻黄15g，桂枝9g，杏仁9g，甘草6g，怀牛膝30g，葱白3茎，水煎温服，一剂尽而小便通畅。[吴光烈.麻黄汤治疗杂病的临床体会.福建中医药，1987，（01）：26–28.]

◆ 越婢汤 ◆

【原文】风水，恶风，一身悉肿，脉浮不渴，续自汗出，无大热，越婢汤主之。（23）（《金匮要略·水气病脉证并治第十四》）

【组成及用法】麻黄六两　　石膏半斤　　生姜三两　　甘草二两　　大枣十五枚

上五味，以水六升，先煮麻黄，去上沫，内诸药，煮取三升，分温三服。恶风者，加附子（炮）一枚。风水加术四两。

【方证释义】越婢汤为治疗风水夹热证的代表方。方中麻黄配生姜，发越阳气，宣散水湿，石膏清解郁热。麻黄用量六两，石膏用半斤（八两），石膏用量大于麻黄，麻黄散寒发汗，石膏泄热止汗，二者相为制而相为用，旨在开达肺气，内除肺之郁热，开"毛窍"而散水消肿。甘草、大枣补中益气，使邪去而正不伤。恶风者加附子，因汗多伤阳，而附子有温经复阳止汗之力；水湿过盛者加白术健脾除湿，表里同治，增强消退水肿的作用。

四气五味归经分析见表6-1-2。

表6-1-2　越婢汤性味归经表

药物 分类	麻黄	石膏	生姜	大枣	甘草
四气	温	大寒	微温	温	平
五味	辛、微苦	辛、甘	辛	甘	甘
归经	肺、膀胱	肺、胃	肺、脾、胃	脾、胃	心、肺、脾、胃

全方5味药物中，四气结果为1寒1平3温，该方属寒温并用之剂。5味药物中3味为辛，3味为甘，1味微苦，即以辛、甘味为主，重在发散祛水湿。5味药物中4味归经在肺或脾胃，表明该方作用脏腑主要在肺与脾胃。

【功用】发汗利水、兼清郁热。

【适应范围】

1.原著适应证

风水夹热证。临床症见：周身浮肿或面目浮肿，恶寒，发热，咳喘胸闷，口渴，尿少黄赤，舌质红，苔薄白，脉浮滑等。

2.现代临床应用

本方临床应用范围广泛，临床可用于治疗水肿、咳嗽、喘证、痹证、癃闭等多种病症，证属外感风寒、内有郁热者。根据文献报道，现代临床运用本方化裁治疗下列疾病：如慢性阻塞性肺病、急慢性支气管炎、过敏性紫癜、水痘、湿疹、类风湿关节炎、特发性水肿、肝硬化腹水、甲状腺功能减退症、急性肾小球肾炎、慢性肾小球肾炎急性发作、慢性肾小球肾炎、紫癜性肾炎、肾病综合征、急性肾衰等疾病。

【类方比较】防己黄芪汤（《金匮要略》）　组成：防己一两，黄芪一两一分，甘草半两，炒白术七钱半，生姜四片，大枣一枚。功用：益气固表，利水除湿。主治：风水表虚证。

越婢汤与防己黄芪汤皆用于治疗风水病，临床症状均可见脉浮、汗出、恶风等，但两者病机、治法各有不同。防己黄芪汤治表虚兼水湿型风水证，汗出为表虚不固，其特点为汗出时有时无，动则汗出。脉浮亦无力，可兼乏力、口不渴、大便稀溏等症状，发病较缓，治宜益气固表利水。越婢汤为风水表实而挟郁热，脉浮为风邪盛，汗出则热迫津液外泄，其特点是汗出不断，且兼发热、口渴、舌红等症，起病急，治宜发汗利水，兼清郁热。

【现代研究】药理研究表明，越婢汤具有保护肾功能的作用。如韩世盛等按每100g大鼠注射9mg嘌呤霉素氨基核苷的比例，采用单次尾静脉注射嘌呤霉素氨基核苷建立肾小球足细胞损伤大鼠模型，探讨发汗解表法（越婢汤）治疗肾病综合征的疗效及可能机制。结果与模型组比较，越婢汤组血清尿素氮、尿酸、总胆固醇、甘油三酯、尿蛋白肌酐比下降，白蛋白上升，肾组织TRPC5、TRPC6mRNA亦降低（$P<0.05$）。认为越婢汤可能通过调控肾组织TRPC5及TRPC6表达，减轻足细胞损伤，从而改善肾病综合征的低蛋白、高血脂表现。任艳芸等研究证实越婢汤可以改善阿霉素肾病大鼠肾小球滤过率，降低尿蛋白排泄，改善肾小球滤过膜的通透性，改善阿霉素肾病大鼠蛋白和脂质代谢。其机制可能为该方具有良好的免疫调节作用，修复阿霉素肾病大鼠的肾小球基底膜及足细胞损伤，从而恢复了阿霉素肾病大鼠肾小球滤过膜分子屏障的滤过功能。

【肾病应用体会】越婢汤有效的关键是紧扣风水相搏、内有郁热的病机。常用于以水肿为主要表现的急性肾小球肾炎、慢性肾小球肾炎急性发作。国医大师张琪教授对于风寒犯肺、肺气不宣、水气不行而致肾性水肿，以加味越婢汤（麻黄15g，生石膏50g，生姜15g，红枣3枚，甘草10g，苍术10g，杏仁10g，赤小豆50g，车前子30g）主之，用于急性肾小球肾炎、慢性肾小球肾炎急性发作或肾病综合征，临床症状表现为周身浮肿或面目浮肿，尿少黄赤，恶寒发热头痛，咳嗽气喘，苔薄白，脉滑或滑数。王永钧认为越婢汤可治疗风热为主的肾性水肿，主要用于急性肾炎的初期，中医辨证属风水证者，常伴有呼吸道等感染，导致在原有证候上兼挟外邪，肺气失于宣降，致水液潴留为水肿者，此时大多数患者伴有发热、畏寒、咳嗽、气促、疹腮、喉痹、感染等症状。临证如血尿及尿红细胞阳性者，加小蓟、仙鹤草、白茅根、侧柏叶等；尿蛋白阳性者，加石菖蒲、芡实、金樱子等；咽痛者，加银花、连翘、射干、牛蒡子、玄参等；皮肤疮疡者，加紫花地丁、蒲公英等；水肿明显可合用五皮饮、四苓汤等。

【肾病医案选录】

1.越婢汤治疗急性肾小球肾炎案

史某，男，8岁。1962年4月4日初诊。1个月前，继感冒高热数日后，全身出现浮肿。经某医院尿常规检查：尿蛋白（+++），白细胞（+），颗粒管型1%~2%（高倍视野），诊断为急性肾小球肾炎。服西药治疗半个月余不效后就诊。症见：头面四肢高度浮肿，眼睑肿势尤甚，形如卧蚕，发热汗出，恶风口渴，咳嗽气短，心烦溲赤，舌质红，苔薄黄，脉浮数，体温39.5℃。证属风水泛滥，壅遏肌肤。治宜宣肺解表，通调水道。方用越婢汤加味：麻黄10g，生石膏20g，炙甘草6g，生姜4片，大枣4枚，杏仁10g，水煎服。1962年4月7日二诊：浮肿见消，咳嗽大减，仍汗出恶风，体温38.5℃，尿蛋白（++），未见红、白细胞及管型。舌苔转白，脉浮缓，效不更方，继原方加苍术8g，3剂。药后热退肿消，诸症悉除，尿检正常，遂停药。随访1年余，疗效巩固，病未复发。[邹习荣.加味越婢汤治疗急性肾炎.四川中医，1987，5（03）：58.]

2.越婢汤治疗紫癜性肾炎案

李某，女，9岁。1998年8月31日就诊。患儿1个月前患过敏性紫癜，经治紫癜基本消退，近日又因感冒发热而颜面浮肿、小便量少，舌红苔少，脉浮数。尿常规：红细胞（++）、尿蛋白（+）。考虑诊断为过敏性紫癜肾炎，证属风邪伤络、血溢脉外，治宜祛风解毒抗敏、清热凉血止血。处方：麻黄10g，生石膏30g，生姜10g，大枣6枚，金银花20g，连翘20g，赤小豆15g，茯苓20g，泽泻20g，蝉蜕12g，凤眼草30g，荆芥穗12g，小蓟20g，侧柏叶30g，水煎分2次服。

9月4日复诊：服上药4剂，浮肿消退、小便通畅，尿常规：红细胞（+）、尿蛋白（-）。原方去荆芥穗、加三七（冲）6g，再进6剂。

9月11日三诊：患儿家长诉说患儿目前无何不适，尿常规：红细胞（±）。为巩固疗效，嘱再服上方7剂，病告痊愈，随访半年，病未复发。[邓沂，韩涛.越婢

汤治疗肾炎的体会.甘肃中医学院学报，2001，18（04）：24-26.]

3.越婢汤治疗慢性肾小球肾炎案

吴某，男，26岁，2001年5月初诊。主诉：周身浮肿，反复发作8月，加重1周。患者8月前因饮酒，劳累后出现咽痛，周身酸困，流涕，发热。在当地诊断为感冒。经青霉素静脉滴注及口服中西药（具体不详）治疗1周，症状消失停药。1周后出现颜面及下肢水肿，在某医院查血压145/95mmHg。尿蛋白（++++），潜血（+++）。诊断为急性肾小球肾炎。住院治疗：口服泼尼松，每次60mg，每天1次；卡托普利，每次25mg，每天3次；青霉素640万单位加入0.9%生理盐水100ml中静脉滴注，每天1次；川芎嗪注射液120mg加入5%葡萄糖注射液200ml中静脉滴注，每天1次。治疗1个月余，水肿、血尿、蛋白尿消失。血压135/85mmHg。此后每因感冒水肿复发，加服六味地黄汤、济生肾气汤等，水肿时轻时重，尿蛋白时有时无，1周前因劳累后上述症状加重，经中西药治疗无效来诊。症见：颜面及周身可凹性水肿，口干不欲饮，咳嗽咳吐白色清痰，畏寒无汗，小便量少，大便稀溏，舌淡胖，脉沉细涩。血压140/90mmHg，尿常规：尿蛋白（++++），潜血（-），24小时尿蛋白定量6.8g心电图、肝功能、肾功能、电解质及B超肝、胆、脾、双肾均正常。西医诊断为肾小球肾炎；中医诊断为水肿，证属脾肺肾虚，水湿泛滥。治以温补脾肾，宣肺利水，除湿消肿。处方：麻黄20g，石膏20g，生姜15g，附子15g，白术30g，泽兰30g，茯苓30g，车前子18g，大枣12枚。每天1剂，水煎服。服药3剂后畏寒减轻，汗出畅达，小便通利，大便成形，水肿渐消。效不更方，继服6剂，水肿消失。复查尿常规：尿蛋白（+）、24小时尿蛋白定量500mg。2周后尿蛋白（-）、24小时尿蛋白定量150mg。其后规律撤减激素，坚持服药3个月，诸症消失。为巩固疗效，再以上药研末服用9个月后停药，随访2年未复发。

原按： 本例水肿迁延日久，脾、肺、肾俱受其累。脾气亏虚，水湿不运；肺失宣降，无力通调；肾阳虚损，主水失权，致使湿聚水溢。白术健脾燥湿；茯苓渗湿行水，助白术健脾祛湿；大枣、甘草益脾健胃，白术，茯苓，大枣，甘草和合以补脾胃之虚，行水湿之聚；附子温阳以复肾脏化气行水之功；白芍通利血脉，使水湿之去路通畅；生姜辛开肺气，以开水源，助麻黄宣肺利水之功；石膏之凉以制麻黄、生姜、附子之燥烈；泽兰、车前子以加强利尿之功。诸药合用，脾虚得健，肺郁得宣，肾阳得温，则水湿之邪从汗、尿而解，水肿自消，而收全功。

[曹生有.越婢汤临床治验3则.新中医，2009，41（11）：129-131.]

◆ 越婢加术汤 ◆

【原文】里水者，一身面目黄肿，其脉沉，小便不利，故令病水。假如小便自利，此亡津液，故令渴也。越婢加术汤主之。（5）（《金匮要略·水气病脉证并治第十四》）

里水，越婢加术汤主之，甘草麻黄汤亦主之。（25）（《金匮要略·水气病脉证并治第十四》）

《千金方》越婢加术汤：治肉极，热则身体津脱，腠理开，汗大泄，厉风气，下焦脚弱。（《金匮要略·中风历节病脉证并治第五》）

【组成用法】麻黄六两　石膏半斤　生姜三两　大枣十五枚　甘草二两　白术四两

上六味，以水六升，先煮麻黄，去上沫，内诸药，煮取三升，分温三服。恶风加附子一枚，炮。

【方证释义】越婢加术汤为治疗皮水夹热证的代表方。方中麻黄、石膏配伍发越水气，通利小便，清泄郁热；白术健脾利水，与麻黄相伍，以行皮中水湿；甘草、生姜、大枣健脾化湿，调和营卫。诸药相得，以达发汗利水、清泄郁热之效。方后注云："恶风加附子一枚炮"，"恶风"是使用越婢加术汤发散之后出现的变症，是卫阳虚弱，腠理疏松的表现，故加附子壮阳固表。

四气五味归经分析见表6-1-3。

表6-1-3　越婢加术汤性味归经表

分类 \ 药物	麻黄	石膏	生姜	大枣	白术	甘草
四气	温	大寒	微温	温	温	平
五味	辛、微苦	辛、甘	辛	甘	苦、甘	甘
归经	肺、膀胱	肺、胃	肺、脾、胃	脾、胃	脾、胃	心、肺、脾、胃

全方6味药物中，四气结果为1寒1平4温，该方属寒温并用之剂，整体性偏温。6味药物中3味为辛，4味为甘，1味微苦，即以辛、甘味为主，重在发散祛水湿。6味药物中5味归经脾胃，4味归经在肺，表明该方作用脏腑主要在肺与脾胃。

【功用】宣肺健脾、清热利水。

【适应范围】

1.原著适应证

皮水夹热证。临床症见：周身浮肿或面目浮肿、恶寒发热，咳嗽喘促，胸闷，咽痛，口渴，或微汗，纳呆，腹胀，便溏，尿少色黄，舌边尖红，苔薄白或白黄而润，脉浮数或弦滑或沉等。

2.现代临床应用

本方临床应用范围广泛，临床可用于治疗水肿、痹证、湿疹等多种病症，证属水气内停、郁而化热者。根据文献报道，现代临床运用本方化裁可治疗下列疾病：如慢性阻塞性肺病、急慢性支气管炎、急性痛风性关节炎、类风湿关节炎、带状疱疹后神经痛、特发性水肿、急性肾小球肾炎、慢性肾小球肾炎急性发作、肾病综合征、尿路感染、泌尿系结石、糖尿病肾病等疾病。

【类方比较】

1.防己黄芪汤（《金匮要略》）

组成：防己一两，甘草半两（炒），白术七钱半，黄芪一两一分（去芦），生姜四片，大枣一枚。功用：益气固表、利水除湿。主治：风水表虚证。

越婢加术汤与防己黄芪汤均用于治疗脉浮、汗出、恶风的风水病，但越婢加术汤治风水表实而挟郁热，防己黄芪汤治疗风水表虚兼水湿。故越婢加术汤重在发汗散水、兼清郁热，防己黄芪汤重在补卫固表、利水散湿，两者不难鉴别。

2.甘草麻黄汤（《金匮要略》）

组成：甘草二两，麻黄四两。功用：宣肺发汗利水。主治：皮水表实证。

越婢加术汤与甘草麻黄汤皆用于治疗皮水，临床均可见身肿、咳嗽气喘等症状，但两者病机、治法各有不同。甘草麻黄汤适宜于脾肺失调，且无内热的皮水表实证：身肿，无汗，无内热，咳嗽气喘，小便不利为其常见的选方指征。越婢加术汤则适宜于汗出夹热的皮水表实证。身肿，恶寒发热，咳嗽喘促，咽痛口渴，或微汗，纳呆，腹胀，便溏，尿少色黄，舌边尖红为其常见的选方指征。

【现代研究】药理研究表明，越婢加术汤具有保护肾功能的作用。如陈淑欣等给大鼠腹腔注射同种肾脏免疫复合物，复制大鼠主动型Heymann肾炎模型，观察越婢加术汤对肾功能的保护作用。结果显示，越婢加术汤提取物可以降低肾炎大鼠尿素氮和尿蛋白，提高血清总蛋白含量。贾评评等研究表明越婢加术汤能显著降低阿霉素肾病模型大鼠24小时尿蛋白定量，升高人血白蛋白，其机制可能与影响阿霉素肾病模型大鼠肾组织B7-1的表达，调节免疫，进而改善肾功能，减轻肾脏病理损害有关。

【肾病应用体会】越婢加术汤对于慢性肾炎急性发作、急性肾炎而以颜面、上半身浮肿为主要表现者有较好的疗效。其取效的关键是抓住外邪犯肺、脾失运化、水停肌表、郁久化热的病机，临证之时还可根据患者病情进行加减应用。患者除全身浮肿，无汗，小便不利，脉沉等症状外，尚有下肢肿痛、沉重，双足麻木，湿疹等湿热下注的症状，可合用四妙散，加强清利湿热之功。若水肿明显者，可合用五苓散、五皮饮、防己茯苓汤等加强利水消肿之功；若伴有全身关节酸楚疼痛，恶寒发热等症状时，可加用麻杏苡甘汤加强解表利湿之效。水液的输布异常与脾、肾关系密切，若脾肾阳虚，可造成水液的输布失调，除浮肿外还会出现眩晕，心悸，腹泻等症状，须在越婢加术汤基础上合用苓桂术甘汤或真武汤以温阳化气行水。越婢加术汤临证应用要注意把握好麻黄与石膏的比例，该方所主有"汗多"一证，原方麻黄剂量用至六两，却不存在汗出伤阳的弊端，主要因麻黄与石膏配伍剂量能改变发汗量，石膏剂量小于或等于麻黄剂量时，方剂才有发汗的可能。越婢加术汤石膏与麻黄的比例为4∶3，石膏用量大于麻黄用量，既可以制约麻黄发越过猛之性势，又可以清涤郁热。

【肾病医案选录】

1.越婢加术汤治疗急性肾炎案

患者宋某，男，19岁，1966年3月18日初诊。发热半个月，服复方阿司匹林片热不退，渐出现眼睑浮肿，经某医院检查尿蛋白（++++），红细胞满视野，管型2~4个/HP，嘱住院治疗。因无钱经人介绍来诊。现症见：头面及四肢浮肿，头痛，发热38~38.5℃，小便少，甚则1日1行，苔白腻，脉沉滑。此属外寒里饮，治以解表利水。方以越婢加术汤：麻黄12g，生姜10g，大枣4枚，炙甘草6g，生石膏45g，苍术12g。服上药2剂后，浮肿大减，尿量增多，3剂后浮肿全消，6剂后尿蛋白减为（+）。因出现腰痛，合服柴胡桂枝干姜汤，不及1个月，尿蛋白即转为阴性，休息1个月后即参加工作。1966年12月复查尿常规正常。［冯世纶.解读张仲景医学.北京：人民军医出版社，2011.］

2.越婢加术汤治疗急性肾炎案

朱某，男，14岁，农民。一诊：3日前恶寒发热，继则头面四肢皆肿，腹胀，食差，口渴，心烦。医院尿常规：尿蛋白（+++），颗粒管型，红细胞3~4个/HP。诊断为急性肾小球肾炎。因其家贫而不力，住院找余治疗。症见身面俱肿，舌淡胖，脉稍沉稍数。此乃风水郁热相搏，予以"越婢加术汤"。处方：麻黄6g，生石膏15g，白术10g，炙甘草5g，生姜6g，红枣4枚。水煎服，3剂。

二诊：寒热去，浮肿消，尿蛋白（+），家人甚喜。余察其仍有食差、腹胀、微肿之症，嘱其继服前方与"胃苓汤"两方交替服用。6剂后，余症皆消，查尿常规正常。先后服药9剂，故安然无恙。［门纯德.名方广用.北京：科学技术文献出版社，1990.］

3.越婢加术汤治疗肾病综合征案

佟某，女，17岁。2010年11月8日初诊。主诉：水肿2周。病史：自述2周前外感后眼睑浮肿，未引起注意，几天后全身均出现水肿，去某医院就诊，诊为肾病综合征。前医给予螺内酯片，每天3片，每次20mg口服，同时口服六味地黄丸，效果不明显，来我门诊治疗。初诊：颜面及下肢浮肿，按之凹陷易复，发热，咽痛，咳嗽，小便不利，舌质红，苔薄白，脉浮数。体温37.5℃，血压120/80mmHg，心音纯，心律整齐，双肺呼吸音粗，无腹水。尿常规：尿蛋白（++），红细胞20~25个/HP，血浆白蛋白29.5g/L。中医诊断为水肿；西医诊断为肾病综合征。辨证为风水相搏。治宜疏风解表，宣肺利水。方药为越婢加术汤加减：麻黄5g，石膏25g，生姜10g，白术10g，茯苓15g，猪苓15g，泽泻15g，桑白皮10g，连翘10g，金银花10g，白茅根30g，小蓟10g，地榆15g，炙甘草5g。水煎服，每天3剂。卡托普利片，每日1片，每次12.5mg口服。

二诊：2010年11月15日，上方用7剂，水肿明显消退，二便通调，体温37℃，血压115/75mmHg。继上方去麻黄口服。卡托普利片，每日1片，每次12.5mg口服。

三诊：2010年11月29日，上方又用14剂，水肿几乎消退，咽痛、咳嗽消失，体温36.8℃，血压110/75mmHg，尿常规：尿蛋白（+），红细胞10~15个/HP。上方去石膏、生姜，加芡实20g，金樱子15g，龙骨30g，牡蛎30g，黄芪20g，继续口服。停用卡托普利片。

四诊：2010年12月13日，上方又用14剂，诸症悉除，尿常规正常。

原按： 外邪袭表，内舍于肺，肺失宣降，水液不能输布，风遏水阻，风水相搏，流溢肌肤而成水肿。治宜疏风解表，宣肺利水。方中麻黄发汗解表，宣肺平喘，利水消肿，麻黄治风水水肿，通过宣肺、发汗使肌肤之湿从毛窍外散，并通调水道，下输膀胱下助利尿之力，适宜风邪袭表，肺失宣降的水肿，小便不利兼有表证者；石膏清热泻火，解肌透热，除烦止渴；生姜发汗解表，祛风散寒，温肺止咳；白术健脾补中；茯苓利水渗湿；泽泻利水消肿，渗湿泄热；猪苓利水消肿，渗湿；桑白皮泻肺平喘，利水消肿；白茅根、小蓟、地榆凉血止血；连翘、金银花清热解毒；甘草调和诸药。表解热退，水肿消后去麻黄、石膏、生姜、加滋阴收敛补气之药，进一步消除蛋白尿与血尿。[周宝宽.肾病综合征验案3则.贵阳中医学院学报，2012，34（02）：129-130.]

◆ 麻黄连翘赤小豆汤证 ◆

【原文】伤寒，瘀热在里，身必黄，麻黄连翘赤小豆汤主之。（262）（《伤寒论·辨阳明病脉证并治》）

【**组成用法**】麻黄二两（去节）　连翘二两　杏仁四十个（去皮尖）　赤小豆一升　大枣十二枚（擘）　生梓白皮（切）一升　生姜二两（切）　甘草二两（炙）

上八味，以潦水一斗，先煮麻黄，再沸，去上沫，内诸药，煮取三升，去滓，分温三服，半日服尽。

【**方证释义**】麻黄连翘赤小豆汤由麻黄汤去桂枝，加连翘、赤小豆、梓白皮、大枣、生姜而成。功效为解表发汗、清热利湿退黄。方中麻黄、生姜辛温发汗，宣散表邪；杏仁苦温以开宣肺气，助麻黄、生姜解表疏散，使湿热从上而出。连翘、生梓白皮、赤小豆苦寒，清热利湿退黄，使湿热从下而出，体现上下分消之宗旨。炙甘草、大枣甘平调中。诸药合用，共奏宣散郁热、利湿退黄之功，适用于湿热发黄偏表之证。潦水为无根之水，以之煎药，取其味薄而不助湿邪之意。需说明的是，连翘在原文为连轺，连轺即木犀科植物连翘之根，由于药房一般不备，故常以连翘代之。生梓白皮多以桑白皮代之。

四气五味归经分析见表6-1-4。

表6-1-4　麻黄连翘赤小豆汤性味归经表

分类＼药物	麻黄	连翘	赤小豆	梓白皮	苦杏仁	甘草	生姜	大枣
四气	温	微寒	平	寒	温	平	微温	平
五味	辛、苦	苦	甘、酸	苦	苦	甘	辛	甘
归经	肺、膀胱	心、肺、小肠	心、小肠	胆、胃	肺、大肠	心、肺、脾胃	肺、脾胃	脾

全方8味药物中，四气结果为3平2寒3温，结合剂量，该方属性偏温。五味结果为4苦3甘2辛，即以苦味为主，苦味重在清泄里热，辛甘又能发散解表。8味药物中5味归经在肺，4味归经在脾胃，表明该方作用脏腑主要在肺与脾胃，能够宣肺解表，兼清中焦湿热。

【**功用**】解表发汗、清热利湿退黄。

【**适应范围**】

1.原著适应证

湿热发黄兼表证。临床症见：发热，恶寒，无汗，一身面目皆黄，黄色鲜明，胸满心烦，小便短赤，苔黄脉数等。

2.现代临床应用

本方临床应用范围广泛，临床可用于治疗黄疸、鼻衄、水肿、咳嗽、湿疹等多种病症，证属湿热内蕴兼表者。根据文献报道，现代临床运用本方化裁治疗下列疾病。①皮肤科疾病：如急慢性荨麻疹、玫瑰糠疹、湿疹、水痘、接触性皮炎、带状疱疹、扁平苔藓、痤疮、皮肤瘙痒症、多型红斑、结节性脂膜炎、脂溢性皮炎、银屑病、过敏性紫癜、黄褐斑等。②呼吸系统疾病：如咳嗽变异性哮喘、急慢性支气管炎、喉源性咳嗽、肺心病、渗出性胸膜炎等。③消化系统疾病：如慢性乙型肝炎、急性黄疸型肝炎等。④泌尿系统疾病：如急慢性肾小球炎、肾病综合征、紫癜性肾炎、IgA 肾病、膜性肾病、高尿酸血症等。⑤其他：如痛风、类风湿关节炎、变异性鼻炎、逆行射精、异食症、妇女经期浮肿、血管神经性水肿等。

【类方比较】

茵陈蒿汤（《伤寒论》）

组成：茵陈蒿六两，栀子十四枚（擘），大黄二两（去皮）。功效：清热利湿、导滞退黄。主治：黄疸湿热俱重者。

栀子柏皮汤（《伤寒论》）

组成：肥栀子十五个（擘），甘草一两（炙），黄柏二两。功效：清解里热、除湿退黄。主治：黄疸热重于湿者。

张仲景于阳明篇设湿热发黄辨证治疗湿热内蕴之发黄证共有三方，临床皆以身、目、小便色黄鲜明如橘子色，小便不利，心烦，口渴等为主症，治疗皆以清热利湿退黄为法。不同之处在于，茵陈蒿汤治疗湿热俱重，兼热结于里，有腹微满，可见大便秘结或不畅，苔黄厚腻，治疗重在泄热利湿。栀子柏皮汤治疗热重于湿，症见发热烦渴较显著，治疗重在清热利湿。而麻黄连翘赤小豆汤证兼发热恶寒等表证，治疗重在散热利湿。正如尤在泾所言："茵陈蒿汤是下热之剂，栀子柏皮汤是清热之剂，麻黄连翘赤小豆汤是散热之剂。"

【现代研究】药理研究表明，麻黄连翘赤小豆汤具有多种作用。①减轻肝损伤的作用：虢周科等按每 10g 小鼠注射 0.1ml 20%CCl$_4$ 油剂的比例皮下注射 20%CCl$_4$ 油剂，24 小时后形成中毒性肝损伤小鼠模型，用麻黄连翘赤小豆汤药液灌胃进行干预，结果发现小鼠血清谷丙转氨酶活性及总胆红素含量均显著降低，肝细胞病理改变普遍减轻。赵艺姣等研究亦证实麻黄连翘赤小豆汤对 CCl$_4$ 诱导的小鼠急性肝损伤具有保护作用，退黄和降酶作用显著。其保肝退黄的作用机制可能与抗脂质过氧化反应有关。②抗过敏及抗变态反应的作用：陈建等通过麻黄连翘赤小豆汤对右旋糖酐致小鼠全身瘙痒、小鼠耳异种被动皮肤过敏反应实验及致敏大鼠颅骨骨膜肥大细胞脱颗粒的影响实验，发现麻黄连翘赤小豆汤能抵抗组胺引起的瘙痒，抑制 IgE 抗体的产生，抑制肥大细胞脱颗粒，从而达到抗 I 型变态反应的效果。邱明义等以含药血清体外作用于大鼠腹腔肥大细胞引起脱颗粒及组织胺释放为指标，观察麻黄连翘赤小豆汤对Ⅰ型变态反应的影响。结果证实，该方大鼠血清可明显减少肥大细胞脱颗粒，减少组织胺释放，从而产生抗Ⅰ型变态反应的作用，且随用药剂量的增加，抑制和释放功能加强。③对肾小球肾炎的治疗作用：强胜研究了麻黄连翘赤小豆汤治疗以系膜增生为主的肾小球疾病的效应机制。结果显示，麻黄连翘赤小豆汤具有直接抑制体外培养大鼠肾小球系膜细胞（HBZY-1）增殖的效应，其效应随药物浓度增加而增强，进一步研究发现该方对系膜细胞的抑制作用是通过调控系膜细胞分泌相关细胞因子（白介素-1β、白介素-6、肿瘤坏死因子-α、转化生长因子-β）而实现，同时麻黄连翘赤小豆汤具有诱导HBZY-1细胞凋亡的效应，该效应是通过该方对凋亡调控基因的表达调节而产生的。张智等通过低温吹风、注射抗原等法制作大鼠外感风寒急性肾小球肾炎动物模型，结果显示，麻黄连翘赤小豆汤预防组大鼠血清和肾皮质中白细胞介素（IL-6、IL-8）及一氧化氮（NO）指标与模型组比较有所降低（$P<0.05$）。

【肾病应用体会】麻黄连翘赤小豆汤主要用于急性肾小球肾炎、慢性肾小球肾炎急性发作而以浮肿为主要表现者。无论是单用该方还是联合西药治疗，在提高临床疗效、减轻症状、缩短疾病进程等方面都起到了重要作用。临床不一定有发热、恶寒等典型的表证，肾炎伴有咳嗽，咽喉异物感，湿疹，疮疡等均可看做表证而选用本方。表邪重者，麻黄量可稍加重，然而一旦汗出表解之后，就应减量或去除。湿热甚者，重用赤小豆、连翘等。此外还须随症化裁，水湿甚者合用五皮饮或五苓散，或加茯苓、猪苓、泽泻、车前子、冬瓜皮等；热毒重者合黄连解毒汤，或加金银花、白花蛇舌草、蒲公英等；兼有气虚者，合防己黄芪汤，或加黄芪、党参；小便不利者，加滑石、白茅根等；有瘀血者，合当归芍药散，或加益母草、泽兰等；血尿明显加大蓟、小蓟、藕节、生地、白茅根、侧柏炭等；尿蛋白难消者，常加黄芪、沙苑子、金樱子、芡实等。

【肾病医案选录】

1.麻黄连翘赤小豆汤治疗紫癜性肾炎案

何某，女，15岁，农民。1981年3月14日诊。发病前3天曾感冒发热，未经过治疗而热退。继而面部四肢浮肿，下肢发生紫斑，纳减，苔薄，脉小滑。检查：扁桃体轻度充血，心肺（-），腹软，肝脾未触及。双下肢有散在性黄豆大小的紫斑数十枚，不痛不痒，面部和四肢浮肿。血常规正常，血小板110×10^9/L。尿常规：尿蛋白（++），白细胞（++），红细胞（+++）。临床诊断：急性肾小球肾炎，急性过敏性紫癜症。处方：麻黄9g，连翘12g，赤小豆30g，桑白皮12g，桃仁10g，杏仁10g，姜皮3g，大枣5枚。服3剂后，浮肿、紫斑全消。尿常规：尿蛋白

（+），白细胞（+）。继服5剂后尿常规正常，随访1年未复发。[李浩然.麻黄连翘赤小豆汤验案三则.四川中医，1985，（07）：48.]

2.麻黄连翘赤小豆汤治疗急性肾炎案

张某，男，28岁。2015年1月7日初诊：因下雨淌水后汗出受风，突发急性肾小球肾炎1周。刻诊：1周前就诊于某西医院住院治疗1周，后就诊于陈教授门诊，症见：颜面、双下肢水肿，时有咳嗽，咳黄黏痰，小便少，舌淡红苔薄白，脉浮数。尿常规示：尿蛋白（++），尿潜血（++）。西医诊断为急性肾小球肾炎；中医诊断为水肿；辨证是风水证。处方宜麻黄连翘赤小豆汤加减。方用：麻黄（先煎去浮沫）10g，连翘20g，赤小豆60g，防风10g，益母草25g，杏仁10g，生桑白皮20g，白茅根30g，车前子（包煎）20g，鱼腥草30g，泽泻30g，生姜3片，大枣5枚。水煎600ml，每日1剂，分早中晚3次温服。5剂后水肿明显消退，继服10剂，水肿痊愈。

原按：《伤寒论》曰："伤寒瘀热在里，身必发黄，麻黄连翘赤小豆汤主之。"原方是治疗伤寒之邪得湿而不行，致热瘀于里之发黄症，全方寓宣散与清利于一炉。临床上取其上开水源，下通水腑之功，用于治疗慢性肾小球肾炎或肾病综合征等以水肿为主要临床表现的患者。此外，加用防风解表御邪能力，白茅根凉血止血，车前子、泽泻增强利水消肿功能；鱼腥草清热化痰，加益母草活血化瘀，增加肾血流量，增强肾小球滤过率，使肿胀易于速去。全方共奏宣肺利水，益气活血之功效。[郭敏，陈宝贵.陈宝贵教授运用麻黄连翘赤小豆汤经验举隅.新疆中医药，2018，36（02）：36-37.]

3.麻黄连翘赤小豆汤治疗膜性肾病案

马某，男，65岁，2016年3月3日初诊。膜性肾炎10个月余。刻诊：双小腿肿胀，尿少，尿中多泡沫，舌尖红微紫、苔白厚，脉浮弦而滑。2月27日于运城市中心医院化验肾功能：总蛋白：56.0g/L，白蛋白：34.8g/L，球蛋白：21.2g/L，尿素7.44mmol/L，肌酐71.6μmol/L，24小时尿蛋白定量为4330mg。西医诊断为膜性肾病；中医诊断为水肿，风寒束表证，因肺气不宣，肾气不足，而导致水液不化。治以宣肺解表，温阳利水。方以麻黄连翘赤小豆汤合真武汤加减，药用：麻黄10g，杏仁10g，生白芍10g，附子（先煎）10g，生姜10g，赤小豆30g、桑白皮30g，茯苓30g，连翘15g，炒白术25g，炙甘草5g，大枣6枚。6剂，每日1剂，水煎，分2次温服。

3月10日二诊：药后腿肿显著消退，尿量较前增多，但晨起眼睑及下肢仍轻度浮肿，小便泡沫仍多。于上方中加猪苓10g，桂枝10g，泽泻10g，14剂，煎服法同前。

4月9日三诊：眼睑浮肿显轻。4月7日于运城市中心医院化验：总蛋白：61.0g/L，白蛋白：36.7g/L，球蛋白：24.3g/L，尿素：4.15mmol/L，肌酐：82.5μmol/L，24小时尿蛋白定量1540mg。继用上方加白茅根30g，14剂。4月21日四诊：下肢浮肿消失，颜面肿亦消。

原按：膜性肾病是以肾小球基膜上皮细胞下弥漫的免疫复合物沉着，伴基膜弥漫增厚为特点的肾脏疾病，中医常将其归于水肿、尿浊、虚劳等病的范畴。此案病机关键为风寒束表，肺气不宣；肾气不足，水液不化。患者初期蛋白尿多且小便中泡沫多，故以麻黄连翘赤小豆汤宣肺解表，兼顾脾肾，加猪苓、桂枝、泽泻以增强利水、膀胱气化，加白茅根强化清肺利水之效。患者经过治疗，水肿消失，24小时尿蛋白定量显著降低，其他各项指标均恢复正常。[高丽萍，柴瑞霁.柴瑞霁运用麻黄连翘赤小豆汤治疗肾病水肿3则.山西中医，2017, 33（03）：31-34.]

4.麻黄连翘赤小豆汤治疗慢性肾炎案

姬某，男，45岁，干部，患慢性肾小球肾炎。一诊：诊其脉，大而散，视其舌，黄腻苔，问其起病原因，在8年前患皮肤湿疹，下肢多，鼠蹊部尤多，痒甚，时出时没，没时腰部有不适感，且微痛，久治不愈。尿常规检查：尿蛋白（++++），红细胞25~30个/HP，有管型，为慢性肾小球肾炎。中医辨证认为是湿疹之毒内陷所引起之肾病。中西医向以普通之肾炎法为治，历久无效，因根据病情，投以张仲景麻黄连翘赤小豆汤以祛湿毒。处方：麻黄6g，连翘12g，赤小豆24g，杏仁9g，甘草6g，生姜9g，桑白皮9g，大枣（擘）4枚。服4剂，未有汗，加麻黄量至9g，得微汗。服至10剂后，湿疹渐减，虽仍出，但出即落屑。而鼠蹊部基本不出，小便见清，易见汗，惟舌中心仍黄，脉象减而大象依然。改用人参败毒散。服数剂后，湿疹基本消失。尿常规：尿蛋白（++），红细胞1~15个/HP。

[中医研究院.岳美中医案.北京：人民卫生出版社，1978.]

◆　五苓散　◆

【原文】太阳病，发汗后，大汗出，胃中干，烦躁不得眠，欲得饮水者，少少与饮之，令胃气和则愈。若脉浮，小便不利，微热消渴者，五苓散主之。(71)（《伤寒论·辨太阳病脉证并治》）

发汗已，脉浮数，烦渴者，五苓散主之。(72)（《伤寒论·辨太阳病脉证并治》）

伤寒，汗出而渴者，五苓散主之；不渴者，茯苓甘草汤主之。(73)（《伤寒

论·辨太阳病脉证并治》）

中风发热，六七日不解而烦，有表里证，渴欲饮水，水入则吐者，名曰水逆，五苓散主之。（74）（《伤寒论·辨太阳病脉证并治》）

病在阳，应以汗解之，反以冷水潠之，若灌之，其热被劫不得去，弥更益烦，肉上粟起，意欲饮水，反不渴者，服文蛤散。若不差者，与五苓散。寒实结胸，无热证者，与三物小陷胸汤，白散亦可服。（141）（《伤寒论·辨太阳病脉证并治》）

本以下之，故心下痞，与泻心汤，痞不解，其人渴而口燥烦，小便不利者，五苓散主之。（156）（《伤寒论·辨太阳病脉证并治》）

太阳病，寸缓关浮尺弱，其人发热汗出，复恶寒，不呕，但心下痞者，此以医下之也。如其不下者，病人不恶寒而渴者，此转属阳明也。小便数者，大便必硬，不更衣十日，无所苦也。渴欲饮水，少少与之，但以法救之。渴者，宜五苓散。（244）（《伤寒论·辨阳明病脉证并治》）

霍乱，头痛，发热，身疼痛，热多欲饮水者，五苓散主之；寒多不用水者，理中丸主之。（386）（《伤寒论·辨霍乱病脉证并治》）

假令瘦人脐下有悸，吐涎沫而癫眩，此水也，五苓散主之。（31）（《金匮要略·痰饮咳嗽病脉证并治第十二》）

脉浮，小便不利，微热，消渴者，宜利小便发汗，五苓散主之。（4）（《金匮要略·消渴小便不利淋病脉证并治第十三》）

渴欲饮水，水入则吐者，名曰水逆，五苓散主之。（5）（《金匮要略·消渴小便不利淋病脉证并治第十三》）

【组成用法】猪苓十八铢（去皮）　泽泻一两六铢　白术十八铢　茯苓十八铢　桂枝半两（去皮）

上五味，捣为散，以白饮和服方寸匕，日三服，多饮暖水，汗出愈，如法将息。

【方证释义】本方为通阳化气渗湿之名方。方中茯苓甘、淡、平，归心、脾、肾经，既可健脾化湿，又可入肾、膀胱经以利水道；猪苓淡渗，增强利水胜湿之力；泽泻功善消水，不但能够运脾，且可化肾中之精。茯苓、猪苓、泽泻取其甘淡直达膀胱、利水渗湿。白术甘、温，归脾胃经，是运脾的经典药物，可健脾气以化水；佐以桂枝，一药二用，既外解太阳之表，又内助膀胱气化。《素问·灵兰秘典论篇》曰："膀胱者，州都之官，津液藏焉，气化则能出矣。"桂枝能入膀胱温阳化气，解肌发汗，使表邪从汗而解。方中之君药，众说不一。《绛雪园古方选注·八金镜内台方仪》等，均以茯苓为君；《医宗金鉴》谓泽泻为主，茯苓、泽泻皆为利水渗湿之品，何者为君？应视其药力而定。《脾胃证·君臣佐使法》中说："大力者为君。"原方中泽泻一两六株，茯苓十八株，泽泻之力大于茯苓，其归经直达肾与膀胱，故泽泻为君较为合理。"以白饮和服"，含有服桂枝汤啜粥之义；"多饮暖水"，可助药力以行津液而散表邪。本方通阳化气以利水道，外窍得通则下窍亦利，故曰"汗出愈"。凡属膀胱气化不利之蓄水证者，不论有无表证，皆可用本方治疗。

四气五味归经分析见表6-1-5。

表6-1-5　五苓散性味归经表

分类＼药物	泽泻	茯苓	白术	猪苓	桂枝
四气	寒	平	温	平	温
五味	甘、淡	甘、淡	苦、甘	甘、淡	辛、甘
归经	肾、膀胱	心、脾、肾	脾、胃	肾、膀胱	心、肺、膀胱

全方5味药物中，四气结果为1寒2温2平，该方属温剂。5味药物中3味为甘淡，苦甘与辛甘各1味，即以甘味为主，重在健脾祛湿。5味药物中3味归经在肾与膀胱，表明该方作用脏腑主要在肾与膀胱。

【功用】化气利水、兼以解表。

【适应范围】

1.原著适应证

（1）蓄水证。临床症见：发热，烦渴或渴欲饮水，水入则吐，小便不利，舌质淡胖，苔滑润，脉浮或浮数等。

（2）下焦水逆证。临床症见：脐下悸，吐涎沫，头目眩晕，小便不利，舌质淡胖，苔滑润，脉弦等。

2.现代临床应用

本方临床应用范围广泛，临床可用于治疗鼓胀、眩晕、水肿、黄疸、淋证、遗尿、尿频、癃闭、泄泻、心悸、痹症、汗证、便秘、自汗、发热、呕吐、头痛、阳痿、呃逆、腰痛、心悸、喘证、咳嗽、失眠、遗精等多种病症，证属膀胱气化不利、水湿内停者。根据文献报道，现代临床运用本方化裁治疗下列疾病。①代谢性疾病：如2型糖尿病、高脂血症、肥胖症、高尿酸血症等。②消化系统疾病：如脂肪肝、肝硬化腹水、习惯性便秘、慢性乙型肝炎、慢性结肠炎、肠易激综合征、自身免疫性肝炎、急性胃肠炎、功能性消化不良、慢性浅表性胃炎等。③风湿免疫性疾病：如类风湿关节炎、痛风性关节炎、干燥综合征、局限性硬皮病、系统性红斑狼疮等。④心血管疾病：如慢性心力衰竭、肺心病、高血压、扩张型心肌病等。⑤五官科疾病：如黄斑水肿、眼钝挫伤、干眼、突发性耳聋、慢性咽炎、青光眼、过敏性鼻炎、梅尼埃病等。⑥神经科疾病：如脑水肿、脑积水、脑卒中、腔隙性脑梗死、癫痫等。⑦皮肤科疾病：如带状疱疹、湿疹、荨麻疹、扁平疣等。⑧呼吸系统疾病：如慢性喘息性支气管炎、支气管哮喘、结核性渗出性胸膜炎等。⑨其他：如绝经前后诸证、卵巢过度刺激综合征、慢性盆腔炎、腰椎间盘突出症、骨关节炎、腰肌劳损等。⑩泌尿系统疾病：急性膀胱炎、复发性尿路感染、慢性肾盂肾炎、急慢性前列腺炎、急性肾小球肾炎，原发性肾小球疾病（IgA 肾病、膜性肾病等）、继发性肾小球疾病（糖尿病肾病、高血压肾病、高尿酸肾病、紫癜性肾炎、造影剂肾病等）、泌尿系结石、肾病综合征、慢性肾功能衰竭、尿道综合征、肾积水、肾功能不全、神经源性膀胱、尿崩症、尿潴留、尿失禁、肾绞痛、多尿症、前列腺增生等。

【类方比较】

1.猪苓汤（《伤寒论》）

组成：猪苓（去皮），茯苓，泽泻，阿胶，滑石（碎）各一两。功效：育阴润燥、清热利水。主治：阴虚水热互结证。

猪苓汤证与五苓散证二者均有脉浮，发热，口渴，小便不利的脉症，但病机各异。关于脉浮、发热，五苓散证是表邪未解，表热较轻；猪苓汤证为里热外蒸，其热较重。口渴、小便不利，五苓散证是三焦气化失职而津液不布，故虽口渴较重，但渴而不欲饮，饮亦不多，甚则水入则吐，小便必清；猪苓汤证是下焦水热互结而阴伤，故见渴欲饮水自救，而无水入即吐之症状，其小便必赤。由病机推测，五苓散证当舌淡苔白滑；猪苓汤证当舌红、苔少或薄黄。故治疗上五苓散证当化气行水，兼以解表。猪苓汤证则治以清热、利水、育阴。三方共用猪苓、茯苓、泽泻，均能淡渗利水，但五苓散配伍桂枝通阳化气，兼解表邪；猪苓汤配伍阿胶滋阴、滑石清热利窍。

2.真武汤（《伤寒论》）

组成：茯苓三两，芍药三两，白术二两，生姜三两（切），附子一枚（炮，去皮，破八片）。功效：温补肾阳、化气行水。主治：少阴病阳虚水泛证。

本证与五苓散证均属下焦水邪为患，但五苓散证为表邪入里，膀胱气化失职，水蓄膀胱之府，故以小便不利，口渴欲饮，少腹里急为主，兼有表邪不解，治以通阳化气解表之法而诸症悉除。本证由肾阳虚弱，不能制水，水邪泛滥而成，故以下利，腹痛，四肢沉重疼痛，小便不利为主，并兼见阳虚寒盛之象，治当温阳化气行水而诸症可解。

【现代研究】 药理研究表明，五苓散有多种作用。①对肾脏的保护作用：韩宇萍等采用SD大鼠尾静脉注射阿霉素建立肾病综合征模型，观察五苓散提取液对大鼠肾病综合征的治疗作用，结果发现五苓散提取液具有消除水肿、降低尿蛋白、降血脂、提高人血白蛋白以及减轻肾脏损害的作用。何岚等建立阿霉素肾病大鼠模型，研究五苓散减轻阿霉素肾病大鼠蛋白尿的作用机制，结果证实五苓散对阿霉素肾病大鼠的足细胞形态及基底膜电荷屏障有一定保护作用，这是其减轻阿霉素肾病大鼠蛋白尿的作用机制之一。②对血脂的调节作用：喻嵘等通过实验证明五苓散预防及治疗给药均能抑制高脂模型大鼠血清总胆固醇（TCH）、甘油三酯（TG）、低密度脂蛋白胆固醇（LDL-C）含量及LDL-C/HDL-C比值的升高。表明五苓散可以明显降低高胆固醇小鼠血清总胆固醇含量。③对血压的调节作用：韩宇萍等观察五苓散提取液对肾性高血压大鼠的实验治疗效果及其对大鼠尿量和血清Na^+、K^+、Cl^-浓度的影响，结果显示五苓散提取液对肾性高血压大鼠具有利尿、降压作用，且不造成电解质紊乱。同时推测五苓散的降压作用机制，除与利尿和扩血管有关之外，尚有其他机制参与，有待进一步深入研究。李春娟等研究了五苓散对代谢综合征大鼠高血压的治疗作用。通过动物实验证明高脂高盐饲料可以诱导成功造模代谢综合征高血压大鼠，五苓散对代谢综合征大鼠的高血压有治疗作用，作用机制相当于胰岛素增敏剂、利尿剂。④对肝脏的保护作用。马小娟等采用卡介苗（BCG）+脂多糖（LPS）诱导小鼠免疫性肝损伤模型，研究加味茵陈五苓散对免疫性肝损伤的保护作用以阐明其药效和药物作用机制。动物实验结果证明加味茵陈五苓散对免疫性肝损伤具有保护作用，其机制可能与其直接清除自由基、降低脂质过氧化物水平、提高SOD活性、减少炎性细胞因子的产生和调节机体免疫功能等有关。周焕等将茵陈五苓散用于酒精性肝损伤的Wistar大鼠，结果显示模型组血清丙氨酸转氨酶（ALT）、天门冬氨酸转氨酶（AST）明显升高，预防组、治疗组血清ALT、AST均明显低于模型组，且肝组织病理学改变较模型组显著减轻，说明茵陈五苓散能有效预防和治疗大鼠酒精性肝损伤。

此外，研究表明，五苓散还具有抗动脉粥样硬化、减轻脑水肿、利尿等多种药理作用。

【肾病应用体会】 在《药品正义》中称五苓散为"利水第一良品"，也可以认为此方为"肾病第一方"。肾主水，水为阴性物质，水液的正常代谢，依赖下焦肾阳的温煦和气化。五苓散功善温阳化气行水，是治疗以小便不利为特点的肾病专方，在肾病中的应用十分广泛，临床可用于急慢性肾炎等多种肾脏疾病的治疗。

肾系疾病应用五苓散的选方要点：以眼睑浮肿，或下肢浮肿，或全身浮肿，渴欲饮水，水入则吐，脐下悸，吐涎沫，头目眩晕，常伴有畏寒、四肢不温，小便不利，少腹里急，或尿频，或有发热，或心下悸，或心下痞，舌体胖，边有齿痕，苔白，脉浮或浮数等膀胱气化失职、水湿内停证为主要表现的肾病。

临床上凡遇水湿停蓄或水津不布之肾病，均可选五苓散加减治疗。但需根据临证灵活加减，如治疗慢性肾炎，见蛋白尿者加黄芪、芡实、金樱子、沙苑子、覆盆子等；血尿者，加小蓟炭、三七粉、小蓟、蒲黄炭等；水肿明显，合五皮饮或防己黄芪汤；尿频，肾虚者合缩泉丸，加覆盆子，气郁者合四逆散。泌尿系感染，见尿频、尿急、尿痛，加车前子、竹叶、炙甘草、生地等；尿浊，加萆薢、川牛膝；尿黄，加黄柏、白茅根。治疗高尿酸血症或痛风性关节炎，常合四妙散，加土茯苓、萆薢等。治疗泌尿系结石，常去桂枝，加金钱草、海金沙、鸡内金、白茅根以清热利湿、通淋排石，三棱、莪术、王不留行、川牛膝行气活血通淋。治疗淋证，热淋者加蒲公英、败酱草，加强清热解毒、利湿通淋的作用；劳淋者加山药、熟地黄、山茱萸健脾益肾。肾病无表证情况下，主张用肉桂代替桂枝，因桂枝温阳之力不及肉桂。笔者认为临证以加肉桂3g为佳，以保持全方的温热之性，发挥温阳化气利水的功效。

【肾病医案选录】

1. 五苓散治疗尿道综合征案

查某，女，14岁。2008年12月初诊。患者于1个月前行脑瘤手术，术后运用甘露醇1周，后出现小便频数，每半小时即要小便1次，无尿痛，尿色清，量不多，严重影响睡眠，伴乏力、畏寒、口干。尿常规正常。诊断为尿道综合征，予抗生素及"三金片"治疗均无效。症见：舌淡红、苔薄滑，脉浮滑，沉取无力。此为"淋证"，证属阳虚气郁。治以散寒解郁、通利水道。方予五苓散加味，处方：泽泻30g，茯苓20g，猪苓20g，生白术20g，桂枝15g，益母草20g，车前子15g，柴胡10g，砂仁10g。7剂后小便频急减，约2小时1次，夜寐改善，精神好转，原方去柴胡、车前子，加菟丝子20g、制附片20g、巴戟天15g，续服半个月，小便不适完全消失。

原按：此患者症状与尿路感染症状相似，但尿常规未见红白细胞，抗生素治疗无效，西医称之为尿道综合征。笔者认为此病病因是患者术后体虚，加之抗生素使用过度，以致寒邪损伤膀胱阳气，膀胱阳气不足，上不能蒸腾津液故口干，下不能通利水道故尿频尿急。下焦阳气受损，膀胱气化功能不足，故排尿不畅，水邪内停，郁而生热，刺激尿道，故尿频，治以五苓散温膀胱、利水道、柴胡解郁，车前子清热利尿，益母草活血利水，砂仁温肾。待水道通、郁热解，即去柴胡、车前子以防伤阳，加温补肾气之品以巩固疗效。[景天驰.五苓散临床治验3则.江苏中医药，2011，43（10）：56-57.]

2.五苓散治疗肾结石案

黄某，女，48岁。于2005年3月2日初诊。2天前突发右腹部绞痛，阵发性加重，向会阴部放射，伴有呕吐，无畏寒发热。在家服用中药2剂，效果不显，即来就诊。症见：腰部阵发性绞痛，上腹痞闷，恶心，小便稍频，舌淡苔薄白，脉弦数。B超检查提示：右肾结石，大小约1.0cm×1.2cm。尿常规检查：红细胞（++），白细胞少许，潜血（+++），临证诊断为石淋。予以五苓散加味，药用白术30g，金钱草20g，猪苓15g，茯苓15g，海金沙15g，滑石15g，桂枝10g，泽泻10g，石韦10g，琥珀3g，甘草3g，连服12剂。

3月14日复诊：患者一切良好，腰已不痛，于3月12日曾排出一小块约0.3cm×0.5cm大小的结石，B超检查双肾炎性图像，右肾轻度积水，照上方继服15剂，3月27日复查B超，双肾输尿管无异常，尿常规检验正常。

原按： 此案属肾与膀胱气化失常，失其蒸化，不能发挥其升清降浊之功，则水中杂质浊液不能得以正常排泄，留而为患结而成石。五苓散具有温阳化气，利水渗湿之功，泽泻、茯苓、猪苓渗湿利水改善机体内环境，配以金钱草、海金沙、石韦等利水通淋，溶石排石，标本兼治。[马纯清，林雪芳.五苓散临床治验四则举隅.实用中医内科杂志，2008，22（10）：53.]

3.五苓散治疗慢性肾小球肾炎案

患者，女，48岁，公司食堂工作人员，因反复泡沫尿、双下肢浮肿10余年就诊。患者患高血压病近20年，每日口服多种降压药，但血压仍控制不佳，血压波动在150~175mmHg/90~110mmHg之间，某三甲医院肾内科行肾穿刺检查提示IgA肾病。近年来患者一直口服糖皮质激素、百令胶囊、开同、肾衰宁等，治疗无效，经济负担沉重，每次复查尿常规尿蛋白（+++~++++），隐血（++~+++），24小时尿蛋白定量2.0g，血肌酐240~360μmol/L，提示疗效不佳。为此，患者顾虑重重，郁郁寡欢，遂转投中医中药治疗。2010年3月1日就诊时，患者症见情志抑郁，腹胀食欲缺乏，胸胁胀满，呕恶，双下肢重度浮肿，口渴不欲饮，全身困重，倦怠乏力，小便不利，舌淡，苔白腻，脉弦滑。予五苓散加减，方药如下：茯苓15g，猪苓9g，泽泻12g，大腹皮15g，桂枝6g，白术12g，柴胡9g，黄芩6g，法半夏9g，玉米须30g，白茅根30g，泽兰15g，五加皮15g。水煎服，每日1剂，早晚温服。服药14剂后，患者双下肢浮肿、全身困重、倦怠乏力、呕恶、腹胀明显减轻，胃纳改善，复查尿常规提示尿蛋白（++）。服药28剂后，上述症状消除大半，复查尿常规提示尿蛋白（+~++），24小时尿蛋白定量下降至1.1g，尿隐血（+），血肌酐160μmol/L，血肌酐值稍偏高。嘱患者守上方加减续服28剂后，症状悉除，患者性情逐渐开朗，复查尿常规尿蛋白（-~+），24小时尿蛋白定量180mg，尿隐血（-~+），血肌酐值正常，血压降至125/75mmHg以内并保持平稳。患者重拾信心，嘱上方加减再服药1个月以巩固疗效告终。1年后随访，患者尿常规提示尿蛋白（-~±），尿隐血（-~±），24小时尿蛋白定量降至150mg以下，血肌酐水平正常。

原按： 慢性肾炎可见蛋白尿、血尿、高血压、双下肢或（和）晨起眼睑浮肿等，属于中医"水肿""腰痛"范畴，本证基本病机为水湿困脾、脾失健运、水湿内停、溢于肌肤，治宜健脾化湿、利水消肿。方中泽泻、猪苓、茯苓、大腹皮、泽兰导水下行，通利小便，泽兰兼具有活血祛瘀之功；白术健脾运湿；桂枝通阳化气行水；五加皮祛风湿，补肝肾；玉米须利水消肿；白茅根清热利尿、凉血止血；法半夏燥湿化痰，降逆止呕；患者因久治无效，经济上、精神上不堪重负以致气郁化热，故予柴胡疏肝理气；黄芩清热燥湿、清热泻火。诸药合用，标本兼治，共奏活血祛瘀、健脾化湿、行气利水之功。[胡新民，徐成兴.五苓散临证举隅.广西中医药，2016，39（03）：59-60.]

4.五苓散治疗肾病综合征案

曾某，男，11岁，2000年11月初诊。患儿半年前因感冒后出现眼睑及面部浮肿，渐延及四肢，尿检发现尿蛋白（++++），管型（++），24小时尿蛋白总量3.67g，人血白蛋白25g/L。西医诊断为原发性肾病综合征。曾用激素冲击治疗，泼尼松最大剂量每日用至60mg，现已减为30mg，目前浮肿已不显，但尿检持续异常，每因感冒而加重，故始求中医治疗。现症见双下肢及足踝轻度浮肿，满月脸，颜面痤疮密布，尿黄短赤，口干微烦，乏力食欲缺乏，手足心热，汗出不止，舌淡微青，边尖红，苔薄黄微腻，脉沉细数。尿常规：尿蛋白（+++），红细胞（+）。此乃湿热瘀结，正气不足，膀胱气化失司，先治以化气健脾，清热除湿，凉血散瘀。方药如下：泽泻12g，茯苓12g，猪苓9g，炒白术9g，桂枝5g，生黄芪24g，生薏苡仁24g，生地黄18g，赤芍9g，白茅根12g，连翘12g，白扁豆18g，丹参6g，防风6g，生甘草6g。水煎服，每日1剂。

二诊：服药14剂后，双下肢及足踝浮肿不显，乏力食欲缺乏，口干微烦基本消失，舌苔已退，痤疮散在，余症未变，尿蛋白（++），24小时尿蛋白定量1.95g，此为湿热始退，但阴虚火热渐露，在治疗原方的基础上补肾养阴泻火，酌情加息风通络之药，减赤芍10g、丹参10g，加玄参10g、山萸肉10g、益母草10g、僵蚕10g、蝉蜕10g。

三诊：服药21剂后痤疮已不显，手足心热，汗出明显缓解，尿蛋白（＋），24小时尿蛋白总量0.43g，人血白蛋白32g/L，守方化裁，上方易生地黄为熟地黄、生薏苡仁易为炒薏苡仁，加太子参，并开始减激素，随症加减，坚持服药半年后，患儿尿蛋白转阴，病情完全缓解。并将此药制成丸剂，配服贞芪扶正冲剂1年，嘱家长预防患儿感冒，随访近3年，患者身体健康。

原按：蛋白尿是肾病中最主要的临床表现之一，也是临证中最难消除的。本病以其寒热错杂、虚实并存、本虚标实为特点。此患儿使用大量激素，而激素的病理产物为湿热之邪。然湿热为患，不仅令病情迁延，还使患者易感外邪。湿热瘀结、正气不足，是蛋白尿持续不退的主要因素。五苓散化气行水；湿热最易伤阴，加生薏苡仁、连翘以加强清热祛湿之力；生地黄、白茅根、丹参、益母草凉血散瘀不留瘀；白扁豆配伍玄参补阴泻火不助湿；玉屏风散扶正气防外感，然蛋白尿的形成以水谷精微不得封藏而外流为核心病机，故健脾益肾，用熟地黄、山茱萸、山药、炒薏苡仁。结合本患者的发病情况，风邪鼓荡，易使水、湿、痰、瘀血内生，风邪常与水、湿、痰、瘀血相兼为患，令病情更趋复杂和顽固，而唯有虫类药，善于搜剔透邪，息风通络，直达病所，将潜伏于内的风湿痰瘀血之邪，深搜细剔，逐出于外，常用僵蚕、蝉蜕、地龙等，可起到事半功倍的作用。上药合用，补泻并施，阴阳平调，而治顽疾。［崔爱军.五苓散治验疑难病案3则.甘肃中医，2009，22（01）：47-48.］

5.五苓散治疗急性肾小球肾炎案

李某某，男性，18岁。1979年5月3日就诊。七天前患感冒，服药后好转。近四天来，头晕，食少乏力，尿少，全身水肿。症见：舌质淡红，苔白，脉沉濡。尿常规：尿蛋白（＋＋），管型（＋），红细胞（＋＋），白细胞（＋）。处方：白术15g，猪苓15g，茯苓15g，泽泻15g，桂枝9g，鲜茅根60g，益母草15g，车前仁12g。服药两剂后，尿量大增，肿消过半。守上方加茯苓皮15g，再服2剂，诸症消失，小便转阴痊愈。

原按：急性肾炎之水肿，与肺脾肾三脏功能失调有关。五苓散虽为治疗太阳腑证蓄水证的方剂，但实践证明，确能治疗由外感或内伤所致的肺脾肾三脏功能失调而产生的水肿证。方中白术、茯苓健脾运湿，使水湿得运化而上归于肺；猪苓、泽泻从肺以通调水道；桂枝温肾、通阳化气以助脾的蒸腾与膀胱的气化；再加甘味的茅根以助脾行水，增强了整个方剂的作用。因而临证加味运用，治疗各种证型的肾炎水肿，能获得预期的疗效。[易安全.五苓散加茅根治疗急性肾炎.四川中医，1985，(09)：19-20.]

◆ **桃核承气汤** ◆

【原文】太阳病不解，热结膀胱，其人如狂，血自下，下者愈，其外不解者，尚未可攻，当先解其外。外解已，但少腹急结者，乃可攻之，宜桃核承气汤。(106)(《伤寒论·辨太阳病脉证并治》)

【组成用法】桃仁（去皮尖）五十个　大黄四两　桂枝（去皮）二两　甘草（炙）二两　芒硝二两

上五味，以水七升，煮取二升半，去滓，内芒硝，更上火微沸，下火，先食温服五合，日三服，当微利。

【方证释义】桃核承气汤为治疗蓄血证的代表方。本方由调胃承气汤加桃仁、桂枝组成。方中重用桃仁破血祛瘀，大黄下瘀泄热，二药合用，直达病所，使瘀热从下而去；桂枝辛温通行血脉，助桃仁破血祛瘀；芒硝咸寒泄热软坚，助大黄下瘀泄热；炙甘草益气和中，顾护胃气以防寒下伤胃，并缓诸药峻烈之性，使祛瘀而不伤正。诸药合用，使血分瘀滞得行，热结得清，下焦瘀热所致症状自愈。本方证是以下焦蓄血，瘀热互结为主要病机的证候。《伤寒论》指出本证的形成是由于太阳病不解，热结膀胱，其症见少腹急结，其人如狂、下血等。就临证看来，本证除少腹硬痛拒按外，还可见大便色黑或便秘、小便利或赤涩不利、妇人闭经或经行不畅、产后恶露不尽、谵妄、不寐、烦躁等症。其脉沉涩或沉实，舌质紫黯，或有瘀斑。

四气五味归经分析见表6-1-6。

表6-1-6　桃核承气汤性味归经表

药物 分类	桂枝	桃仁	炙甘草	大黄	芒硝
四气	温	平	平	寒	寒
五味	辛、甘	苦	甘	苦	咸、苦
归经	心、肺、膀胱	心、肝、肺、大肠	心、肺、脾胃	脾、胃、大肠、肝、心	胃、大肠

全方5味药物中，四气结果为2寒1温2平，结合剂量，该方属寒剂。5味药物中3味为苦，2味为甘，即以苦味为主，重在清泄瘀热。5味药物中4味归经在心，

3味归大肠经，表明该方作用脏腑主要在心、大肠，能够清泄心与大肠的瘀热。

【功用】活血化瘀、通下热结。

【适应范围】

1.原著适应证

下焦蓄血证。临床症见：少腹拘急或硬痛拒按，伴有谵妄、不寐、烦躁等神志异常，小便自利，大便色黑或便秘，妇女常有月经不调，如闭经、痛经或经行不畅、产后恶露不尽，脉沉涩或沉实，舌质紫黯，或有瘀点、瘀斑等。

2.现代临床应用

本方临床应用范围广泛，临床可用于治疗癫狂、头痛、头晕、便秘、腹痛、闭经、痛经、癥瘕积聚等多种病症，证属瘀热互结者。根据文献报道，现代临床运用本方化裁治疗下列疾病。①内科疾病：如糖尿病、胰腺炎、黄疸型肝炎、便秘、高脂血症、肝性脑病、脑血管意外等。②外科疾病：如跌打损伤、脑外伤、急性阑尾炎、慢性前列腺炎、前列腺增生、黏结性肠梗阻、泌尿系结石、各种外伤肿痛、瘀血疼痛等。③精神科疾病：如精神分裂症、反应性精神病、癔症等。④妇科疾病：如盆腔炎、附件炎、子宫内膜炎、宫外孕、经前期紧张症、更年期综合征、痛经、闭经、阴道血肿、产后恶露不尽、子宫肌瘤、产后血栓性静脉炎等。⑤眼科疾病：如中心性视网膜炎、虹膜炎、眼底出血、水泡性结膜炎、慢性轴性视神经炎等。⑥皮肤科疾病：如过敏性紫癜、淤滞性皮炎、荨麻疹、痤疮、湿疹、带状疱疹等。⑦泌尿系统疾病：如急性膀胱炎、急慢性肾盂肾炎、糖尿病肾病、慢性肾小球肾炎、急慢性肾衰竭、泌尿系结石、前列腺炎、前列腺增生等。

【类方比较】

1.抵当汤（《伤寒论》）

组成：水蛭（熬），虻虫各三十个（去翅足，熬），桃仁二十个（去皮尖），大黄三两（酒洗）。功用：破血逐瘀，泻热除实。主治：蓄血重证。

2.抵当丸（《伤寒论》）

组成：水蛭二十个（熬），虻虫二十个（去翅足，熬），桃仁二十五个（去皮尖），大黄三两。功用：泻热逐瘀，峻药缓图。主治：蓄血重证，病势较缓者。

桃核承气汤与抵当汤、抵当丸三方均是治疗蓄血证。三者病机均为热与血结于下焦，但有轻重缓急之别。就蓄血证热瘀互结的病机而言，桃核承气汤证为热重于瘀，血热初结，治疗宜先解表后攻里，泻热逐瘀；抵当汤证，瘀重于热，病势较急，即使表里同病，也急当治里，破血逐瘀；抵当丸，瘀热俱轻，病势较缓，故取攻逐瘀热，峻药缓图之法。三方随证立法，视其证情病势而用药有轻重之分，制剂有缓急之别。

【现代研究】药理研究表明，桃核承气汤有多种作用。①降糖、降脂作用：熊曼琪等报道，加味桃核承气汤能够降低正常及糖尿病大鼠的空腹血糖，改善胰腺微循环，抑制胰及胰外组织分泌胰高血糖素，促进β细胞分泌内源性胰岛素，修复胰岛内分泌细胞，抑制肝糖原分解。李惠林等发现，加味桃核承气汤能够改善链脲佐菌素（STZ）糖尿病鼠"三多一少"的典型症状，使血糖下降36%，胰岛素分泌较糖尿病对照组高82.7%，还可增加胰岛素受体亲和力。②肾功能保护作用：许阿亮等研究表明，加减桃核承气汤（桃仁10g，酒大黄6g，枳实6g，厚朴6g，桂枝6g，当归10g，淫羊藿12g，党参15g，茯苓12g，姜半夏6g，泽兰6g等）能较好改善血瘀型慢性肾衰竭患者中医临床症状，降低血肌酐、血清尿素氮、血清总胆固醇、血清甘油三酯水平，升高患者的内生肌酐清除率、血红蛋白、白蛋白水平，延缓慢性肾衰竭的进展，同时改善其贫血、血脂水平，提高患者生活质量，表明加减桃核承气汤是治疗血瘀型慢性肾衰竭的良好方剂。赵艳明等采用5/6肾切除法建立慢性肾衰竭大鼠模型，灌胃10周，观察发现桃核承气汤能够明显改善大鼠肾脏病理，降低肾小球硬化指数，降低血肌酐、尿素氮水平。张喜奎等进一步研究发现桃核承气汤可以降低慢性肾衰大鼠24小时尿蛋白、尿β2微球蛋白、尿视黄醇结合蛋白、血尿素氮、血肌酐水平；可保护大鼠肾小球及肾小管功能，其机制可能与桃核承气汤抑制TGF-β/Smads信号通路，进而减缓肾间质纤维化；降低血C反应蛋白、肿瘤坏死因2-α、IL-6水平，进而影响肾脏微炎症状态有关。③抗凝作用。桃核承气汤能有效改善血液流体力学状态，从而改善血液凝聚、黏度增加的病理状态。如谢华等研究发现，桃核承气汤对于血小板聚集和血栓形成具有明显的抑制作用，而大黄酸是产生活血化瘀药效的主要成分之一。王柏省等通过建立血瘀证大鼠模型发现桃核承气汤能改善血瘀证模型大鼠体征及舌质、眼球颜色，增加毛发光泽度；明显改善大鼠的全血黏度、血浆黏度、全血还原黏度和红细胞压积等。

此外有研究报道，桃核承气汤还具有保护血管内皮，调节免疫功能，抗肿瘤等其他药理作用。

【肾病应用体会】桃核承气汤原为治疗邪在太阳不解，化热随经传腑，与血相搏结于下焦之蓄血证，其核心病机是下焦瘀热。瘀血、湿热阻滞下焦是肾脏病，尤其是慢性肾小球肾炎、慢性肾功能衰竭等慢性肾脏病发生发展的重要病机，因此该方在各类肾脏疾病中应用甚为广泛。临床应用需注意：①辨证时应当将宏观辨证与微观辨证相结合，如患者无舌质黯、有瘀斑、舌下脉络瘀曲等特征性的瘀血表现，但肾脏病理存在细胞外基质积聚、肾小管纤维化、肾小球节段硬化等改变的，也属"肾络瘀阻"的范畴，也可按瘀血论治而选用该方。②慢性肾脏病，如慢性肾小球肾炎、慢性肾功能衰竭等，病情迁延不愈，往往虚实夹杂，笔者认为此类疾病的病机以脾肾亏虚为本，如患者无大便干结、口苦咽干等燥热之象，可将原方中芒硝去之，生大黄改为酒大黄，以增其活血化瘀之功，弱其通腑泄热之效。且长期治疗还应配合健脾补肾之品，以免耗伤正气。③该方内服外用均可，笔者治疗慢性肾功能衰竭，在内服的同时常配合中药灌肠，通过肠道清除血肌酐等毒素。

【肾病医案选录】

1.桃核承气汤治疗慢性肾小球肾炎案

崔某，男，59岁，工人。1973年11月29日初诊：患者既往患慢性肾小球肾炎，经治疗已缓解，但尿中常有微量蛋白，于本月26日劳累后出现腰酸乏力，小腹痛，小便尿血，色紫有块，尿道时有阻塞，未发现砂石。小腹左侧隐痛拒按，腰痛，手心热，口干，食欲缺乏，舌质紫，无苔少津，脉象滑，沉取有力。尿常规检查：尿蛋白（+++），红细胞满视野。观其脉症，为热结下焦，迫血妄行，宜泄热凉血，散结止血。处方：桃仁20g，大黄10g，桂枝15g，赤芍20g，甘草10g，生地30g，白茅根50g，小蓟30g，侧柏叶20g。

12月3日二诊：用上方3剂后，肉眼血尿消失，尿道不阻塞，大便日行2次，不便溏，镜下红细胞50个以上，尿蛋白（+++），手心热，腰酸，小腹左侧仍微痛，舌紫稍润，脉象沉滑不似以前有力，热象已减，守前方加减。处方：桃仁20g，大黄7.5g，桂枝15g，柏叶炭20g，生地30g，白茅根50g，小蓟30g，蒲黄炭15g，甘草10g。

12月17日三诊：服药3剂后，小便色转淡黄，小腹隐痛消失，大便日行2次，尿常规检查：尿蛋白（++），红细胞15~20个/HP，舌红有薄苔，脉象沉稍有滑象。下焦热减，血热初平，但因年迈阴亏，继以前方去辛温之桂枝，加枸杞子以滋肾阴。处方：桃仁20g，大黄7.5g，柏叶炭20g，生地30g，白茅根50g，小蓟20g，蒲黄炭15g，甘草10g，枸杞子20g。

12月24日四诊：连服前方9剂，大便稍溏，腹部微有不适。尿常规：蛋白（±），红细胞（-）。舌质正常，苔薄，脉沉。嘱其停药观察，随访已痊愈。

原按：尿少色赤涩痛，灼热，或小便如酱油色，小腹胀满，大便干，舌红干少津，苔白或干燥，脉滑或滑数，尿检红细胞满视野或肉眼血尿，用凉血止血药无效，属热结下焦，迫血妄行。治宜泄热逐瘀止血。用本方要点在于有实热之象，如五心烦热，下腹满痛，小便赤涩，大便秘结，舌红干，脉滑实等。主药为桃仁、大黄以泄热结，热除则血止。桂枝温痛以防寒凝，诸凉血止血药配伍，共奏逐瘀散结、凉血止血之效。大黄泄热，破积滞，行瘀血，通利二便。因其有泄热、凉血止血的作用，故治火热亢盛，瘀血上溢的吐血衄血，同时亦治热结下焦、瘀血下行的溺血。临床观察有不少血尿病例，用一般凉血止血药无效，改用大黄、桃仁后血尿即止。《伤寒论》用桃核承气汤治热结膀胱蓄血发狂，本方即师其意，瘀热除则血止。但大黄用于凉血止血，量不宜大，大则易致腹泻。[史广宇，单书健.当代名医临证精华·肾炎尿毒症专辑.北京：中医古籍出版社，1988.]

2.桃核承气汤治疗癃闭案

吴某，男，25岁。初诊：1953年6月8日。主诉：从港返穗市寓友人家，突然小便癃闭，点滴全无已一昼夜，便秘3天，加之小腹胀痛，努则艰难，口苦咽干，而不敢饮，痛苦异常，请余诊疗。诊查：患者年轻，体质尚好，下腹胀痛拒按，表情痛苦，脉大而应指有力，舌质红，苔黄厚干。返穗市后恣啖肥甘，暴饮暴食，热滞之邪结于肠腑，下注膀胱。辨证属癃闭实证，兼腑实燥结，宜内治外熏，双管齐下。选桃核承气汤加减，处方：桃仁12g，甘草10g，玄明粉（冲服）15g，大黄（后下）15g，桂枝15g，生葱1kg，煎浓汤盛于木桶，坐而熏之，外敷以被，至脐为度，勿令泄气。嘱服药后半小时即坐而熏之。片刻腹有微痛，坠急不可忍耐，二便同时而下，不再剂而愈。[董建华，王永炎.中国现代名中医医案精华.北京：北京出版社，1990.]

3.桃核承气汤治疗血尿案

李某，女，54岁，天津人。2012年8月29日初诊。主诉：突发肉眼血尿，加重2天。患者自述平素有憋尿习惯，每次解小便必回到家中。前天因外出办事，回家解小便时，发现小便红色带血块，并持续加重，无尿痛。自觉会阴部酸胀，大便干结难下，3日1次，饮食、睡眠尚可。刻诊：舌质红，有点状瘀斑，苔黄腻，脉弦滑。尿常规示：白细胞（+++），尿蛋白质（++），潜血（+++），镜下白细胞10~15个/HP，镜下红细胞充满视野。辨证为瘀热互结下焦膀胱，兼有湿热。治疗以逐瘀泄热、化瘀止血、清利湿热为主，方以桃核承气汤加减。处方：桃仁20g，桂枝10g，白茅根20g，阿胶珠10g，三七粉（分冲）5g，滑石10g，车前子（包煎）30g，通草5g，蒲黄10g，藕节10g，熟大黄10g，柴胡5g，小蓟10g。3剂，每日1剂，水煎分2次服。嘱切勿憋尿，卧床休息，忌食辛甘厚味。

9月1日二诊，尿液颜色淡黄，会阴部酸胀减轻，大便每日1次，舌质瘀斑消失，脉滑。尿常规示：白细胞（++），镜下白细胞5~6个/HP。继前方白茅根减为10g，加炙甘草10g，去阿胶珠、藕节。3剂。患者复诊，余症皆除。

原按： 李岩主任医师认为，此患者由于长期憋尿，尿液停聚于膀胱，腑气不通，因"六腑以通为用""气为血之帅"，而致气滞血瘀于膀胱；气血瘀滞日久则化热，导致瘀热互结；尿为阴，郁久而为湿热；气滞、瘀血、湿热阻碍气血运行，加之热邪内灼血络，使血不循经，溢于脉外，从尿道排出而为血尿。综上辨本病为瘀热互结下焦膀胱，兼有湿热。治疗以桃核承气汤加减，配伍清热利湿止血之品；用桃核承气汤中桃仁、桂枝、熟大黄为主药，以逐瘀泻热，配白茅根、滑石、车前子、通草、蒲黄以清热利湿、化瘀止血，加柴胡以行气，最终收获良效。[付源鑫，李岩，程素利等.桃核承气汤加减治疗血尿1例.四川中医，2013，31（05）：124.]

4.桃核承气汤加减治疗糖尿病肾病案

某患者，男，55岁。2012年1月31日初诊。糖尿病史10年余。1年前患者因尿中泡沫较多，于某三甲医院查空腹血糖8.12mmol/L，尿蛋白（+++），糖化血红蛋白9.73%，B超示双肾、输尿管及膀胱结构未见明显异常，24小时尿蛋白定量1.39g；诊断为2型糖尿病、2型糖尿病肾病。予降糖、改善肾循环及中药汤剂等治疗，病情好转后出院。3天前患者尿中泡沫增多，今求治于黄文政教授门诊，刻下症见：口干咽燥，多饮，乏力，多尿，尿中泡沫，舌红苔薄黄，脉沉滑。查血糖9.99mmol/L，尿素氮13.10mmol/L，血肌酐125μmol/L，24小时尿蛋白定量1.28g，纤维蛋白原4.17g/L。中医诊断为肾衰病，消渴，尿浊。辨证为气阴亏虚，瘀浊阻络。治宜益气养阴，泄浊通络，活血化瘀。方用参芪地黄汤合桃核承气汤加减。处方：生黄芪30g，太子参30g，生地黄30g，山茱萸20g，山药30g，苍术30g，玄参30g，丹参30g，葛根30g，桃仁10g，桂枝10g，酒大黄10g，黄连10g，覆盆子30g。7剂，水煎服，每日1剂，早晚分服。

二诊2012年2月7日：口干多饮消失，乏力减轻，尿中泡沫减少，舌红苔薄黄，脉细弦。前方加土茯苓30g，鬼箭羽20g，土鳖虫10g。14剂。

三诊2012年2月21日：乏力减轻，足胫部阵发性刺痛，夜间尤甚，舌红苔黄，脉细弦。查血糖6.41mmol/L，尿素氮9.34mmol/L，血肌酐95μmol/L，24小时尿蛋白定量0.95g。继前方加水蛭10g。14剂。后以上方加减续服半年余，诸症缓解，肾功能正常。

原按： 本例系消渴病久，阴损气耗，而致气阴两虚；久病入络，气血不畅，瘀浊阻络，形成以气阴两虚为本，瘀浊阻络为标的病机特点。黄文政教授用参芪地黄汤合桃核承气汤加减以益气养阴，泄浊通络，活血化瘀，为黄文政教授治疗糖尿病肾病的常用方。方中生黄芪、太子参健脾益肾，生地黄、山茱萸、山药、玄参、葛根养阴生津，苍术健脾燥湿，丹参、桃仁、桂枝、酒大黄活血通络，黄连清热燥湿，覆盆子固精缩尿，全方标本兼顾，健脾益肾，除湿化瘀通络。生黄芪与山药、苍术与玄参、丹参与葛根为黄文政教授治疗糖尿病之常用对药。桃核承气汤去芒硝为黄文政教授经验用法，黄文政教授认为芒硝咸寒，润燥软坚，一般多用于燥屎内结，故弃用之。二诊三诊加土鳖虫、水蛭等虫类药以化瘀通络。虫类药的应用，是黄文政教授治疗肾病的一大特色，黄文政教授认为糖尿病肾病出现大量尿蛋白以及多种并发症时，为久病入络，邪结肾络隐曲之中，瘀血顽痰凝聚络脉，此时，非虫类药不能入络搜剔顽痰死血。[熊龙年，杨慧，王耀光.黄文政教授运用桃核承气汤治疗肾病经验.中华中医药杂志，2015，30（08）：2811-2813.]

5.桃核承气汤加减治疗泌尿系感染案

康某，女，65岁，退休干部，2018年5月17日以小便淋漓涩痛5年余，加重3个月为主诉来诊。刻诊：自觉小便次数增多，便时刺热疼痛，尤以夜间为甚。服左氧氟沙星片、小苏打片或输液后好转，但隔2~3个月就会复发，苦不堪言，小腹疼痛拒按，近3个月以来复发间隔较短，再用上药，疗效甚微。诊为泌尿系感染。形体肥胖，体温37.0℃，脉搏80次/分钟，呼吸20次/分钟，血压：130/85mmHg，心肺听诊无异常。血常规无异常。小便常规示：白细胞（+）。舌质黯红，苔黄腻。诊断为下焦瘀热型淋证。处方：桃仁15g，大黄（后下）9g，桂枝9g，炙甘草6g，芒硝（冲服）9g。每日1剂，水煎取汁400ml，分3次服。药进2剂后，患者大便日3~5次，小便次数明显减少，痛感消失。守上方加减变化为桃仁10g，大黄（后下）5g，桂枝5g，炙甘草6g，鬼针草30g，瞿麦12g。5剂，煎服法同上，以巩固疗效。3个月后随访，病情稳定无复发。

原按：桃核承气汤方中桃仁辛温入肝经，功专破血化瘀，大黄辛苦性寒入心肝胃大肠经，既能活血化瘀又能泄热，两药合用瘀热共泄；桂枝辛甘性温入心经，能温通经脉加速血行，而助桃仁祛瘀；芒硝咸寒入胃肠，既可泄热又可软坚，助大黄逐瘀热从大便而出；炙甘草和中益气，缓诸药之峻烈，祛瘀而不伤正。药仅五味，但配伍严谨，温清并用，清下并行，消补兼施，具有使瘀祛热清而不寒凉凝血，祛瘀而不伤正，并导瘀热从大肠而出的作用。由于心主血脉，其华在面，位居上焦，肝藏血、肾藏精，精血相生，同居下焦，肾与膀胱是表里关系，故无论瘀热在上焦、中焦、还是下焦，都可用桃核承气汤以逐瘀泻热。患者淋证日久，瘀热下注膀胱，小便淋漓涩痛而不利。桃核承气汤切合本案病机，服后瘀热泻下则病愈。田中旺观察使用本方，患者服药后不下稀便者疗效欠佳。难怪桃核承气汤方后注云"当微利"，下则热去瘀孤，张仲景言如圣言也！［田中旺.桃核承气汤验案3则.国医论坛，2019，34（04）：7-8.］

◆ 抵当汤 ◆

【原文】太阳病六七日，表证仍在，脉微而沉，反不结胸，其人发狂者，以热在下焦，少腹当硬满，小便自利者，下血乃愈。所以然者，以太阳随经，瘀热在里故也，抵当汤主之。（124）（《伤寒论·辨太阳病脉证并治》）

太阳病，身黄，脉沉结，少腹硬，小便不利者，为无血也。小便自利，其人如狂者，血证谛也，抵当汤主之。（125）（《伤寒论·辨太阳病脉证并治》）

阳明证，其人喜忘者，必有蓄血。所以然者，本有久瘀血，故令喜忘。屎虽硬，大便反易，其色必黑者，宜抵当汤下之。（237）（《伤寒论·辨阳明病脉证并治》）

病人无表里证，发热七八日，虽脉浮数者，可下之。假令已下，脉数不解，合热则消谷善饥，至六七日不大便者，有瘀血，宜抵当汤。（257）（《伤寒论·辨阳明病脉证并治》）

妇人经水不利下，抵当汤主之。（14）（《金匮要略·妇人杂病脉证并治第二十二》）

【组成用法】水蛭三十个（熬）　虻虫三十个（去翅足，熬）　桃仁二十个（去皮尖）　大黄三两（酒洗）

上四味，以水五升，煮取三升，去滓。温服一升，不下，更服。

【方证释义】抵当汤属中医破血逐瘀峻剂，方中水蛭、虻虫二味虫类药相配，直入血分，破血逐瘀之力尤峻；桃仁活血化瘀，兼润肠通便；大黄泻热逐瘀通经。药仅四味，却集动、植物破血逐瘀药之大成，故服汤后以大便通下为见效的标志。若药后"不下"，则当"更服"之；反之，若便通瘀热得下，则不可再服，恐过剂伤正。本方为行瘀逐血的峻剂，对年高、体弱、孕妇或内有出血者慎用。

四气五味归经分析见表6-1-7。

表6-1-7　抵当汤性味归经表

药物分类	水蛭	桃仁	虻虫	大黄
四气	平	平	微寒	寒
五味	咸、苦	苦	苦	苦
归经	肝	心、肝、肺、大肠	肝	脾、胃、大肠、肝、心

全方4味药物中，四气结果为2寒2平，结合剂量，该方属寒剂。4味药物均为苦味，即以苦味为主。4味药物中4味归经在肝，2味归大肠经，表明该方作用脏腑主要在肝、大肠，能够攻逐肝经瘀血，清泄阳明热结。

【功用】破血逐瘀、泻热除实。

【适应范围】

1.原著适应证

太阳蓄血证、蓄血发黄证、阳明蓄血证、妇人经水不利。临床症见：小便自利，少腹结硬胀满，皮肤发黄色，烦躁、谵语发狂或健忘等神志异常，大便秘结或便硬色黑反易，妇人闭经或经血紫黯夹瘀块，舌质红或紫黯，有瘀斑、瘀点，苔黄燥，脉沉涩等为辨证要点。

2.现代临床应用

本方临床应用范围广泛，临床可用于治疗水肿、中风、癫狂、癃闭、黄疸、便秘、癥瘕、胸痹等多种病症，证属瘀热内结者。根据文献报道，现代临床运用本方化裁治疗多种疾病。①妇科疾病：如子宫腺肌病、子宫内膜异位症、子宫肌瘤等。②循环系统疾病：如冠心病、不稳定性心绞痛等。③泌尿系疾病：如慢性肾功能衰竭、糖尿病肾病、肾病综合征、慢性前列腺炎、前列腺增生等。④其他：如精神分裂症、脑血栓后遗症、外伤性癫痫、高黏血症、血栓性静脉炎、深静脉血栓、栓塞性静脉炎、肝硬化、膀胱癌、糖尿病周围神经病变、2型糖尿病、老年性痴呆、慢性结肠炎等。

【类方比较】

1.桃核承气汤（《伤寒论》）

组成：桃仁（去皮尖）五十个，大黄四两，桂枝（去皮）二两，甘草（炙）二两，芒硝二两。功效：活血化瘀、通下热结。主治：太阳蓄血证。

2.抵当丸（《伤寒论》）

组成：水蛭二十个（熬），虻虫二十个（去翅足，熬），桃仁二十五个（去皮尖），大黄三两。功用：泻热逐瘀，峻药缓图。主治：蓄血重证，病势较缓者。

具体见桃核承气汤类方比较。

【现代研究】药理研究表明，抵当汤有多种作用。①肾脏保护作用：高若愚等研究表明抵当汤可以降低糖尿病肾病大鼠蛋白尿，减轻糖尿病肾脏病理改变，认为其肾脏保护作用与抑制细胞间黏附分子–1（ICAM-1）的表达，减轻炎性反应有关。柴可夫等研究发现，加减抵当汤能延缓肾小球硬化，降低肾小球硬化大鼠24小时尿蛋白、BUN，提高内生肌酐清除率，保护肾功能。认为其机制可能是与降低PAI-1mRNA、TIMP-1mRNA的表达，促进ECM降解，抑制细胞外基质的沉积，减轻系膜区的扩张有关。②抗癌作用：姜波等采用给S180荷瘤小鼠灌服抵当汤化裁方发现，抵当汤化裁可以明显抑制肿瘤生长，且能够增加荷瘤小鼠外周血CD4⁺T淋巴细胞、CD8⁺T淋巴细胞数量，调节CD4⁺/CD8⁺比例，提高荷瘤小鼠T淋巴细胞的增殖能力。王学良等研究发现抵当汤对肿瘤转移有抑制作用，其抑制肿瘤的机制是抑制动物肝脏内EGFR的表达，限制了细胞骨架某些成分的激活，影响到细胞骨架的重构、黏附和移动，从而抑制了肿瘤细胞的黏附能力和移动性。③抑制炎症反应：研究发现抵当汤能够通过调控炎症因子进而抑制炎症反应。常伯等发现抵当汤能促进抗炎症细胞因子IL-4、IL-13水平升高，降低促炎症细胞因子TNF-αmRNA的表达，进而抑制炎症反应。刘宾等研究表明抵当汤能够降低大鼠前列腺组织匀浆中TNF-α、IL-6、免疫球蛋白的含量，从而改善免疫功能，抑制炎症反应。

此外，研究表明，抵当汤具有降低全血黏度、血浆黏度和红细胞压积，降低凝血因子 I 含量而改善血液流变学，能够改善衰老小鼠和老年大鼠记忆力，抗动脉粥样硬化，具有调节血脂，保护内皮功能等作用。

【肾病应用体会】瘀血阻络几乎是各种慢性肾脏病的共同病机，现代研究表明，活血化瘀药治疗肾病的机制可能是调节肾血循环，扩张肾血管，提高肾血流量，促进纤维吸收。抵当汤是《伤寒论》活血逐瘀通络经典名方，对糖尿病肾病、慢性肾功能衰竭等以瘀血为主要表现者，临床加减用之，疗效颇佳。仝小林教授临证善用抵当汤治疗多种慢性肾脏疾病，认为络脉瘀滞贯穿于糖尿病肾病的全过程，故活血通络是糖尿病肾病的基本治则，常以抵当汤加减化瘀通络，肾虚络瘀是难治性肾病综合征的重要病机，善用抵当汤加黄芪、丹参、泽泻加减治疗，疗效确切。

【肾病医案选录】

1.抵当汤加减治疗难治性肾病综合征案

患者，女，15岁，2013年2月18日初诊。主诉：双下肢间断水肿2年4个月余。现病史：2年4个月前因双下肢水肿就诊于当地医院，诊断为肾病综合征。1年多前于山东大学医学院进行肾穿刺，病理结果为微小病变型肾病。长期服用环孢素（25~50mg）、泼尼松（2~12片）治疗，每次撤减激素至2片时，即发作大量蛋白尿，2年内反复发作4次。25天前再次出现尿中泡沫，水肿。尿常规：24小时尿蛋白定量10g，白蛋白26g/L。泼尼松从8片逐渐加至负荷量联用利尿剂，治疗效果不佳，2天前开始每日一次静脉滴注甲强龙40mg予以控制。刻下症：小便多泡沫，双下肢重度水肿，晨起眼睑肿。大便每日一次，偏干。舌红苔白微腻，舌底瘀滞，脉小滑数。化验结果：总蛋白37.9g/L，白蛋白14.7g/L，胆固醇13.08mmol/L，甘油三酯2.22mmol/L，低密度脂蛋白7.45mmol/L，24小时尿蛋白定量8.9g。西医诊断为难治性肾病综合征；中医诊断为水肿（肾虚血瘀证）。治宜补肾化瘀，利水化湿。处方：黄芪60g，丹参30g，生大黄（单包）6g，水蛭粉（分冲）3g，红曲15g，荷叶30g，泽兰15g，泽泻15g，补骨脂15g，骨碎补15g。28剂，每日1剂，早晚各1次口服。

2013年3月19日二诊：患者诉服上方28剂后，小便无泡沫，下肢无水肿，面肿减轻。纳眠可，大便正常。舌红，苔白微腻，舌底瘀滞，脉滑数弦。泼尼松减至10片。化验结果：总蛋白60.6g/L，白蛋白38.4g/L，胆固醇8.3mmol/L，甘油三酯未测，低密度脂蛋白4.76mmol/L，24小时尿蛋白定量0.06g。其后服用中药并逐步撤减激素，尿蛋白消失，遂改用水丸长期调服。2014年1月28日复诊，尿蛋白维持正常，1年后泼尼松减至每日1/4片，嘱其停用激素，每隔6个月复诊，服水丸调服，停用激素至今蛋白尿未再复发。

原按：患者以双下肢间断水肿发病，于西医院诊断明确后，予激素治疗，对激素敏感且反复发作，并出现大量蛋白尿，控制不佳，遂求治中医。肾穿刺病理结果为微小病变型肾病，同时对激素抵抗并频繁复发，为难治性肾脏综合征。与肾虚络瘀型难治性肾脏综合征的临床表现、肾脏病理变化一致。仝小林教授根据多年临床经验，并结合现代药理研究，采用"态靶辨证"进行论治。治疗上以大剂量黄芪补肾之虚以调"肾虚态"，同时降低蛋白尿、增加尿量以"打靶"，态靶结合为降尿蛋白创造良好条件。抵当汤化裁合丹参活血化瘀，调"络瘀态"，生大黄、丹参、水蛭粉共通肾络，是治疗肾络瘀滞型肾脏病的靶药组。患者下肢及面部水肿，使用泽泻15g，来加强利水、通水道的作用。全方药物态靶结合，使尿蛋白能够尽快减少、水肿尽快减轻。患者后期诸症状、指标平稳，遂予水丸进行巩固，防止复发。[邸莎，于晓彤，荀筱雯.态靶辨证在肾虚络瘀型难治性肾病综合征中的运用—抵当汤加黄芪、丹参、泽泻.辽宁中医杂志，2020，47（04）：5–7.]

2.抵当汤治疗癃闭案

吴某，男，63岁。于1989年9月10日入院。患者因少腹胀痛，小便闭塞，两度急诊收入院。超声波显示：前列腺肿大。血常规：白细胞12.4×10^9/L，中性粒细胞0.83×10^9/L，淋巴细胞0.4×10^9/L，嗜酸性粒细胞0.2×10^9/L。尿常规：红细胞（++），脓球（+++），尿蛋白（+）。现用药无效，靠导尿维持。邀余会诊。症见：面容痛苦，少腹胀痛，小便闭塞，大便秘结5日未解，舌质绛，舌边及舌中部有瘀斑，脉沉实有力。肛门指检：截石位下触及前列腺约5.5cm×5cm大的肿块，质硬，压痛，活动度小，边界清楚，中央沟消失。此属水湿瘀热结于下焦，日久成瘀。治宜活血化瘀散结，通利水湿。方用抵当汤加味。处方：桃仁15g，木通15g，水蛭6g，虻虫3g，大黄12g，滑石30g，琥珀（冲服）20g。服上方2剂，大便稀溏日7~8次，每次大便时均解肉眼血尿20~30ml。药已中病，继服上方4剂，自诉小便时排出一瘀血块约小胡豆大，随即解下的全黑血约50ml，后小便畅通，不再阻塞。蓄积之邪已去，停服上方，出院改服金匮肾气丸善后。随访至今，未复发。

原按： 抵当汤一方出自《伤寒论》，用于治疗感受外邪，随经瘀热入里所致下焦蓄血之重症。该例由于年老肾气不足，膀胱气化功能失常，水湿瘀结，日久化热与血相搏，蕴结于下焦而成瘀，故前列腺肿大，排尿闭塞，急用抵当汤以治其标。方中水蛭、虻虫、桃仁活血化瘀散结，大黄、木通、滑石、琥珀通腑泄热，利尿启闭，使水湿热瘀血之邪有出路。诸药共奏活血化瘀，行气散结，通腑清利水湿之功。[廖常志.抵当汤治愈前列腺肿大.四川中医，1992，（03）：30.]

第二节　肾病阳明经证治

阳明经指足阳明胃经、手阳明大肠经及其所络属的脏腑而言，并与足太阴脾经和手太阴肺经相为表里。足阳明胃腑与脾同居中州，胃喜润而恶燥，以降为顺，主受纳、腐熟水谷，脾喜燥而恶湿，以升为健，主运化、转输精微，二者相互配合，共同完成饮食水谷的受纳、腐熟和精微物质的转输，故称脾胃为后天之本、气血生化之源。大肠主传导糟粕，排泄粪便，其又赖于肺气的肃降和脾气的"散精"功能。

阳明病的成因主要有二：一是由他经传来，如太阳病失治或误治，伤津耗液，致病邪化热化燥而转属阳明，称为"太阳阳明"；少阳病误用发汗、利小便，伤津致邪热化燥而成阳明病，称为"少阳阳明"；三阴病阳气来复，阴寒之邪郁久化热，亦可转属阳明而成阳明病。二是阳明本经自发，由于素体阳盛，或有宿食内停，或为燥热所感，病证直从阳明化燥而成阳明病，称为"正阳阳明"。

阳明多气多血，阳气最旺，抗邪有力；又因阳明主燥，故邪入阳明易从阳化热化燥，燥热互结，邪正剧争，而见阳热偏亢，邪热极盛的证候。因此，阳明病常为外感病的阳热极盛期，为外感病的中期阶段。阳明病的病位在里，即胃与大肠，以里热亢盛、津伤化燥为其病理特点，病变性质多为里热燥实证。故张仲景将阳明的病位和病机概括为"胃家实"。

阳明病的典型脉症是身热、自汗出、不恶寒、反恶热、口渴、脉大等。根据燥热与肠中糟粕是否搏结，将阳明病本证区分为经证和腑证两大证候类型。阳明经证的病机是燥热亢盛。无形邪热弥漫全身，充斥内外，而肠中尚无有形燥屎阻结，临床以身大热、汗大出、不恶寒、反恶热、大烦渴、脉洪大等为主症。阳明腑证的病机为燥热与肠中糟粕相互搏结而成有形之燥屎，阻滞于里，腑气不通，以"痞、满、燥、实、坚"为病理特征，主要脉症有潮热、谵语、手足濈然汗出、腹满硬痛或绕脐疼痛而拒按、大便秘结、舌苔黄燥或焦裂起刺、脉沉实有力等，甚则可见循衣摸床、撮空理线等危重证候。

阳明病虽以热证、实证为主，但亦有虚证和寒证。此外，尚有变证，如下后阴虚水热互结证；无形邪热留扰胸膈证；阳明邪热与湿邪相合，湿热互结，而为阳明发黄证；邪热不解，侵入血分，见有口燥但欲漱水不欲咽、鼻衄等血热证；甚则可与原有宿瘀相结而成阳明蓄血证。

清、下两法为阳明病的正治法则。清法适用于阳明经证，代表方为白虎汤及白虎加人参汤，以辛寒之剂大清气分热，或兼益气养阴；若邪热留扰于胸膈，宜用栀子豉汤类清宣郁热；若为阴虚水热互结证，则用猪苓汤育阴清热利水。下法适用于阳明腑实证，代表方为大承气汤、小承气汤、调胃承气汤，以攻下燥实，通腑泄热。若为脾约证或津竭便硬证则宜润下法或导下法，方药分别为麻子仁丸和蜜煎方等。湿热发黄证，治宜清热利湿退黄，方如茵陈蒿汤之类。阳明中寒证宜温中散寒、和胃降逆，方如吴茱萸汤。由于阳明病以经证和腑证为主要证候类型，故治法重点在于清、下。清泻实热、攻下燥结以保存津液，是阳明病在治疗上的重要指导思想。

阳明病邪气盛实，正气不虚，只要辨证准确，用药得当，治疗及时，则邪除病愈，预后一般较好。但若苦寒攻下太过，则会重伤阳气，使邪气内陷三阴，尤以寒凉内陷太阴为多见。

肾病在阳明病阶段，分为阳明经证和阳明腑证。急性肾炎或肾盂肾炎治疗失当，邪气不解，内传阳明；亦有素体阳热内盛之人，在罹患肾病之初，不经太阳而直犯阳明者。临床见发热或胸腹部灼热，心烦口渴，或咽喉肿痛，皮肤疮疡，眼睑颜面浮肿，或下肢或全身浮肿，小便短赤不利，舌红苔黄或少苔，脉数或细数等。治宜清热育阴利水，常见方证为猪苓汤证。阳明经证治不得法，或兼有宿食积滞，化热化燥，邪入阳明之腑。临床多种慢性肾病日久，阴津损伤，或过用温燥渗利之品，伤津助热，与糟粕互结胃肠，则可形成阳明腑实证。临床除见肾脏病自身表现外，伴见腹胀满，大便秘结不通，烦热口渴，或手足热、日晡潮热，唇干，舌红苔黄燥，脉沉弦数等。治宜通腑泄热、利水消肿，常见方证为三承气汤证、牡蛎泽泻散证、大黄附子细辛汤证等。慢性肾衰尿毒症期，只要体质不衰，见到大便硬结、排便不爽，不必拘泥是否有潮热、谵语等典型症状，皆可予大黄类方攻下。阳明燥热结滞一除，肠道通畅，则使体内邪毒有外排之机，其肾功能亦可随之改善。

◆ 大承气汤 ◆

【原文】阳明病，脉迟，虽汗出不恶寒者，其身必重，短气，腹满而喘，有潮热者，此外欲解，可攻里也。手足漐然汗出者，此大便已硬也，大承气汤主之。若汗多，微发热恶寒者，外未解也，其热不潮，未可与承气汤；若腹大满不通者，可与小承气汤微和胃气，勿令至大泄下。（208）（《伤寒论·辨阳明病脉证并治》）

阳明病，潮热，大便微硬者，可与大承气汤；不硬者，不可与之。若不大便六七日，恐有燥屎，欲知之法，少与小承气汤，汤入腹中，转矢气者，此有燥屎也，乃可攻之。若不转矢气者，此但初头硬，后必溏，不可攻之，攻之必胀满不能食也，欲饮水者，与水则哕。其后发热者，必大便复硬而少也，以小承气汤和之。不转矢气者，慎不可攻也。（209）（《伤寒论·辨阳明病脉证并治》）

伤寒若吐若下后不解，不大便五六日，上至十余日，日晡所发潮热，不恶寒，独语如见鬼状。若剧者，发则不识人，循衣摸床，惕而不安，微喘直视，脉弦者生，涩者死。微者，但发热谵语者，大承气汤主之；若一服利，则止后服。（212）（《伤寒论·辨阳明病脉证并治》）

阳明病，谵语有潮热，反不能食者，胃中必有燥屎五六枚也；若能食者，但硬耳，宜大承气汤下之。（215）（《伤寒论·辨阳明病脉证并治》）

汗出谵语者，以有燥屎在胃中，此为风也，须下者，过经乃可下之。下之若早，语言必乱。以表虚里实故也。下之愈，宜大承气汤。（217）（《伤寒论·辨阳明病脉证并治》）

二阳并病，太阳证罢，但发潮热，手足漐漐汗出，大便难而谵语者，下之则愈，宜大承气汤。（220）（《伤寒论·辨阳明病脉证并治》）

阳明病，下之，心中懊憹而烦，胃中有燥屎者，可攻。腹微满，初头硬，后

必溏，不可攻之。若有燥屎者，宜大承气汤。（238）（《伤寒论·辨阳明病脉证并治》）

病人烦热，汗出则解，又如疟状，日晡所发热者，属阳明也。脉实者，宜下之；脉浮虚者，宜发汗。下之与大承气汤，发汗宜桂枝汤。（240）（《伤寒论·辨阳明病脉证并治》）

大下后，六七日不大便，烦不解，腹满痛者，此有燥屎也。所以然者，本有宿食故也，宜大承气汤。（241）（《伤寒论·辨阳明病脉证并治》）

病人小便不利，大便乍难乍易，时有微热，喘冒不能卧者，有燥屎也，宜大承气汤。（242）（《伤寒论·辨阳明病脉证并治》）

得病二三日，脉弱，无太阳柴胡证，烦躁，心下硬，至四五日，虽能食，以小承气汤，少少与微和之，令小安。至六日，与承气汤一升。若不大便六七日，小便少者，虽不受食，但初头硬，后必溏，未定成硬，攻之必溏；须小便利，屎定硬，乃可攻之，宜大承气汤。（251）（《伤寒论·辨阳明病脉证并治》）

伤寒六七日，目中不了了，睛不和，无表里证，大便难，身微热者，此为实也，急下之，宜大承气汤。（252）（《伤寒论·辨阳明病脉证并治》）

阳明病，发热汗多者，急下之，宜大承气汤。（253）（《伤寒论·辨阳明病脉证并治》）

发汗不解，腹满痛者，急下之，宜大承气汤。（254）（《伤寒论·辨阳明病脉证并治》）

腹满不减，减不足言，当下之，宜大承气汤。（255）（《伤寒论·辨阳明病脉证并治》）

阳明、少阳合病，必下利，其脉不负者，为顺也，负者，失也，互相克贼，名为负也。脉滑而数者，有宿食也，当下之，宜大承气汤。（256）（《伤寒论·辨阳明病脉证并治》）

少阴病，得之二三日，口燥咽干者，急下之，宜大承气汤。（320）（《伤寒论·辨少阴病脉证并治》）

少阴病，自利清水，色纯青，心下必痛，口干燥者，可下之，宜大承气汤。（321）（《伤寒论·辨少阴病脉证并治》）

少阴病，六七日，腹胀，不大便者，急下之，宜大承气汤。（322）（《伤寒论·辨少阴病脉证并治》）

痉为病，胸满，口噤，卧不着席，脚挛急，必齘齿，可与大承气汤。（13）（《金匮要略·痉湿暍病脉证治第二》）

腹满不减，减不足言，当须下之，宜大承气汤。（13）（《金匮要略·腹满寒疝宿食病脉证治第十》）

问曰：人病有宿食，何以别之？师曰：寸口脉浮而大，按之反涩，尺中亦微而涩，故知有宿食，大承气汤主之。（21）（《金匮要略·腹满寒疝宿食病脉证治第十》）

脉数而滑者，实也，此有宿食，下之愈，宜大承气汤。（22）（《金匮要略·腹满寒疝宿食病脉证治第十》）

下利不欲食者，有宿食也，当下之，宜大承气汤。（23）（《金匮要略·腹满寒疝宿食病脉证治第十》）

下利三部脉皆平，按之心下坚者，急下之，宜大承气汤。（37）（《金匮要略·呕吐哕下利病脉证治第十七》）

下利脉迟而滑者，实也，利未欲止，急下之，宜大承气汤。（38）（《金匮要略·呕吐哕下利病脉证治第十七》）

下利脉反滑者，当有所去，下乃愈，宜大承气汤。（39）（《金匮要略·呕吐哕下利病脉证治第十七》）

下利已差，至其年月日时复发者，以病不尽故也，当下之，宜大承气汤。（40）（《金匮要略·呕吐哕下利病脉证治第十七》）

病解能食，七八日更发热者，此为胃实，大承气汤主之。（3）（《金匮要略·妇人产后病脉证治第二十一》）

产后七八日，无太阳证，少腹坚痛，此恶露不尽，不大便，烦躁发热，切脉微实，再倍发热，日晡时烦躁者，不食，食则谵语，至夜即愈，宜大承气汤主之。热在里，结在膀胱也。（7）（《金匮要略·妇人产后病脉证治第二十一》）

【组成用法】大黄四两（酒洗）　厚朴半斤（炙，去皮）　枳实五枚（炙）　芒硝三合

上四味，以水一斗，先煮二物，取五升，去滓，内大黄，更煮取二升，去滓，内芒硝，更上微火一二沸，分温再服。得下，余勿服。

【方证释义】大承气汤方中大黄苦寒，酒洗，泻热去实，推陈致新；芒硝咸寒，润燥软坚，通利大便；厚朴苦辛温，行气除满；枳实苦微寒，破气消痞。因病重势急，故不宜用甘缓之甘草。四药为伍，相辅相成，具有攻下实热、涤荡燥结之效用。用于实热结聚、痞满燥实坚俱甚之阳明腑实证最为适宜。本方先煎厚朴、枳实，去滓后再入大黄，最后纳入芒硝（今临床运用多取冲服），是后下者气锐而先行。意欲芒硝先行润燥软坚，继以大黄通腑泻实，再以枳、朴除其胀满，以利于破实攻泻。大便通利后停服，勿使太过伤正。

四气五味归经分析见表6-2-1。

表6-2-1　大承气汤性味归经表

分类　　药物	大黄	芒硝	枳实	厚朴
四气	寒	寒	微寒	温
五味	苦	苦、咸	苦、辛、酸	苦、辛
归经	脾胃、大肠、肝、心	胃、大肠	脾、胃	脾、胃、肺、大肠

全方4味药物中，四气结果为3寒1温，结合剂量，该方属寒凉剂。五味结果为4苦2辛1酸1咸，即以苦味为主，苦味重在清泄里热；4味药归经均在脾胃大肠，表明该方作用脏腑主要在脾胃大肠，能够通泻脾胃大肠之燥结实热。

【功用】攻下实热、荡涤燥结。

【适应范围】

1.原著适应证

痞满燥实具备之阳明腑实重证。临床症见：发热或潮热，手足濈然汗出，心烦或谵语，腹胀或腹痛，大便秘结或热结旁流，舌质红，苔黄燥，脉沉实有力等。

2.现代临床应用

本方临床应用范围广泛，临床可用于治疗便秘、鼻衄、黄疸、头痛、中风、腹痛、腰痛、痢疾、喘证、胃痛、咳嗽、癫狂、淋证、眩晕、痉病等多种病症，证属阳明腑实者。根据文献报道，现代临床运用本方化裁治疗下列疾病。①皮肤科疾病：如急慢性荨麻疹、湿疹、过敏性紫癜、带状疱疹、剥脱性皮炎等。②呼吸系统疾病：如支气管哮喘、急性呼吸窘迫综合征、肺炎等。③消化系统疾病：如急性黄疸型肝炎、急慢性胰腺炎、肠梗阻、胃肠功能障碍、急慢性胆囊炎、急性阑尾炎、重型肝炎、阻塞性黄疸、急性胃扩张、胆道蛔虫症、胆石症、功能性消化不良等。④其他：如精神分裂症、急性脑血管疾病、肝性脑病、高血压等。⑤泌尿系统疾病：如急性肾功能衰竭、慢性肾功能衰竭、泌尿系感染、泌尿系结石等。

【类方比较】

调胃承气汤（《伤寒论》） 组成：甘草二两（炙），芒硝半升，大黄四两（清酒洗）。功效：泻热和胃、润燥软坚。主治：阳明腑实轻证，燥热甚而痞满轻者。

小承气汤（《伤寒论》） 组成：大黄四两，厚朴二两（炙，去皮），枳实三枚（大者，炙）。功效：通便导滞、行气除满。主治：阳明腑实轻证，痞满甚而燥热轻者。

大承气汤、小承气汤、调胃承气汤均为苦寒泻下之剂，是为阳明腑实而设。其病机皆为燥热与糟粕相结于肠，腑气不通，都以腹满、不大便、舌红苔黄、脉实等为主症，但其燥结腑实程度有轻重之异，证情有缓急之分，制方有大小之别。调胃承气汤不用行气的枳实、厚朴，而芒硝在三方中用量最大，又配以甘缓的甘草，为和下剂，主治阳明腑实轻证，燥实甚，痞满轻者，重在泻热和胃，软坚润燥。小承气汤以大黄通便，配行气的枳实、厚朴，而厚朴的用量仅为大承气汤的四分之一，且不用芒硝，为缓下剂，主治阳明腑实轻证，痞满为主，燥坚不甚者，重在消痞除满。大承气汤大黄后下，且配芒硝软坚润燥，通便泻热之力更强，又用枳实五枚、厚朴八两行气破结，药味多且用量大而力猛，为峻下剂，适用于痞满燥坚实俱甚的阳明腑实重证。

【现代研究】 药理研究表明，大承气汤具有多种作用。①增强胃肠运动作用：大承气汤可调节实验动物胃肠激素的分泌，促进胃肠运动，提高十二指肠的收缩张力，减轻肠黏膜炎症反应，促进排便。张启荣等研究大承气汤对兔离体十二指肠平滑肌活动的影响，给予大承气汤煎剂后，十二指肠平滑肌收缩幅度、频率、张力明显增加，提示大承气汤有促进肠平滑肌运动作用。大承气汤对兔离体十二指肠的兴奋作用会随着剂量的增加由兴奋转为抑制，且收缩频率明显降低。裴红红等发现大黄给重症急性胰腺炎患者保留灌肠能使血清胃动素上升，血清血管活性肠肽水平下降，从而促进胃肠功能恢复。②抑制血清内毒素的作用：孙学刚等应用脂多糖腹腔注射BALB/C小鼠制作内毒素血症模型，研究大承气汤对内毒素血症小鼠肺与大肠TLR4及TNF-α表达的影响，结果表明大承气汤能减轻内毒素血症引起的肺与大肠组织炎症，与大承气汤降低TNF-α表达、TLR4表达及基因转录水平有关。高峰等通过建立KM种小鼠实热壅滞证粪性腹膜炎（ABP）模型，观察大承气汤对实热壅滞证粪性腹膜炎小鼠内毒素及血清丙二醛（MDA）和超氧化物歧化酶（SOD）含量的影响，结果提示大承气汤能显著抑制实热壅滞证粪性腹膜炎小鼠内源性内毒素的移位和抑制氧化-抗氧化失衡。③降低颅内高压的作用：大承气汤制剂具有明显降低颅内高压的作用。姜汝明等用急性脑内血肿致颅内高压模型家兔实验表明，大承气合剂较甘露醇降低颅内压作用缓慢，但较甘露醇作用持久，在停用甘露醇后易出现颅内压进一步升高的"反跳"现象，而应用大承气合剂无此现象。同时给药2次与给药1次比较，疗效更加显著。且降低幅度与作用持续时间优于甘露醇。④对肝脏的保护作用：大承气汤对急性肝损伤大鼠具有防治作用，对肝细胞功能具有保护作用。王春妍等取急性肝损伤模型大鼠，经大承气汤治疗后，其血浆内毒素、TNF-α、血清ALT、总胆红素明显降低（$P<0.05$）；

肝脏病理检测结果显示，对照组大鼠肝细胞呈弥漫性大片状坏死，肝窦结构被破坏，汇管区可见大量炎症细胞浸润，治疗组大鼠肝脏病理改变明显减轻。⑤抗菌作用：大承气汤具有良好的抗感染作用。胡萍等对大承气汤及大黄的抗菌能力进行了实验，建立细菌性腹膜炎模型前分别给予大承气汤或大黄2天后，分别腹腔注射大肠杆菌或变形杆菌建立腹膜炎模型，再连续2天给药。结果表明，治疗组小鼠死亡数及相应菌血症发生率明显低于对照组，表明大承气汤有良好的抗菌作用。⑥对免疫功能的影响。研究表明大承气汤不仅可以抑制肠道、腹腔巨噬细胞活化，调节肠道、腹腔免疫功能，还可以调节外周血细胞功能，从而改善机体免疫功能。郭权等建立重症急性胰腺炎（SAP）全身炎症反应综合征（SIRS）大鼠模型，研究大承气汤对重症胰腺炎SIRS大鼠腹腔巨噬细胞sCD14的作用。结果表明大承气汤对腹腔巨噬细胞sCD14有明显的抑制作用，从而可以治疗重症急性胰腺炎和全身炎症反应综合征。

此外，大承气汤还具有解毒，解热，降低炎性细胞因子，改善肺水肿，保护脏器功能等多种药理作用。

【肾病应用体会】大承气汤常用于治疗急慢性肾功能衰竭，对于改善肾功能有一定疗效。慢性肾功能衰竭病机往往虚实夹杂，虚以脾肾亏虚为主，实以湿、浊、毒、瘀为主，在益肾健脾治本的基础上加用承气类方可改善临床症状，祛除邪实。临床如大便秘结不明显，可去芒硝，即小承气汤。大黄的应用是该方的关键，大黄常规炮制品包括生大黄、制（熟）大黄、大黄炭3种。生大黄泻下力强，长于泻浊；制大黄泻下力缓，长于活血；大黄炭长于凉血止血。各种大黄炮制品必须在顾护正气的前提下，根据不同疾病分期的适应证选用。在慢性肾功能衰竭早中期，在补益脾肾的基础上，酌情选用制大黄，或小剂量生大黄泻浊解毒、活血化瘀，使三焦开畅，湿浊不能留滞，免生瘀毒。慢性肾功能衰竭晚期，病情深重，浊毒瘀血凸现，此期重在化浊解毒、活血化瘀。但此时患者身体正气大多衰败，不耐峻烈泻下，故应独用制大黄为宜。张大宁教授治疗慢性肾功能衰竭善用大黄炭，他指出，将大黄炭化不仅可降低其苦寒之性，减少对脾胃的损伤，而且可增强大黄的活血化瘀疗效，促进降浊排毒功能的发挥。邹燕勤教授治疗慢性肾功能衰竭重视保护胃气，调理脾胃，崇尚孟河派"和法缓治"学术思想，喜用泻下作用较缓的熟大黄泄浊通便，既可避免损伤胃气，又能促进湿浊从肠道排出，同时取熟大黄活血化瘀之功以治疗因湿浊而导致的瘀滞。大黄苦寒泻下，常服久服易阻滞脾胃、损耗元气。大便次数增多、大便稀溏为大黄最常见不良反应。用承气方治疗慢性肾功能衰竭，应保持每天大便2~3次，不到2次则应将大黄后下或加量，超过3次则应减少大黄用量。对于慢性肾功能衰竭具有大便秘结而中焦脾胃较弱又不堪长期内服苦寒泻下者，可以用外导法（即灌肠）来通腑泄浊。

【肾病医案选录】

1.大承气汤治疗急性肾功能衰竭案

孔某，男，57岁，1995年4月21日入院。患者原有多囊肾病史50余年，4天前出现腰痛、尿血，尿量骤减，每天约350ml，腹胀，便秘不通，恶心呕吐，发热头痛。舌红、苔黄燥，脉滑数。血常规：血红蛋白120g/L，白细胞1.1×10^9/L，中性粒细胞0.75，淋巴细胞0.25。尿常规：尿蛋白（++），白细胞（+），尿素氮17mmol/L，肌酐294μmol/L。诊断为急性肾功能衰竭。证属湿热毒邪，蕴结肾与膀胱，气化失司所致。治以通腑化气行水。方拟大承气汤加减，处方：大黄12g，枳实12g，姜半夏10g，玄明粉（冲）10g，猪苓15g，泽泻15g，厚朴6g，甘草6g。西药以抗感染、利尿、纠正水电解质失调等治疗。2天后尿量增加，大便得行。综合治疗半个月，肾功能恢复正常出院。

原按： 急性肾功能衰竭属于中医关格范畴。多因湿浊毒邪壅塞三焦，气化功能失司所致，治以通腑降浊法。方中大黄攻下降浊；枳实、厚朴行气导滞化浊；半夏降逆止呕；猪苓、泽泻化气泻浊，渗利小便。全方可使腑气通，湿浊降，小便行。大黄尚可降低血中含氮化合物的毒性作用，且能促进肠道毒性物质的排泄。［杨俊龙，杨远文.大承气汤新用.新中医，1999，37（05）：54.］

2.大承气汤治疗慢性肾功能衰竭案

吴某，女，50岁。患慢性肾炎6年，现有轻度面浮肢肿，夜尿多，时有恶心，皮肤瘙痒，小腿抽筋.鼻衄时作，大便秘结，脉芤弦，舌淡苔微黄腻。血肌酐683μmol/L，尿素氮37.8mmol/L，血红蛋白4g/L，尿蛋白（+）。诊断为尿毒症。此证由氮毒湿浊上逆，血燥生风所致。即疏大承气汤少佐竹茹、槐花、牡蛎、木瓜之属，以降逆泄浊、润燥息风。初服2剂，水泄便每日4次，诸症悉减。继服4剂，初有肠鸣，后除每日软便1次外，并无腹泻发生。此时除偶有鼻血外，恶心、肤痒、腿抽筋等症全部消失，尿量也相应增多，血氮下降明显。［刘渡舟，赵清理，党炳瑞.当代医家论经方.北京：中国中医药出版社，1993.］

◆ 大黄附子汤 ◆

【原文】胁下偏痛，发热，其脉紧弦，此寒也，以温药下之，宜大黄附子汤。（15）（《金匮要略·腹满寒疝宿食病脉证治》）

【组成用法】大黄三两　附子三枚（炮）　细辛二两

上三味，以水五升，煮取二升，分温三服；若强人煮取二升半，分温三服，服后如人行四五里，进一服。

【方证释义】方中附子辛热温通，祛脏腑之沉寒，细辛善于散寒止痛，二药辛热散寒，止痛之力较强；大黄苦寒，走而不守，泻下通便，大黄与附子、细辛之辛热同用，制其寒凉之性而存其走泄通便作用，以泻内结之寒实，后世称之为"革性存用"，诸药合用，共奏温阳祛寒散结、通便止痛之功。

四气五味归经分析见表6-2-2。

表6-2-2　大黄附子汤性味归经表

分类 ＼ 药物	大黄	附子	细辛
四气	寒	大热	温
五味	苦	辛、甘	辛
归经	脾胃、大肠、肝、心	心、肾、脾	心、肺、肾

全方3味药物中，四气结果为1大热1温1寒，结合剂量，该方属温热剂。3味结果为2辛1甘1苦，即以辛、甘、苦为主，苦味重在清泄里热；辛甘又能温阳。3味药物中2味归经在肾，2味归经在脾胃，表明该方作用脏腑主要在肾与脾胃。

【功用】温阳散寒、通便开结。

【适应范围】

1.原著适应证

寒实内结胁腹证。临床症见：胁腹满痛，腹痛拒按，且伴大便秘结，形寒肢冷，舌苔滑润，脉弦紧等。

2.现代临床应用

本方临床应用范围广泛，可用于治疗胁痛、便秘、痹症、癥瘕、痛经、口疮等多种病症，证属寒实内结者。根据文献报道，现代临床运用本方化裁治疗下列疾病。①消化系统疾病：如重症急性胰腺炎、阑尾炎、慢性复发型结肠炎、腹膜炎、老年功能性便秘、肠梗阻、习惯性便秘、胆道结石、胆囊炎、胆道蛔虫病、胆汁返流性胃病、溃疡性结肠炎、急腹症、十二指肠球部溃疡、急性细菌性痢疾、胆汁反流性胃炎等。②泌尿系统疾病：如慢性肾功能衰竭、急性肾功能衰竭、糖尿病肾病、泌尿系结石、慢性肾炎等。③其他：如坐骨神经痛、椎管狭窄疼痛、下肢静脉曲张疼痛、慢性盆腔炎、慢性肺心病并发心力衰竭等。

【类方比较】**麻黄附子细辛汤**（《伤寒论》）　组成：麻黄二两（去节），细辛二两，附子一枚（炮，去皮，破八片）。功效：温经扶阳，发汗解表。主治：太少两感证。

两方均用附子、细辛温阳散寒，治疗寒邪深伏阴分。不同之处在于大黄附子汤，附子、细辛配大黄，变苦寒为温下，有温下寒积之功，治疗寒实内结，腹痛便秘，其病位在里；麻黄附子细辛汤，附子、细辛配麻黄，助阳解表，治疗少阴阳虚复感寒邪的太少两感证，其病位在表。

【现代研究】药理研究表明，大黄附子汤具有多种作用。①增强肠运动作用：金若敏等通过实验研究证明，大黄和附子配伍与单用大黄或附子相比，可使寒积便秘型小鼠排便时间明显缩短，排便量明显增多，同时增强肠蠕动。大黄附子汤水煎液小剂量对家兔离体肠管有明显的兴奋作用，且该作用不被阿托品阻断。刘管理等应用山西白醋加活性炭冰水法制作阳虚便秘动物模型，观察大黄附子汤对阳虚便秘小鼠的排便时间、排便量、小肠推进作用的影响和对大鼠在体回肠活动的影响，结果显示大黄附子汤各剂量组与模型组比较，各组动物的首粒排便时间显著缩短，3小时内排便粒数显著增加，小肠推进率明显提高；在给药10~15分钟后，在体回肠蠕动明显增强。②增强大脑抗缺氧能力：李在纷等通过实验研究证实，大黄附子水醇法提取液可明显延长常压下致小鼠整体缺氧和结扎颈部动脉致小鼠脑缺血缺氧动物的存活时间；对氰化钾和亚硝酸钠中毒致细胞缺氧有保护作用，可对抗异丙肾上腺素致小鼠缺氧。③保护肾功能的作用：涂玥等用大黄附子汤干预腺嘌呤诱导的肾损伤大鼠，可以降低模型鼠的BUN，SCr，SUA，24小时尿蛋白排泄量和尿N-乙酰-β-D-氨基葡萄糖苷酶（UNAG）水平，减轻肾小管上皮细胞凋亡及间质纤维化程度，下调肾组织p-JNK，p-Bcl-2，CleavedCaspase-3以及TGF-β1蛋白表达。因此，大黄附子汤可能是通过调节肾组织JNK/Bcl-2信号通路，减少肾组织内TGF-β1表达和肾小管上皮细胞凋亡，改善肾间质纤维化，延缓肾功能进展的。④治疗重症急性胰腺炎的作用：吴丽等研究表明大黄附子汤可通过降低重症急性胰腺炎大鼠肿瘤坏死因子α（TNF-α）、白介素6（IL-6）水平，减少胰腺STAT3，p-STAT3蛋白表达，减轻胰腺过度的炎症反应、保护肠黏膜屏障，减少内毒素进入体内等多种作用发挥保护胰腺作用。

此外，有研究表明大黄附子汤尚有抗心肌缺血、调节体温、镇痛等多种药理作用。

【肾病应用体会】大黄附子汤在慢性肾衰竭患者中应用广泛。我们认为慢性肾衰竭的病机为脾肾亏虚、瘀毒内蕴，治疗以健脾益肾、化瘀解毒为主。大黄附子汤为温下之祖方，有《内经》中"去菀陈莝"之意，可使郁积之邪毒从大便排除，有利于诸症之缓解。方中大黄泻下通便，同时大黄有活血化瘀的作用，能改善肾脏的微循环，促进受损细胞的修复或减缓细胞的受损。大黄性虽苦寒，但与附子、细辛大热之品为伍，则寒性减而走泄之性存，故能共奏温下郁结之功，对于慢性肾功能不全以肾阳虚衰、瘀毒内蕴为主要病机特点者效果理想。此类患者往往兼有脾虚的表现，因此常加山药、茯苓、白术、党参等益气健脾；瘀血明显者，加丹参、益母草、三七等活血化瘀；肾气不足者，常加山萸肉、熟地等配合附子，有阴中求阳之功。该方除内服外，还可保留灌肠，通过肠道增加肌酐、尿素氮等毒素的排泄。细辛为马兜铃科多年生草本植物，含有马兜铃酸，可造成肾小管损伤、凋亡，进而引起肾小管坏死、萎缩和不可逆转的肾间质纤维化，因此长期应用建议去掉方中细辛。

【肾病医案选录】

1.大黄附子汤治疗慢性肾功能衰竭案

周某，男，67岁，农民，1991年11月2日初诊。患者反复腰痛、浮肿十余年。近半年出现疲乏无力，恶心，厌食，食入即吐，吐出食物及白色黏液，头晕，嗜睡，尿少，畏寒，大便秘结，每3日1行。在当地医院治疗疗效不佳而来就诊。症见：面色㿠白，舌质淡，苔白腻，脉沉弦。体检：体温36.6℃，呼吸18次/分，脉搏80次/分，血压142/83mmHg，心率80次/分，心律规则，两肺无啰音，全身凹陷性水肿。血常规示：红细胞计数$3×10^{12}$/L，血红蛋白100g/L，白细胞计数$7.9×10^9$/L；尿常规：尿蛋白（++），颗粒管型0~1个/HP。血生化：总蛋白55g/L，白蛋白32g/L，球蛋白23g/L，胆固醇7.8mmol/L，尿素氮19.2mmol/L，肌酐707.2μmol/L。血气分析pH值7.30，二氧化碳结合力15mmol/L。24小时尿量为440ml。西医诊断为尿毒症，代谢性酸中毒，肾性贫血。中医诊断为关格、水肿、虚劳。证属脾肾阳气虚衰，寒湿浊邪内潴。治以温补脾肾、通腑泻浊、活血化瘀。方用大黄附子汤合当归补血汤加减：生大黄（后下）6g，熟附子9g，生黄芪15g，茯苓30g，茯苓皮30g，10剂。另以大黄20g，熟附子15g，益母草20g，水煎200ml保留灌肠，每日1次。同时给予5%碳酸氢钠125ml静脉点滴，每日1次，连用5天。上述治疗后，患者恶心、呕吐消失，大便正常，畏寒头痛减轻。查尿素氮12.8mmol/L。改服下方：党参30g，黄芪20g，薏苡仁30g，茯苓12g，当归12g，益母草30g，石韦30g，半夏9g，枸杞子15g，大黄9g。服20剂后，尿素氮10.2mmol/L，肌酐265.7μmol/L，尿pH值7.356，二氧化碳结合力21mmol/L，24小时尿量为1800ml，尿蛋白（+），诸症明显好转。嘱其长期服金匮肾气丸以巩固疗效。随访至今，病情稳定，能参加轻便劳动。

原按：尿毒症是多种肾脏疾病晚期出现的严重综合征，属中医的水肿、关格、虚劳等范畴。本例患者久病正虚，脾肾阳气虚衰，导致三焦气化不利。上焦肺气虚闭，不能通调水道，下输膀胱，饮溢于肌肤而发为水肿；中焦脾胃失健，湿邪内生，清浊相干，升降失司；下焦肾阳不充，命门火衰，气化不行，则致尿少或尿闭，水湿泛滥更甚。久而久之，痰饮、湿浊、血瘀相因为患，表现为本虚标实，虚实夹杂的顽疾。遵照《内经》"湿淫于内，治以苦热"的原则，以通腑泻浊为主，配合灌肠导浊于下的方法治其标，兼以温补脾肾治其本。方选大黄附子汤合当归补血汤为主加减。方中大黄荡涤肠胃，使湿浊水毒从大便排出，通经化瘀导滞，安和五脏；附子温通十二经、峻补元阳、逐寒化湿，顾护脾肾阳虚之本；参芪补气升阳；当归、益母草活血化瘀；枸杞子、茯苓、石韦健脾补肾清肺、利膀胱。诸药合用共奏温补脾肾阳气、祛瘀化湿降浊之效。[吴思军，华亦露.尿毒症治验.浙江中医学院学报，1994，18（05）：54.]

2.大黄附子汤治疗泌尿系结石案

张某，男，61岁，退休工人，于1990年11月21日就诊。自诉3日前无明显诱因突发左侧腰部酸胀痛牵及同侧少腹，小便时茎中涩痛，伴泛恶欲吐，肢冷喜温不思饮食，大便4日未行。视其面色㿠白少华，舌质淡红，苔薄白微腻，脉沉细。查体：腹平软，左下腹压痛，左肾区明显叩击痛，血常规：白细胞$8.6×10^9$/L，中性粒细胞77%，淋巴细胞23%，尿常规：红细胞（＋），白细胞3~5个/HP，尿蛋白（＋）。B超显示：左肾盂积水，左侧输尿管扩张，其中段见有$1.1cm×1.2cm$之增强光团，伴有声影，诊断为"石淋，左侧输尿管结石"。治以温阳利水，行气排石止痛。方选大黄附子汤加减：制附片（先煎）10g，酒大黄10g，干姜10g，茯苓30g，赤勺15g，白芍15g，泽泻20g，枳实15g，桃仁15g，橘核12g，荔枝核12g，桂枝8g。2剂。

2日后复诊，自诉服上方后，日间各解大便两次，量多，先硬后软，腹胀痛趋缓，23日晨7时许突感左侧腰腹疼痛剧烈，约半小时后解小便时茎中刺痛难忍，后豁然畅达，尿后诸痛皆消。检查尿液，发现黄豆大小石子一枚，色微黄。予上方去酒大黄，再进3剂后复查尿常规，血、尿常规均恢复正常，B超显示：双肾及输尿管未见明显异常。

原按：腰为肾之府，肾与膀胱相表里，开窍于二阴，尿液之排泄须赖肾之气化方能完成。肾阳不足，气化无权，水湿不化，久则聚而成石，结石阻道，气机不利故见腰酸胀痛及茎中涩痛；肾阳虚弱，鼓动无力，则肢冷喜温，大便秘结，白腻苔，脉沉细。方中干姜、桂枝助附片以温阳化气利水，茯苓、泽泻渗湿利水，白芍、酒大黄解痉止痛，赤芍、桃仁化瘀排石，橘核、荔枝核引药直达病所，配伍枳实加强行气止痛之效。方证相投，效如桴鼓。[陈隐漪.大黄附子汤治疗泌尿系结石.四川中医，1994（07）：30.]

◆ 猪苓汤 ◆

【原文】若脉浮发热，渴欲饮水，小便不利者，猪苓汤主之。（223）（《伤寒论·辨阳明病脉证并治》）

少阴病，下利六七日，咳而呕渴，心烦不得眠者，猪苓汤主之。（319）（《伤寒论·辨少阴病脉证并治》）

脉浮，发热，渴欲饮水，小便不利者，猪苓汤主之。（13）（《金匮要略·消渴小便不利淋病脉证并治第十三》）

【组成用法】猪苓（去皮）　茯苓　泽泻　阿胶　滑石（碎）各一两

上五味，以水四升，先煮四味，取二升，去滓，内阿胶烊消，温服七合，日三服。

【方证释义】猪苓汤为治疗阴虚水热互结的代表方。方中猪苓归肾与膀胱经，专以淡渗利水，乃方中诸利水药中"性之最利者"，为君药。泽泻、茯苓助君药利水渗湿，且泽泻兼可泄热，茯苓兼可健脾，滑石清热祛湿通窍以利小便，三者同为臣药。阿胶滋阴止血，既益已伤之阴，又防诸药渗利重伤阴血为佐药，合为养阴润燥清热利水之剂。诸药相配，有攻有补，利水而不伤阴，清热而不致寒凝，滋阴而不碍气化，使邪热清，阴液复而发热消，水津上承而口渴止，水热分解阴液得复而小便自利，则诸症可除。

四气五味归经分析见表6-2-3。

表6-2-3　猪苓汤性味归经表

分类＼药物	猪苓	茯苓	阿胶	滑石	泽泻
四气	平	平	平	寒	寒
五味	甘、淡	甘、淡	甘	甘、淡	甘、淡
归经	肾、膀胱	心、脾、肾	肺、肝、肾	膀胱、肺、胃	肾、膀胱

全方5味药物中，四气结果为3平2寒，结合剂量，该方属寒凉剂。4味药物均为甘淡，即以甘淡为主，淡味重在渗湿、利尿、通利小便；甘寒又能养阴。5

味药物中4味归经在肾与膀胱，表明该方作用脏腑主要在肾与膀胱，能够滋肾阴、利水湿。

【功用】育阴润燥、清热利水。

【适应范围】

1.原著适应证

阴虚水热互结证。临床症见：小便不利，口渴欲饮，咳嗽，呕吐，心烦不寐，少腹胀满，小便涩痛，尿血，舌质红，苔少或无，或薄黄，或黄腻，脉细数，或兼弦、沉、滑等。

2.现代临床应用

本方临床应用范围广泛，临床可用于治疗消渴、水肿、淋证、尿血、癃闭、泄泻等多种病症，证属阴虚水热互结者。根据文献报道，现代临床运用本方化裁治疗下列疾病：如肝硬化腹水、流行性出血热、心力衰竭、心律失常、特发性水肿、干燥综合征、泌尿系感染（如急性膀胱炎、复发性尿路感染）、慢性肾盂肾炎、慢性前列腺炎、泌尿系结石、急慢性肾小球炎、肾病综合征、肾积水、肾功能不全、尿道综合征、狼疮性肾炎、紫癜性肾炎、肾结核、乳糜尿、神经源性膀胱、尿崩症等多种疾病。

【类方比较】

1.五苓散（《伤寒论》）

组成：猪苓十八铢（去皮），泽泻一两六铢，白术十八铢，茯苓十八铢，桂枝半两（去皮）。功效：化气行水、兼以解表。主治：太阳蓄水证。

猪苓汤证与五苓散证二者均有脉浮、发热、口渴、小便不利的脉症，但病机各异。关于脉浮、发热，五苓散证是表邪未解，表热较轻；猪苓汤证为里热外蒸，其热较重。口渴、小便不利，五苓散证是膀胱气化失职而津液不布，故虽口渴较重，但渴而不欲饮，饮亦不多，甚则水入则吐，小便必清；猪苓汤证是下焦水热互结而阴伤，故见渴欲饮水自救，而无水入即吐之象，其小便必赤。由病机推测，五苓散证当舌淡苔白滑；猪苓汤证当舌红、苔少或薄黄。故治疗上五苓散证当化气行水，兼以解表。猪苓汤证则治以清热、利水、育阴。药物虽共享猪苓、茯苓、泽泻淡渗利水，但五苓散用桂枝通阳化气，兼解表邪；猪苓汤则用阿胶滋阴、滑石清热利窍。

2.真武汤（《伤寒论》）

组成：茯苓三两，芍药三两，白术二两，生姜三两（切），附子一枚（炮，去皮，破八片）。功效：温补肾阳、化气行水。主治：少阴病阳虚水泛证。

猪苓汤证与真武汤证同属少阴病，水气证。临床均可见小便不利，下利，咳嗽，呕吐或浮肿，治疗皆属利水法，药物都有茯苓。但真武汤证是少阴寒化所致的脾肾阳虚寒盛、水气泛溢证，故兼有腹痛，四肢沉重疼痛，畏寒肢冷，舌淡胖、苔白滑，脉沉微之象，治宜温阳散寒利水。猪苓汤是少阴热化所致的阴虚有热、水热互结证，故兼有口渴欲饮水，心烦不得眠，舌质红、少苔，脉细数之象，治宜滋阴清热利水。

3.黄连阿胶汤（《伤寒论》）

组成：黄连四两，黄芩二两，芍药二两，鸡子黄二枚，阿胶三两。功效：滋阴清火。主治：少阴病阴虚火旺证。

栀子豉汤（《伤寒论》）

组成：栀子十四个，香豉四合。功效：清宣郁热。主治：热郁胸膈证。

本证与黄连阿胶汤证、栀子豉汤证均有心烦不得眠，但病机不同。黄连阿胶汤证为单纯的阴虚阳亢，无水气不化，故伴见症有舌质红赤，净而无苔，口燥咽干，脉细数等。栀子豉汤证是郁热留扰胸膈，故以虚烦不得眠，反复颠倒，心中懊憹，郁烦较甚，舌苔黄白为辨证要点。本条则属阴虚有热，水气不化，且热势较轻，阴虚亦不太甚，故除心烦不得眠外，尚有咳而呕渴，下利，小便不利之症。

【现代研究】药理研究表明，猪苓汤有多种作用。①肾功能保护作用：许庆友等采用中药猪苓汤对抗庆大霉素所致的急性药物间质性肾炎，结果发现猪苓汤能明显降低实验动物SD大鼠尿N-乙酰-β-D-氨基葡萄糖苷酶（NAG）、24小时尿蛋白及血肌酐，提高肌酐清除率，肾脏病理亦有明显改善。全世建等选择Thy-1肾炎模型研究猪苓汤治疗系膜增生性肾小球肾炎的作用机制。结果发现猪苓汤能有效抑制系膜细胞增生，降低血肌酐、尿素氮，减轻血尿和蛋白尿症状，减缓肾功能的损害。通过抑制IL-1β、IL-6、TNFα三种细胞因子的活性可能是它作用的靶点之一。进一步研究发现，猪苓汤可以显著抑制IL-6mRNA的表达，提示其可能是通过基因调控层次发挥作用，即抑制相关细胞因子的基因表达从而达到抑制细胞因子活性的目的（IL-1β、TNFα有待进一步研究证实）。刘宝利等通过腹腔注射庆大霉素诱发大鼠中毒性急性肾小管坏死动物模型，探讨猪苓汤对其的治疗机制。实验显示，猪苓汤对庆大霉素诱导的急性肾小管损伤具有明显的保护作用。停止给药后，治疗组的血肌酐、尿素氮等指标恢复的速度也较模型组快。表明猪苓汤有明显修复肾小管上皮细胞损伤、促进再生、减少肾损伤、保护肾功能的作用。②利尿作用：戴宝强等采用水负荷大鼠实验模型，探讨该方的利尿作用。结果显示，猪苓汤高低剂量组对水负荷大鼠总排尿量有显著的利尿作用，分别与对照组比较也有显著差异。徐文峰等从精氨酸加压素（AVP），肾脏 γ 亚型上皮钠通道（γ-ENaC）角度，探讨猪苓汤可能的利尿机制，结果发现连续猪苓汤灌胃 8 周，可下调阿霉素肾病大鼠血清 AVP 的含量及肾脏 γ-ENaC 蛋白的表达，且尿量多于模型组，推测猪苓汤的利尿作用与其调控上述因素有关。许庆友等研究发现猪苓汤对正常动物不仅无利尿作用，相反有减少的现象，而对受到庆大霉素损害的动物，反而有利尿作用，这可能是中药所具有的双向作用。③抗菌作用：李学林等实验研究了猪苓汤和加味猪苓汤体外血清抗菌作用。并选用三金片和氧氟沙星作为阳性对照药，选用菌株为大肠杆菌菌株和变形杆菌菌株及其他临床菌株，结果证实为加味猪苓汤的抗菌活性明显优于猪苓汤，并优于三金片，说明加味猪苓汤对大肠杆菌和变形杆菌具有较强的抑菌作用。

此外，研究表明猪苓汤还具有抑制肾结石形成、促进结石排出及抗癌等作用。

【肾病应用体会】猪苓汤用于肾系病的治疗，要抓住阴虚水热互结的病机，辨证要点有：①浮肿，小便不利，常见血尿，或伴有尿频、尿急、尿道灼痛。②阴虚体征表现为低热，或五心烦热、心烦少寐，渴欲饮水。③脉细数，舌质红，苔少。④水热互结，尿黄而量少，膀胱闭急，或水渗大肠而濡泻，或津不上承而口渴。根据不同的兼夹证候，临床灵活加减，如血尿明显加大蓟、小蓟、藕节、白茅根、侧柏炭等；泌尿系结石，常合石韦散，或加金钱草、石韦、车前草、海金沙、郁金、鸡内金等；阴虚明显，合二至丸；浮肿难消，重用猪苓，常用 30~60g，或加冬瓜皮、白茅根等增强利水消肿之功；兼有气虚者，常合防己黄芪汤；兼有瘀血者，常加益母草、赤芍、泽兰等；尿蛋白难消者，常加沙苑子、金樱子、芡实等；泌尿系感染常加连翘、败酱草、土茯苓等。慢性肾盂肾炎由持续反复发作的尿路感染发展而来，有病程长，病势缠绵，反复发作的特点，《医林改错》云："久病入络为血瘀。"故治疗应侧重补虚和活血化瘀，在猪苓汤的基础上，气虚者加党参、太子参、黄芪等；阴虚者加女贞子、墨旱莲等；血瘀者加丹参、赤芍、川芎、红花等。陈宝田教授认为本方治疗肾盂肾炎，不论其急慢性、症状轻重，只要有尿频、尿急、尿痛、尿量少以及血尿或着色尿，均可使用本方。特别是慢性肾盂肾炎，常反复发作，长期轮换应用抗生素，但尿常规始终未转阴，同时又有不明显的膀胱刺激症状，或虽尿常规转阴，但仍残留少许膀胱刺激症状，投猪苓汤有良效。杜雨茂教授认为肾盂肾炎急性期除具阴虚水停之外，水热互结于下焦之证较为突出，故常需加入半枝莲、石韦、车前子等以清利下焦湿热。小便色赤甚或有肉眼血尿者，常加大蓟、小蓟、仙鹤草、白茅根等以清热解毒、凉血止血。慢性肾盂肾炎多具有劳淋症状，如倦怠乏力、腰膝酸软等，常用猪苓汤与四君子汤合方化裁。

【肾病医案选录】

1.猪苓汤治疗慢性肾盂肾炎案

高某，女性，干部。因体质较弱，抗病能力减退，患慢性肾盂肾炎，长期反复发作，久治不愈。发作时有高热，头痛，腰酸，腰痛，食欲不振，尿意窘迫，排尿少，排尿不畅有疼痛感。尿检查混有脓球、上皮细胞、红细胞、白细胞等。尿培养有大肠杆菌。中医诊断属"淋病"范畴。此为湿热浸淫下焦，治宜清利下焦湿热，方选张仲景《伤寒论》猪苓汤。因本方为治下焦蓄热之专剂，淡能渗湿，寒能胜热。茯苓甘淡，渗脾肾之湿；猪苓甘淡，泽泻咸寒，泄肾与膀胱之湿；滑石甘淡而寒，体重降火，气轻解肌，彻除上下表里之湿热；阿胶甘平滑润，既能通利水道，使热邪从小便下降，又能止血。予书原方服之，处方：猪苓12g，茯苓12g，滑石12g，泽泻18g，阿胶（烊化兑服）9g。水煎服6剂后，诸症消失。另嘱患者多喝水，使尿量每日保持在1500ml以上。此病多属正气已伤，邪仍实的虚实兼证类型，故嘱其在不发作时，服肾气丸类药物，以扶正而巩固疗效。

原按： 猪苓汤能疏泄湿浊之气而不留其瘀滞，亦能滋润其真阴而不虑其枯燥，虽与五苓散同为利水之剂，五苓散则用白术、肉桂暖肾以行水，猪苓汤则用滑石、阿胶以滋阴利水，日本医生指出该方治"淋病脓衄"。加车前子、大黄，更治尿血之重症。从脏器分之，五苓散证，病在肾脏，虽小便不利，而小腹小满，绝不见脓血；猪苓汤理论上，病在膀胱尿道，其小腹必满，又多带脓血。［中国中医研究院.岳美中医案集.北京：人民卫生出版社，1978.］

2.猪苓汤治疗急性肾小球肾炎案

刘某，男，23岁。初诊：1984年4月27日。主诉及病史：面浮肢肿复发半年不消。患者于1983年1月突发浮肿，在本市某医院住院治疗，诊断为急性肾小球肾炎，症状缓解后出院。近半年来复发，经中西药治疗后效果不显，转诊于余。诊查：头面四肢浮肿，晨起则头面上肢为甚，目胞肿如卧蚕，手掌肿胀，午后则下肢为甚，足背按之凹陷不起。伴腰酸腿软，头晕乏力，不耐疲劳，烦躁多梦，胃纳减少，小便短黄。尿常规检查：尿蛋白（+++），白细胞0~1个/HP，颗粒管型0~1个/HP，透明管型1~2个/HP。脉细而滑，舌苔薄黄微腻。辨证属湿热蓄结，脾肾两亏。治宜清利湿热、健脾滋肾，方以猪苓汤加味。处方：猪苓12g，泽泻12g，滑石15g，阿胶12g，茯苓12g，石韦18g，车前子9g，太子参18g，生黄芪18g，川牛膝9g。

二诊：服上方药7剂后，尿量明显增加，浮肿减轻。药已中的，仍守前法，随症加减。服药调理4个月余，肿消而体力有增，面色红润，尿常规：尿蛋白（－），白细胞、管型均消失。1年后来院复查，未见异常。

原按： 水肿病，其制在脾，其本在肾，迁延日久，必损伤脾肾二脏。本例患者病历1年余，湿蕴化热，以致脾虚不运，肾阴又亏。治疗时如一味利湿，则更耗肾阴，若单纯滋阴，又易敛湿困脾。张仲景的猪苓汤，功能育阴制水，益以太子参、生黄芪益气健脾，并增茅根、滑石等品清利湿热，既可顾及脾肾之本，又能清利湿热而消肿。虽久病缠绵，又何愁不愈。[董建华.中国现代名中医医案精粹.北京：人民卫生出版社，2010.]

3.猪苓汤治疗慢性肾小球肾案

何某，女，38岁。血尿1个月，伴见腰膝酸软，双下肢轻度浮肿，小便短赤，神疲乏力，易出汗，头晕耳鸣，心烦，口干欲饮，舌质红，苔少，脉细数。曾在多家医院诊治，诊断为慢性肾小球肾炎，虽经中西药治疗，但尿检一直有红细胞。今查尿常规：红细胞20~30个/HP，白细胞0~1个/HP，尿蛋白微量，无管型。西医诊断为慢性肾小球肾炎；中医诊断为尿血。辨证为肾阴亏虚、热伤血络。治以滋阴清热、凉血止血。方以猪苓汤加减。处方：猪苓15g，茯苓10g，泽泻12g，阿胶15g，炒蒲黄10g，滑石15g，茜草10g，三七粉（冲服）3g，琥珀粉（冲服）1.5g。6剂。

二诊：患者诉症状有所好转，仍觉腰膝疲软、乏力，尿常规示：红细胞2~5个/HP，白细胞0~1/个HP，余无异常，仍守上方继服6剂。

三诊：诉未见血尿，双下肢浮肿消失，惟仍觉腰膝酸软，双目干涩，余症悉消，舌红少苔，脉细数。查尿常规：红细胞0~5个/HP，余未见异常。治以一诊方去琥珀粉、三七粉，加墨旱莲15g，14剂，另嘱服知柏地黄丸每次1丸，每日2次，服1个月。再复诊，诸症悉除，尿检阴性。

原按： 尿血是指肉眼血尿或小便镜检下有红细胞而排尿不痛的一种病症。多由火热伤及肾与膀胱脉络，血溢于外，随尿而出；或因脾肾两亏，统摄失职，瘀血内阻所致。尿血的病位主要在膀胱与肾，与心、肺、脾、小肠有关。本案王琦教授辨为肾阴虚，虚热久羁伤络，且耗伤阴精，故血尿时作时休，或长期镜下血尿。治宜滋阴补肾、清热凉血。《素问·气厥论篇》有云："胞热移于膀胱，则癃溺血。"指出尿血主要由热邪损伤膀胱脉络引起，故王琦教授对血尿一证的辨治主张提纲挈领，不宜繁杂。提出血尿可分为实热、虚热和瘀血三个证型，临床辨证即以此三型为主。论治时强调不能一味用清热利湿、大剂苦寒药物堆砌，应辨证、辨体与辨病相结合，注意止血而不留瘀。本案以猪苓汤为基本方，该方乃张仲景治疗水热互结而阴虚之方。其病机特点既有阴虚又有水气，既有湿热郁阻膀胱，又有肾阴不足之虚热，与本案病机相符，故王琦教授用之治疗血尿。另加凉血止血之墨旱莲、茜草及滋阴清热之知柏地黄丸，药证相符，故其效灵验。王琦教授恒言用猪苓汤治血尿古今医家多有启示。《古方便览》载有"男子患血淋，二三年，一日血大出，痛不可忍即予以猪苓汤，渐收效，不再发。"故王琦教授对临床常见之肾盂肾炎、膀胱炎以及尿路结石之尿痛、尿急、尿血等湿热侵及下焦、阴亏水热互结者，亦常以此方加减治疗，每获良效。［吴少刚，骆斌.王琦教授运用经方辨治疑难杂病验案举隅.北京中医药大学学报，1998，（06）：40.］

4.猪苓汤治疗肾结石案

患者，男，57岁，2014年5月2日初诊。间断左侧腰痛1年，有左肾结石病史，自服"肾石通颗粒"后症状可缓解。5天前，左腰部疼痛加重，排尿时有灼热感，无尿频、尿急、尿痛，尿色呈浓茶色。查尿常规示：潜血（++++)，白细胞（+)，红细胞8~9个/HP，红细胞形态呈均一型。肾脏B超示：左侧肾结石（直径约0.7cm）并轻度积水，左侧输尿管上段扩张。刻下：周身乏力，口干，间断汗出，纳差，腹胀，左侧腰痛，无尿频尿急，尿量偏少、呈浓茶色、有灼痛感，大便干燥、3天1次，舌黯红，苔薄白，脉弦细。辨证为湿热蕴结下焦，灼伤阴络。治以清热排石、复阴止血。方用猪苓汤加味：猪苓15g，茯苓20g，泽泻30g，阿胶10g，滑石（包）30g，枳实10g，大黄5g，薏苡仁30g，苍术8g，金钱草30g。每日1剂，水煎，早晚温服。连服5剂后，患者腹胀消失，腰痛明显改善，尿色转淡，但排尿仍有灼痛感，守上方去枳实，继服7剂后诸症消除，复查尿常规阴性，双肾CT及肾脏B超未见结石影。随访至今未再复发。

原按：一般对泌尿系统结石临床辨证属下焦湿热，常用石韦散、八正散等，治以清热为主。然湿热长居于下焦，久必灼伤阴络，苦寒清利之品并非所宜，若强为用之，则更损耗阴液，故此时宜猪苓汤治之。方中猪苓、茯苓甘平，泽泻、滑石甘寒，清利湿热而不伤阴；以擅长补血温润的阿胶养血止血而不碍清利；少佐大黄，更使邪从小便而出，与通利之品相伍而祛瘀。但需指出的是，方中泽泻初用剂量宜大，《药性赋》有"泽泻利水通淋而补阴不足"，其除清利湿热外还能解渴，但应中病即止。因本案患者已出现汗出、口干、尿血等阴伤症状，故选用猪苓汤，使血止而阴复。研究发现，猪苓汤能明显抑制肾结石大鼠骨桥蛋白mRNA表达，并抑制尿钙增加，表明猪苓汤对乙醛酸溶液诱发的肾结石形成有抑制作用。［林越，李雨.猪苓汤治疗肾系疾病验案3则.中国中医药信息杂志，2016，23（07）：119-120.］

5.猪苓汤治疗尿路感染案

陈某，女，25岁，2010年11月6日初诊。患者自诉1周前因受凉后出现尿频、尿急、尿痛，伴下腹部疼痛，查尿常规示：白细胞8~10个/HP，红细胞5~7个/HP，尿亚硝酸盐为阳性；中段尿细菌定量培养为10^3菌落/ml；诊断为"尿路感染"。现症见：尿频、尿急、尿痛，小腹胀痛，口干口苦，心烦梦多，纳食一般，夜寐差，舌体偏胖，舌质红，苔黄腻，脉弦细数。尿常规示：白细胞5~7个/HP，红细胞4~5个/HP，尿亚硝酸盐显示阳性。辨证为湿热蕴结下焦；治宜清热利水通淋。方用猪苓汤加味：猪苓20g，茯苓20g，通草5g，阿胶（烊）10g，滑石（包煎）10g，黄精15g，莲子15g，山药15g，玉米须20g，白茅根20g。7剂。每日1剂，水煎，早晚温服。并嘱患者注意休息，多饮水，勤排尿，避免吃油腻辛辣的食物。

2诊11月13日：尿频、尿急明显缓解，无尿痛，无口苦，纳食好，夜寐安，舌质淡红，苔黄稍腻，脉弦细。尿常规示：白细胞3~5个/HP，红细胞0~1个/HP，尿亚硝酸盐显示阴性。嘱继服前方，7剂。

3诊11月20日：无尿频、尿急、尿痛，无小腹胀痛，稍感口干，舌质淡红，苔薄黄，脉弦细。尿常规示：白细胞0~2个/HP，红细胞0~1个/HP，尿亚硝酸盐显示阴性。嘱患者继续多饮水，勤排尿，吃清淡易消化的食物，并于每周复查尿常规。其后患者连续复诊4次，查尿常规均正常，无明显不适。随访1年，疾病无复发。

原按：尿路感染，简称尿感，指各种病原微生物在尿路中生长、繁殖而引起的尿路感染性疾病。多见于育龄妇女、老年人、免疫力低下及尿路畸形者。尿路感染属中医"淋证"范畴。何泽云教授认为本案患者因湿热下注膀胱，气化失司，故见尿频、尿急、尿痛诸症。《诸病源候论·淋病诸候》中提出："诸淋者，由肾虚而膀胱热故也。"因此清热利湿的同时还需滋养肾阴，故选用猪苓汤加味，诸药配合，则水湿去，邪热轻，阴血复，诸症自解。[符杨浠，何泽云.何泽云教授运用猪苓汤治疗肾系疾病经验举隅.中医药导报，2012，18（5）：28-29.]

◆ 牡蛎泽泻散 ◆

【原文】大病瘥后，从腰以下有水气者，牡蛎泽泻散主之。（395）（《伤寒论·辨阴阳易差后劳复病脉证并治》）

【组成用法】牡蛎（熬）泽泻 蜀漆（暖水洗，去腥）葶苈子（熬）商陆根（熬）海藻（洗，去咸）栝楼根各等份

上七味，异捣，下筛为散，更于臼中治之。白饮和服方寸匕，日三服。小便

利，止后服。

【方证释义】牡蛎泽泻散集多种利水药于一方，是利水作用较强、药性偏凉的综合性利水剂。方中牡蛎咸寒，入肾，软坚散结，与渗利药配伍，则下走水道而泄水；泽泻甘淡性寒，入肾与膀胱，渗湿利水，尤宜用于下焦湿热者；海藻咸寒，既助牡蛎软坚散结，又助泽泻利水泄热，《本经》中谓其能"破散结气……下十二水肿"；蜀漆祛痰逐水，消癥瘕积聚；商陆根苦寒，泻下逐水，通利大小便；葶苈子辛苦寒，泻肺降气平喘，利水消肿；栝楼根甘寒，清热生津止渴，与牡蛎相配还具有逐饮散结之效。诸药相合，共奏逐水泄热，软坚散结之功，主要用于下焦湿热蕴滞，水气不利的水肿实证。

由于本方药性偏于苦寒，且攻逐利水之力颇强，故张仲景制以散剂，每服取小量，用白饮合服，意在保胃气，峻药缓用，利水而不伤正气。本方逐水之力较猛，恐过服有伤正气之弊，故方后云"小便利，止后服"，乃中病即止之意也。

四气五味归经分析见表6-2-4。

表6-2-4　牡蛎泽泻散性味归经表

分类＼药物	牡蛎	泽泻	蜀漆	海藻	葶苈子	栝楼根	商陆根
四气	微寒	寒	温	寒	寒	微寒	寒
五味	咸	甘、淡	苦、辛	咸	辛、苦	甘、微苦	苦
归经	肝、肾	肾、膀胱	肝	肝、肾	肺、膀胱	肺、胃	肺、脾、肾、大肠

全方7味药物中，四气结果为6寒1温，该方属寒凉之剂。7味药物4味为苦，2味咸，2味为辛，即以咸、苦味为主。7味药物中4味归经在肾，3味归经在肝，3味归经在肺，表明该方作用脏腑主要在肝、肾、肺。

【功用】逐水泄热、软坚散结。

【适应范围】

1.原著适应证

大病瘥后，湿热壅滞，腰以下有水气的证治。临床症见：腰以下肿甚，如双下肢膝、胫、足、踝皆肿，按之陷而不起，或阴囊肿大，或大腹肿满，或胁下痞坚，大便秘结，小便短少而赤，手足烦热，舌红、苔白腻或黄腻，脉滑有力或滑数。

2.现代临床应用

本方临床应用范围广泛，临床可用于治疗水肿、鼓胀等多种病症，证属下焦湿热蕴滞、水气不利者。根据文献报道,现代临床运用本方化裁治疗下列疾病:如肝硬化腹水、特发性水肿、心包积液、心衰水肿、高脂血症、甲状腺囊肿、肺心病水肿、渗出性胸膜炎、慢性肾小球肾炎、肾病综合征、急性肾盂肾炎、糖尿病肾病、慢性肾功能衰竭、多囊肾等其他疾病。

【类方比较】

1.十枣汤(《伤寒论》)

组成:芫花(熬),甘遂,大戟各等份大枣十枚。功效:攻逐水饮。主治:悬饮。

本方和十枣汤皆属逐水剂,均适用于水肿实证。然十枣汤力峻效猛,本方的作用较为和缓,且可软坚散结。

2.真武汤(《伤寒论》)

组成:茯苓三两,芍药三两,白术二两,生姜三两(切),附子一枚(炮,去皮,破八片)。功效:温补肾阳、化气行水。主治:少阴阳虚水泛证。

真武汤与牡蛎泽泻散都可治疗四肢水肿,但真武汤证为阳气虚衰,气化失常,水饮外溢所致,以手足不温、恶寒、苔白为特点,治当温阳利水;牡蛎泽泻散证为湿热壅滞,气不化水,水饮外溢所致,以身热、苔黄为特点,治当清热利水。

【肾病应用体会】牡蛎泽泻散主要用于以水肿为主要表现的急慢性肾炎,肾病综合征,其主治病症的病机重点在于湿热壅结于下焦、膀胱气化失司。从药物组成来看,牡蛎泽泻散多为攻伐之品,以方测证,则所治之水肿亦当为实肿,用于形体较壮实者。若以头面肢体皆肿,胸腹胀满,大便不实,少气懒言,舌苔白嫩,口淡不渴,脉沉细无力等虚证为主要表现者,则禁用本方。因本方逐水之力峻猛,属急则治标之剂,过服有伤正气之弊,故中病即止,不宜久服,标证得除,及时治本。商陆及海藻有毒,从小剂量开始,不宜大剂量。国医大师张琪教授用此方治疗慢性肾小球肾炎及肾病综合征,辨证为下焦湿热壅滞之证,临床症见双下肢浮肿明显,甚则阴囊肿大,尿少,尿色深黄,舌苔白腻或黄腻,脉沉滑有力。张琪教授将此方加入利湿之品而成加味牡蛎泽泻饮。药物组成:牡蛎20g,泽泻20g,牵牛子20g,海藻30g,葶苈子15g,天花粉15g,车前子15g,五加皮15g。张琪教授恐引起呕吐而去常山、恐攻逐过于峻猛而去商陆,改用牵牛子攻逐水饮。罗仁教授取牡蛎泽泻散散结利水泄浊之功效,用于治疗尿毒症。罗仁教授认为尿毒症由于脾肾亏虚,气化不利,水湿、瘀血、痰饮、浊毒郁积体内不能排出,故通利水道使浊毒排出是尿毒症治疗的关键。罗仁教授应用牡蛎泽泻散在扶正的基础上排毒,疗效甚佳。但由于此方利水之药较峻,尿毒症患者脾肾俱虚不能耐受,故留牡蛎、泽泻、海藻，加首乌、丹参，去葶苈子、商陆、栝楼根、蜀漆。

【肾病医案选录】

1.牡蛎泽泻散治疗类脂性肾病案

李某，男，17岁，学生。1995年4月6日初诊。患者全身水肿2周，以下肢及腹部为甚，按之没指，不易随复。伴脘胀困倦，尿短少，舌苔白腻，脉濡缓。尿常规：尿蛋白（+++），血白蛋白28g/L。西医诊断为类脂性肾病。患者自服激素及利尿剂。中医认为，此属水湿浸渍，脾阳失展。治以益气通阳，健脾利水。方用牡蛎泽泻散合五苓散化裁：牡蛎30g，泽泻12g，海藻12g，白术12g，茯苓12g，猪苓12g，防己12g，商陆6g，桂枝10g，上药连服1个月，查尿蛋白（-），血白蛋白超过30g/L，水肿消退。

原按：《金匮要略》云："诸有水者，腰以下肿，当利小便。"此案属水湿之邪浸淫肌肤，壅阻不行，脾为湿困，阳气不舒。肿本乎水，胀由于气。故以牡蛎、海藻散结行水，桂枝温阳化气，茯苓、白术渗湿健脾，泽泻宣泄下焦，商陆祛逐水饮。合而使阳气振奋，气化水行。［曹庄.牡蛎泽泻散加减的临床应用.陕西中医，1997，18（12）：560-561.］

2.牡蛎泽泻散治疗肾病综合征案

张某，男，30岁，1998年1月12日初诊，患肾病综合征2年，屡经中西药治疗无明显好转。现腹胀，腰以下肿，阴囊肿大，口黏而干，尿少黄赤多泡沫，24小时尿量约500ml，舌稍红肿大，苔白腻，脉滑。尿常规：尿蛋白（+++），颗粒管型3~5个/HP。辨证为湿热壅滞下焦，治以牡蛎泽泻散加减：牡蛎20g，泽泻20g，葶苈子15g，商陆15g，海藻30g，花粉15g，常山10g，车前子15g，五加皮15g，白花蛇舌草30g，水煎服。1月19日复诊，服上方6剂，尿量增多，24小时尿量约1800ml，尿色淡黄，浮肿减轻，阴囊肿大明显变小，尿蛋白（++），颗粒管型0~2个/HP，药已见效，后上方去常山，加瞿麦20g、萹蓄20g。1月26日复诊，服药6剂，诸症明显好转，尿蛋白（+），管型（-），略有腰酸，下肢微肿，舌淡红略胖，苔白，脉沉滑，遂改为补肾利湿法，以济生肾气丸化裁，调治20余剂，尿检蛋白阴性而获完全缓解。随访2年未见复发。

原按：本案患者患病两年一直治疗，曾用激素及多种中西药，皆未见效，腰以下肿难消且形体肥胖，已呈柯兴氏综合征。故以牡蛎泽泻散加车前子、五加皮、白花蛇舌草，急在清利下焦湿热，方中商陆用量虽大，却未见泻下及不良反应，而且症状及实验室检查明显好转，足以说明经方配伍之妙。［成秉林，张淑君.牡蛎泽泻散加减治疗慢性肾炎.黑龙江中医药，2000，（03）：33-34.］

3.牡蛎泽泻散治疗急性肾盂肾炎案

患者，女，40岁。1982年9月17日初诊。突然发病，寒战高热，面色苍白，腰痛，身倦体重，下肢水肿，尿频、尿急，小便短赤涩痛，大便干结，脉滑数，舌苔黄腻，舌质淡红。尿常规：红细胞满视野，尿蛋白（++~+++），脓球（+++），西医诊为急性肾盂肾炎。证属湿热毒邪内蕴，下注膀胱，气化失常，复感外邪。治宜清化湿热，通淋止血。处方：牡蛎10g，泽泻9g，蜀漆6g，商陆6g，葶苈子9g，海藻9g，天花粉10g，黄柏9g，金银花30g，甘草梢10g，茜草根12g，旱莲草10g，赤小豆12g。服3剂后腰痛减轻，体温正常，尿次数减少而量增多，尿常规：红细胞（+），尿蛋白（+~++），脓球（+），原方加桑寄生15g，续服6剂而愈。[于世楼.牡蛎泽泻散加减治疗急性肾盂肾炎.天津中医，1988，（06）：22.]

第三节　肾病少阳经证治

少阳经指足少阳胆经、手少阳三焦经及其所络属的脏腑而言，并与足厥阴肝经、手厥阴心包经相为表里。三焦主决渎而通调水道，故名"中渎之府"，又总司气化，为水火气机运行的道路。胆附于肝，内藏精汁而主疏泄，故名"中精之府"。胆腑清利则肝气条达舒畅，脾胃自无被克之忧。胆主决断，与精神、情志活动有关。手足少阳经脉相互联系、协调，则胆腑疏泄功能正常，枢机运转，三焦通畅，水火气机升降自如，才能使上焦如雾，中焦如沤，下焦如渎，各有所司。

少阳病的病因来路有三：一是由太阳病传变而来；二是少阳本经自受邪；三是厥阴阳复太过，邪由阴出阳，转属少阳。少阳病从病位来说，在表里之间，既非表证，亦非里证。其病性为半表半里之热证。本病常见于外感病的中期阶段。

"少阳主枢"，邪入少阳，正气略有不足，但仍能抗邪。本病的基本病机为邪侵少阳，正邪纷争，枢机不利，胆火内郁，影响脾胃。其主要症状为口苦、咽干、目眩、往来寒热、胸胁苦满、默默不欲饮食、心烦喜呕、脉弦细、舌苔白或薄黄等。此即少阳病本证之表现。少阳外邻太阳，内近阳明，病证常有兼夹。若见发热微恶寒、肢节烦疼、微呕、心下支结、脉浮弦等，为少阳兼太阳表证；若见呕不止、心下急、郁郁微烦，或兼潮热、大便硬或下利等，则为少阳兼阳明里实证；若见胸胁满微结、小便不利、渴而不呕、但头汗出、往来寒热、心烦等，则为少阳兼水饮内停证；若见胸满、烦惊、谵语、身重、小便不利等，则属少阳兼烦惊谵语证等。

　　和解法是少阳病的正治法，小柴胡汤为其代表方剂。少阳病禁用汗、吐、下三法。因其不属于表证，故禁用汗法；不属于里实证，故禁用攻下；也非胸膈实邪阻滞，故禁用吐法。但因病情变化，证候有兼夹者，又可以据证于和解中兼用汗法或下法，此与单纯的少阳病禁用汗、吐、下三法不能相提并论。

　　少阳病邪浅病轻，经妥当治疗则邪去正复向愈，故预后良好。若失治误治，伤津化燥，阳热盛则传入阳明；阳气衰阴寒内盛则邪气内陷而成太阴或少阴、厥阴病证。

　　慢性肾脏病病程长，缠绵难愈，往往虚实夹杂、寒热错杂，表现出正邪纷争，枢机不利，胆火内郁的病机。临床除肾脏病的自身表现外，常伴见往来寒热，心烦喜呕，胸胁苦满，默默不欲饮食，口苦，咽干，目眩，小便不利，汗出不畅，舌质淡红，舌苔薄白或黄白相间，脉弦细数等证候特点。治宜和解少阳，扶正达邪，常见方证为小柴胡汤证。

◆　小柴胡汤　◆

　　【原文】太阳病，十日以去，脉浮细而嗜卧者，外已解也。设胸满胁痛者，与小柴胡汤；脉但浮者，与麻黄汤。（37）（《伤寒论·辨太阳病脉证并治》）

　　伤寒五六日，中风，往来寒热，胸胁苦满，嘿嘿不欲饮食，心烦喜呕，或胸中烦而不呕，或渴，或腹中痛，或胁下痞硬，或心下悸、小便不利，或不渴、身有微热，或咳者，小柴胡汤主之。（96）（《伤寒论·辨太阳病脉证并治》）

　　血弱气尽，腠理开，邪气因入，与正气相搏，结于胁下。正邪纷争，往来寒热，休作有时，嘿嘿不欲饮食。脏腑相连，其痛必下，邪高痛下，故使呕也，小柴胡汤主之。服柴胡汤已，渴者属阳明，以法治之。（97）（《伤寒论·辨太阳病脉证并治》）

　　得病六七日，脉迟浮弱，恶风寒，手足温。医二三下之，不能食，而胁下满痛，面目及身黄，颈项强，小便难者，与柴胡汤，后必下重；本渴，饮水而呕者，柴胡汤不中与也，食谷者哕。（98）（《伤寒论·辨太阳病脉证并治》）

　　伤寒四五日，身热恶风，颈项强，胁下满，手足温而渴者，小柴胡汤主之。（99）（《伤寒论·辨太阳病脉证并治》）

　　伤寒，阳脉涩，阴脉弦，法当腹中急痛，先与小建中汤；不差者，小柴胡汤主之。（100）（《伤寒论·辨太阳病脉证并治》）

　　伤寒中风，有柴胡证，但见一证便是，不必悉具。凡柴胡汤病证而下之，若柴胡证不罢者，复与柴胡汤，必蒸蒸而振，却复发热汗出而解。（101）（《伤寒

论·辨太阳病脉证并治》)

伤寒十三日不解，胸胁满而呕，日晡所发潮热，已而微利。此本柴胡证，下之以不得利，今反利者，知医以丸药下之，此非其治也。潮热者，实也，先宜服小柴胡汤以解外，后以柴胡加芒硝汤主之。(104)(《伤寒论·辨太阳病脉证并治》)

妇人中风，七八日，续得寒热，发作有时，经水适断者，此为热入血室，其血必结，故使如疟状，发作有时，小柴胡汤主之。(144)(《伤寒论·辨太阳病脉证并治》)

伤寒五六日，头汗出，微恶寒，手足冷，心下满，口不欲食，大便硬，脉细者，此为阳微结，必有表，复有里也。脉沉亦在里也。汗出为阳微，假令纯阴结，不得复有外证，悉入在里，此为半在里半在外也。脉虽沉紧，不得为少阴病，所以然者，阴不得有汗，今头汗出，故知非少阴也，可与小柴胡汤。设不了了者，得屎而解。(148)(《伤寒论·辨太阳病脉证并治》)

伤寒五六日，呕而发热者，柴胡汤证具，而以他药下之，柴胡证仍在者，复与柴胡汤。此虽已下之，不为逆，必蒸蒸而振，却发热汗出而解。若心下满而硬痛者，此为结胸也，大陷胸汤主之。但满而不痛者，此为痞，柴胡不中与之，宜半夏泻心汤。(149)(《伤寒论·辨太阳病脉证并治》)

阳明病，发潮热，大便溏，小便自可，胸胁满不去者，与小柴胡汤。(229)(《伤寒论·辨阳明病脉证并治》)

阳明病，胁下硬满，不大便而呕，舌上白苔者，可与小柴胡汤。上焦得通，津液得下，胃气因和，身濈然汗出而解。(230)(《伤寒论·辨阳明病脉证并治》)

阳明中风，脉弦浮大而短气，腹都满，胁下及心痛，久按之气不通，鼻干，不得汗，嗜卧，一身及目悉黄，小便难，有潮热，时时哕，耳前后肿，刺之小瘥，外不解，病过十日，脉续浮者，与小柴胡汤。(231)(《伤寒论·辨阳明病脉证并治》)

本太阳病不解，转入少阳者，胁下硬满，干呕，不能食，往来寒热，尚未吐下，脉沉紧者，与小柴胡汤。(266)(《伤寒论·辨少阳病脉证并治》)

呕而发热者，小柴胡汤主之。(379)(《伤寒论·辨厥阴病脉证并治》)

伤寒瘥以后，更发热，小柴胡汤主之。脉浮者，以汗解之，脉沉实者，以下解之。(394)(《伤寒论·辨阴阳易瘥后劳复病脉证并治》)

呕而发热者，小柴胡汤主之。(15)(《金匮要略·呕吐哕下利病脉证治第十七》)。

产妇郁冒，其脉微弱，呕不能食，大便反坚，但头汗出。所以然者，血虚而厥，厥而必冒。冒家欲解，必大汗出。以血虚下厥，孤阳上出，故头汗出。所以产妇喜汗出者，亡阴血虚，阳气独盛，故当汗出，阴阳乃复。大便坚，呕不能食，小柴胡汤主之。（2）（《金匮要略·妇人产后病脉证治第二十一》）

妇人中风，七八日续来寒热，发作有时，经水适断，此为热入血室，其血必结，故使如疟状，发作有时，小柴胡汤主之。（1）（《金匮要略·妇人杂病脉证并治第二十二》）

【组成用法】柴胡半斤　黄芩三两　人参三两　半夏半升（洗）　甘草（炙）　生姜各三两（切）　大枣十二枚（擘）

上七味，以水一斗二升，煮取六升，去滓，再煎取三升，温服一升，日三服。若胸中烦而不呕者，去半夏、人参，加瓜蒌实一枚；若渴，去半夏加人参，合前成四两半，栝楼根四两；若腹中痛者，去黄芩加芍药三两；若胁下痞硬，去大枣加牡蛎四两；若心下悸，小便不利者，去黄芩加茯苓四两；若不渴，外有微热者，去人参加桂枝三两，温覆微汗愈；若咳者，去人参、大枣、生姜，加五味子半升，干姜二两。

【方证释义】小柴胡汤为和解少阳之首剂，是治少阳胆火内郁，枢机不利之主方。方中柴胡味苦微寒，气质轻清，能疏解透达少阳经中之邪热，为本方主药，故用量最重；黄芩苦寒味重，能清少阳胆腑之邪热而除胸腹烦满。二药相合，经腑同治，清疏并行，使气郁得达，火郁得发，枢机通利，胆腑清和，半表之邪从外而解，半里之热从里而彻。半夏配生姜辛开之中寓有降胃气之功，能调理脾胃，降逆止呕。人参、炙甘草、大枣甘温益气和中，不但能扶正祛邪，防止邪气内传入里，而且可抑制柴胡，黄芩之苦寒，以防伤脾胃之气。全方寒温并用，升降协调，攻补兼施，共奏疏利三焦、调达上下、宣通内外、和调气机之功，是和解之良剂，后世称其为"和剂之祖"。

本方用去滓再煎之法，乃因方中药物性味有寒温之差，苦甘辛之异，功用又有祛邪扶正之别，去滓再煎可使诸药气味醇和，有利于透邪外达，而无敛邪之弊，正如徐灵胎云："再煎则药性和合，能使经气相融，不复往来出入。"

少阳病，其邪在半表半里之间，病势不定，病情变化多端，故张仲景又指出了七个或然症及其治疗，为后世开拓思路、灵活用方提供了范例。如"胸中烦而不呕"，是病位偏上，邪热聚于胸膈而未犯胃腑，胃气尚和，故去人参之甘温补益，恐其助热，不呕故去半夏之辛散降逆，加瓜蒌实以清热荡实而止胸中烦。"若渴"，系胃虚津缺，津伤化热，热又反过来灼津所致，故去辛燥之半夏，加重人参用量以益气生津，加瓜蒌根甘苦微寒以清热生津。"若腹中痛者"，是肝胆气郁，横逆乘脾，脾络不和，故去苦寒之黄芩以免伤及脾阳，加柔肝缓急止痛之芍药能于土中泻木，和脾络而止腹痛。"若胁下痞硬"，乃三焦水道不利，水饮结聚于胸胁，少阳经气不利所致，故去甘温补益之大枣，以防甘能壅满之弊，加味咸之牡蛎以软坚散结。"若心下悸、小便不利者"，是三焦决渎失常，水饮内停，膀胱气化不行，故去黄芩以防其凝聚寒饮之弊，加茯苓淡渗利水、宁心定悸。"若不渴，外用微热者"，是里热未盛而兼表邪未解，故去人参之甘温壅补，以防恋邪不解，加桂枝且温覆微汗以解表。"若咳者"，乃肺寒气逆，故加干姜之辛热以祛里寒，五味子之酸温以敛肺止咳，去人参、大枣以免生壅滞，去生姜以防其辛散走而不守而不利于温里寒。

四气五味归经分析见表6-3-1。

表6-3-1 小柴胡汤性味归经表

分类 \ 药物	柴胡	黄芩	人参	半夏	炙甘草	生姜	大枣
四气	微寒	寒	微温	温	平	微温	温
五味	辛、苦	苦	甘、微苦	辛	甘	辛	甘
归经	肝、胆、肺	心、肺、肝胆、大肠	脾、肺、心	肺、脾、胃	心、肺、脾、胃	肺、脾、胃	心、脾、胃

全方7味药物中，四气结果为4温2寒1平，该方属温剂。7味药物中3味为甘，3味为辛，3味为苦，即为辛、甘、苦味为主。7味药物中5味归经脾胃，2味归经在肝胆，表明该方作用的脏腑主要在肝胆与脾胃，有疏肝利胆，健脾和胃之功。

【功用】和解少阳。

【适应范围】

1.原著适应证

少阳病。临床症见：往来寒热，不欲饮食，口苦目眩，咽干口渴，胸胁苦满，恶心呕吐，舌红或尖红，苔白或黄或腻，脉弦或弦细等。

2.现代临床应用

本方临床应用范围广泛，临床可用于治疗胁痛、发热、咳嗽、水肿、黄疸、便秘、鼓胀、失眠、胃脘痛、眩晕、淋证、胸痹等多种病症，证属少阳胆火内郁、枢机不利者。根据文献报道，现代临床运用本方化裁治疗多种疾病。①消化系统疾病：如急慢性胆囊炎、急性胃肠炎、慢性病毒性肝炎、肝硬化腹水、急性胰腺炎、胃溃疡、胆汁反流性胃炎、胆结石、慢性胆管炎、十二指肠溃疡、顽固性膈肌痉挛、十二指肠壅积综合征、神经性呃逆、肠易激综合征、糖尿病胃肠功能紊乱、习惯性便秘、原发性胆汁性肝硬化、非酒精性脂肪肝、酒精性肝病、溃疡性结肠炎、功能性消化不良等。②呼吸系统疾病：如急性胸膜炎、渗出性胸膜炎、急慢性支气管炎、支气管肺炎、过敏性哮喘、上呼吸道感染、支气管哮喘、结核性胸膜炎等。③心血管系统疾病：如冠心病、病毒性心肌炎、心房纤颤、频发性室性早搏、心律失常、风湿性心脏病等。④神经系统疾病：如神经性头痛、神经官能症、多发性神经炎、癫痫、血管神经性头痛、三叉神经痛等。⑤内分泌系统疾病：如2型糖尿病、甲状腺功能亢进、甲状腺功能减退症、甲状腺结节、甲状腺癌、亚急性甲状腺炎等。⑥妇科疾病：如绝经前后诸症、功能性子宫出血、子宫内膜异位症、慢性盆腔炎等。⑦五官科疾病：如鼻窦炎、副鼻窦炎、梅尼埃病、突发性耳聋、急性化脓性中耳炎、前庭神经元炎、扁桃体炎、急性卡他性中耳炎、急性咽炎、变应性鼻炎、视神经炎、单纯疱疹病毒性角膜炎、急性虹膜睫状体炎等。⑧皮肤病：如脂溢性脱发、斑秃、荨麻疹、过敏性皮炎、银屑病、带状疱疹、带状疱疹后遗肋间神经痛、痤疮、黄褐斑、斑秃、荨麻疹、神经性皮炎、慢性湿疹、外阴瘙痒症、日光性皮炎等。⑨泌尿系统疾病：如急慢性肾小球肾炎、肾病综合征、糖尿病肾病、慢性肾功能衰竭、泌尿系感染、尿道综合征、慢性前列腺炎、血精症、前列腺增生症等。⑩其他：如阑尾炎、原发性血小板减少性紫癜、成人Still病、类风湿关节炎、系统性红斑狼疮、恶性肿瘤等。

【类方比较】大柴胡汤（《伤寒论》）　组成：柴胡半斤，黄芩三两，芍药三两，半夏半升，生姜五两，枳实四枚，大枣十二枚。功效：和解少阳、兼泻里热。主治：少阳病兼阳明燥结里实证。

大柴胡汤是小柴胡汤合小承气汤加减而成。因无里虚，且阳明燥结里实已成，故于小柴胡汤中去人参、甘草之甘温壅补，以免补中益邪；又因其病位主要在心下胃脘，故于小承气汤中大黄用量减半，并去泄满之厚朴，其意在于通里泄热；加芍药敛阴和营，柔肝缓急止痛；因呕不止，故加重生姜用量。方中柴胡、黄芩和解少阳；大黄、枳实泻下热结里实，行气导滞；半夏、生姜和胃降逆止呕；大枣甘缓和中；芍药缓急止痛；诸药合用，共奏和解少阳，通下阳明里实之功。

【现代研究】药理研究表明，小柴胡汤有多种作用。①抗乙肝病毒的作用：孙晓慧等研究发现加味小柴胡汤（小柴胡汤原方加黄芪、虎杖）对血清HBV-DNA水平及肝组织病毒标志物均有明显抑制作用。其降低HBV-DNA作用虽不及西药，但降低HBsAg、HBeAg却明显优于西药。进一步研究发现，加味小柴胡汤可通过调节或增强机体特异性免疫功能、降低 HBV-YMDD 变异率，防止 HBV 免逃避的发生，增强抗病毒疗效。②抗肝纤维化作用：胡睿等通过注射小白鼠四氯化碳橄榄油溶液诱导小白鼠肝纤维化，实验组予以小柴胡汤灌胃干预，发现小柴胡汤可以通过抑制转化生长因子-β（TGF-β）以及 Smad 信号通路并且激活 Nrf2/ARE 信号通路从而起到抑制肝星状细胞（HSCs）的增殖与活化，干预肝星状细胞激活，降低细胞外基质的产生，来达到阻碍肝纤维化的发生发展。帅峰则认为小柴胡汤显著减轻大鼠肝纤维化的作用机制可能是通过抑制 HSCs 以及抗氧化的作用来下调金属蛋白酶组织抑制剂-1（TIMP-1）mRNA 的表达从而起到降解细胞外基质（ECM）的作用。③防治急性肝损伤：动物实验可以明确大剂量的小柴胡汤或加味小柴胡汤可以起到治疗急性肝损伤的疗效，但目前对其作用机制还未完全明确，普遍认为小柴胡汤通过抗氧化及调节免疫的作用来治疗急性肝损伤，作用机制可能与其减少 IFN-γ 的分泌，调节淋巴因子，升高 GSH，激活 Nrf2 信号通路等有关。④肾脏保护作用：蔡亚宏等研究表明，小柴胡汤治疗慢性肾小球肾炎疗效确切，可改善患者中医症状，降低尿蛋白，保护肾功能，减轻炎性反应，是治疗慢性肾小球肾炎的有效方法。丁世永等研究发现小柴胡汤用于治疗慢性肾小球肾炎属少阳病者疗效显著，可以显著减少慢性肾炎患者的蛋白尿。该方减少蛋白尿的作用途径与调节机体 Th1/Th2 细胞平衡紊乱、改善 Th17 细胞功能、纠正调节活化正常 T 细胞表达和分泌的细胞因子的异常升高，从而减轻炎症有关。⑤抗肿瘤作用：研究表明，小柴胡汤可通过免疫调节、抑制细胞增殖、促进细胞凋亡、抗血管生成等多种途径达到抗肿瘤的作用，临床广泛用于治疗肝癌、乳腺癌、宫颈癌、胰腺癌、胃癌、子宫肌瘤等多种良、恶性肿瘤。⑥免疫调节作用：小柴胡汤对 T 细胞、B 细胞、NK 细胞及免疫相关细胞因子均有一定作用，对机体的免疫功能具有双向调节作用，对类风湿关节炎、系统性红斑狼疮等风湿免疫病有治疗作用。

此外，研究表明，小柴胡汤还具有抗衰老、抗炎、抗菌、保护胃黏膜等其他多种药理作用。

【肾病应用体会】临床上，小柴胡汤用于治疗多种慢性肾脏疾病，这是因为少阳病与肾病关系密切：①在病机方面，肾病多本虚而标实，少阳病枢机不利，正邪交争，也属本虚而标实。慢性肾脏病患者病程日久，正气亏虚，一感外邪，最易涉及少阳，以致正邪纷争，枢机不利，胆气内郁，出现少阳病，所谓"邪之所凑，其气必虚"，这与慢性肾脏病患者本虚的体质有很大关系。②水肿是肾系病的主要临床表现，手少阳三焦与水肿的发生关系密切。三焦是水液运行的通道，肺脾肾必须依赖三焦来实现水液的代谢输布。三焦气化通利，脏腑功能正常，则

"水精四布，五经并行"，三焦气化不利，津液不化，停滞于体内，浊液不能外排，则化为水饮、痰湿、湿热、瘀血等病理产物。因此，少阳三焦在慢性肾小球肾炎的中医发病机制中起到十分重要的作用。少阳病的主方小柴胡汤寒热并用，攻补兼施，可助正达邪、疏利三焦气机，使正气旺、气机畅，以达到扶正祛邪的目的。

小柴胡汤用于治疗肾系疾病，临床当根据病因、病机灵活加减变化。对于慢性肾炎，兼有膀胱气化不利者，常合五苓散，即柴苓汤；兼有阴虚水热互结者，常合猪苓汤；兼气虚者，常合防己黄芪汤；对于蛋白尿多的患者合水陆二仙丹（金樱子、芡实）、莲须等以收敛固涩；对血尿明显的患者则加小蓟、白茅根、藕节、仙鹤草、茜草等凉血止血；浮肿明显者，加茯苓、猪苓、车前子、泽泻、冬瓜皮等以利水消肿。治疗泌尿系结石，以小柴胡汤和芍药甘草汤加青皮、延胡索以疏利肝胆，行气止痛；冬葵子、金钱草、石韦、鸡内金、海金沙以排石化石；有瘀血征象者，则加泽兰、丹参、茜草等或合当归芍药散以活血化瘀；若肾阴虚明显可加用生地、旱莲草、知母、女贞子，从而滋养肾阴；若肾阳虚明显，可加菟丝子、沙苑子、仙灵脾等以益肾温阳；若热毒偏盛，可加半枝莲、土茯苓、白花蛇舌草、连翘，以清热解毒。

陈宝田教授将小柴胡汤、四物汤、五苓散合方，取名小四五汤，对于急性肾炎、慢性肾炎疗效优于越婢加术汤、防己黄芪汤、五苓散、真武汤、春泽汤、济生肾气丸等。认为小四五汤对消肿、消除蛋白尿和红细胞，以及改善全身状态，有疗效快而效果持久的特点，对于急慢性肾盂肾炎、膀胱炎、尿道炎，投以小四五汤，能较快地消除膀胱刺激的症状。小柴胡汤与五苓散合方组成柴苓汤对于治疗急慢性肾炎、肾病综合征、泌尿系感染等疗效显著。杜雨茂教授将柴苓汤即五苓散与小柴胡汤合方，作为临床治疗慢性肾衰三焦壅滞，气化不行证型的基本方，对于早中期慢性肾衰患者有较好疗效。于俊生教授临床善用小柴胡汤治疗慢性肾脏病。对于慢性肾炎患者在发病期间有持续不退的管型尿、蛋白尿及血尿现象，或可伴随高血压、浮肿等，虽然迁延不愈，但患者并无明显的虚像，湿热、瘀血也无显著表现，患者主要临床表现为咽干而痛、头昏目眩、纳差、心烦口苦、腰酸腰痛、胸胁胀满等，舌质红而情绪波动大，舌苔微腻或薄黄，脉弦细。于俊生教授通过升降枢机、和解少阳、清热解毒原理展开治疗，将小柴胡汤与升降散加减疗法合用，所用药物为太子参、黄芩、柴胡、僵蚕、甘草、蝉蜕、半夏、大黄、姜黄、香附、六月雪、蒲公英。对于早期与中期的慢性肾衰竭患者，其脏腑虚实症状并不典型，寒热见症不突出，患者病情比较稳定，仅表现出轻微的疲乏无力症状，或有口内黏腻不爽、口干口苦等表现，或出现小便不利、浮肿症状，甚至部分患者无证可辨，于俊生教授以"和解少阳"法，用小柴胡汤加减治疗。国医大师张琪运用小柴胡汤加减，治疗尿路感染，证属少阳外感，膀胱湿热，湿热之邪客于膀胱，气化失司，水道不利，兼外感之邪不解者。临床症见小便频数，点滴而下，尿道灼热刺痛，急迫不爽，尿色黄赤，伴恶寒发热，口苦咽干，恶心呕吐，舌苔白腻，脉弦数。治以疏解外邪、利水通淋。处方为生石膏50g，柴胡20g，瞿麦20g，萹蓄20g，车前子20g，黄芩15g，半夏15g，石韦15g，木通15g，大黄5g，甘草10g。

【肾病医案选录】

1. 小柴胡汤治疗肾病综合征案

计某，男，11岁。1989年11月3日初诊。患者于1年前外感咳嗽、咽痛后，突发尿少、全身浮肿，查尿蛋白定性（++++）。经儿科住院检查，诊断为肾病综合征。给予泼尼松治疗2周后尿蛋白消失。以后每当泼尼松减量，或在减量过程中遇感冒咳嗽、腹泻时，病情每有反复，期间虽已加服补肾健脾之类中药半年余，但无明显好转，仍需以每日口服泼尼松20mg维持。刻诊：面部臃肿如满月，眉毛色浓，口苦而干，腹痞满，神疲乏力，动易汗出，不耐寒热，口腔溃疡。舌苔黄腻，脉弦濡。此由药毒内蕴，扰乱脏腑气血功能，湿聚生热。治宜分利邪毒，调和脏腑。方用小柴胡汤合五苓散：柴胡10g，白术10g，半夏10g，泽泻10g，黄芩15g，猪苓15g，茯苓15g，党参15g，薏苡仁30g，石韦30g，益母草30g，玉米须30g，生甘草6g。上方调治1个月后，面部臃肿稍退，苔腻化薄，体质增强，续用原方加菟丝子、覆盆子继服，激素逐渐减量，4个月后停用激素。后多次尿检呈阴性，随访至今，病情未反复。

原按：本病例虽经泼尼松治疗后病情稳定，但不能完全撤除激素，另一方面由于激素长期应用后，机体功能失调，形成了寒热虚实错杂的复杂局面。治疗时既不宜温，亦不宜清，又不宜单纯补益。应从调和着手，调节脏腑功能，分利湿热邪毒，使疾病向愈。据现代药理研究表明小柴胡汤能刺激丘脑下部—垂体，使肾上腺皮质激素分泌增加，同时抑制肝脏的皮质激素代谢，增加血中内源性皮质浓度和皮质激素与受体的结合能力。［金仲达.小柴胡汤在肾脏病中的运用.陕西中医，1993，14（11）：514-515.］

2. 小柴胡汤治疗输尿管结石案

苏某，男，45岁，2003年12月1日初诊。患者右胁下疼痛，痛引右下腹，间歇发作3个月。B超检查、肝功能检查、心电图检查均未见异常。曾服用消炎药及

"逍遥丸""元胡止痛片"等药无效。刻下症见：右胁下疼痛、痛引右下腹，伴口苦纳差、小便涩滞、尿道微痛。舌淡苔薄白，脉细弦。查右侧输尿管走行区压痛。尿常规示：红细胞（+）。拟诊为"右侧输尿管结石"。证属少阳证，三焦不利。治以和解少阳、清利三焦、化石排石。处方：柴胡10g，黄芩10g，半夏10g，青皮10g，延胡索15g，白芍30g，炙甘草6g，冬葵子15g，金钱草30g，白茅根30g，石韦10g。4剂，每日1剂，水煎分2次服。

二诊2003年12月5日，服上方4剂后，口苦消失，疼痛部位下移至右侧下腹，牵引右侧腹股沟疼痛，小便时而涩滞不利。舌脉同前。继上方加鸡内金15g、车前草30g。3剂，服法同上。

三诊2003年12月8日，服上方2剂后疼痛消失，晨起小便时排出米粒大小石块一个。

原按：输尿管结石以腰腹疼痛常见，本例患者以右胁下疼痛为主，痛引右侧下腹部。尿常规示红细胞（+），且输尿管走行区压痛，故拟诊断为输尿管结石。疼痛部位为少阳胆经循行所过之处，并伴有口苦纳差、舌淡苔薄白，脉细弦等症，故张立医生辨证为少阳证，伴三焦不利。投以小柴胡汤和芍药甘草汤加青皮、延胡索以疏利肝胆，行气止痛，冬葵子、金钱草、石韦、鸡内金以排石化石。诸药合用则枢机运转，气机宣畅，三焦通畅。随访1年未复发。[颜惠萍.张立老师应用小柴胡汤验案举隅.甘肃中医学院学报，2005，22（03）：9-10.]

3.小柴胡汤治疗泌尿系感染案

阮某，女，52岁，退休工人。2005年1月15日就诊。10日前出现尿频、尿急、尿道疼痛、灼热等尿路刺激症状，发热，腰部以下空痛，且手足心热，烦躁，口苦，舌偏黯，苔薄黄腻，脉沉细无力。平素胃口较弱。3日前尿常规检查：白细胞（+），上皮细胞（+++）。中医诊断为淋证；西医诊断为泌尿系感染。处方宜小柴胡汤加减。药物组成：柴胡20g，黄芩10g，党参15g，炙甘草10g，半夏10g，生姜2g，大枣1枚，猪苓15g，茯苓30g，泽泻15g，滑石15g，竹叶5g，水煎服，每日1剂。服药4剂，患者症状均有好转，小便次数减少，尿量增多，腰空痛亦减轻。继服2剂后，患者上述症状明显减轻。服药11剂后，患者尿路刺激症状、腰部空痛及心烦口苦等症状消失。复查尿常规已恢复正常。

原按：根据患者临床表现及尿常规检查，中医诊断为淋证，西医学诊断为泌尿系感染。方取小柴胡汤合猪苓汤加减，去阿胶加竹叶。患者属于淋证，为何用小柴胡汤治疗呢？在小柴胡汤的或然证中有"小便不利"一症。小柴胡汤是和解少阳的主方，少阳统辖胆与三焦，三焦为决渎之官，乃水气通行的道路。邪入少阳，影响三焦水道通调，就会导致气化失常，出现小便不利。古人有"淋属少阳"之说，故用小柴胡汤治疗。患者舌苔薄黄腻，为湿热蕴结下焦，所以合用猪苓汤去阿胶加竹叶利水泄热通淋。方证相对，故取得较好疗效。[李晓丽.小柴胡汤临证治验3则.河北中医，2007，29（11）：999.]

4.小柴胡汤治疗慢性肾功能衰竭案

边某，男，22岁，初诊。以"发现尿检异常10个月"为主诉于2007年4月17日就诊。自诉10个月前受凉后出现咽痛、咳嗽、无发热，在陇县县医院查尿常规示：尿蛋白（+++），隐血（+），诊断为"急性肾小球肾炎"。后间断服药，症状消失，但其后尿常规一直存在异常。就诊时见：体温37.8℃，面色苍白少华，双眼睑浮肿，口干口苦，恶心、泛酸纳差，全身乏力，腰部疼痛，舌质淡，苔薄黄少润，脉象虚弦，双下肢轻度水肿。血压130/100mmHg，血红蛋白112g/L，尿蛋白（+），肾功能：尿素氮16.47mmol/L，肌酐228.9μmol/L，二氧化碳结合率：19.1mmol/L。西医诊断为慢性肾功能衰竭（失代偿期）；中医诊断为关格。证属脾肾亏虚，水湿内停。治宜健脾益肾、行气利水。方用参芪小柴胡汤加减：柴胡15g，黄芩10g，法半夏10g，生姜10g，党参20g，黄芪30g，茯苓20g，当归10g，大黄10g，山萸肉10g，益母草15g，车前子20g，牛膝10g，生熟地10g，丹参20g，芡实15g。7剂，每日1剂，水煎服。灌肠方：制附片10g，生大黄30g，蒲公英30g，丹参30g，生牡蛎30g，生槐花30g。每日1剂，每晚灌肠。7剂后：体温37.2℃，腰痛，双眼睑浮肿明显减轻，大便畅，仍有头晕不适、乏力、恶心。上方去芡实、益母草，加黄连10g，杜仲10g，麦冬10g。继续灌肠。14剂后，浮肿消失明显，纳食可，恶心明显减轻。尿常规：尿蛋白（+）；肾功能：尿素氮16.02mmol/L，肌酐129.9μmol/L，钾离子5.84mmol/L。坚持治疗，至今半年余。定期门诊复查，肌酐一直在130μmol/L左右。

原按： 本病久病及肾，导致脾肾两虚，脾健运失司，肾开阖不利，湿浊羁留，正气日虚，脾肾由虚及损，最后出现脾肾衰败，浊邪壅塞三焦，瘀血阻滞经脉，以致清阳不升，浊阴不降。本病为本虚标实、寒热错杂之证。患者禀赋薄弱，肾失其用，浊毒不能下泄，致湿毒内停上泛，则恶心、泛酸、纳差，肾虚不能温煦脾阳，脾阳不振，三焦疏泄失司，水湿内停则水肿。患者又外感风寒，而正气已虚，无力祛邪外出，邪气处于半表半里之间，故发热。治则应在补肾益气的基础上，用和解法，攻补兼施，疏利三焦，调达上下寒热并用。慢性肾衰西医学尚无较好的方法，大多是对症治疗。马居里教授运用中医辨证论治充分发挥了中医药在控制肾功能进一步恶化方面的独到之处，提高了患者的生活质量。[张璇，向

英歌.马居里应用小柴胡汤加减治疗泌尿系疾病经验.中医药临床杂志，2008，20（05）：437-438.］

5.小柴胡汤治疗慢性肾小球肾炎案

林某，男，20岁。1985年9月17日入院。因浮肿5个月余伴少尿9天入院。血压140/100mmHg。尿常规：尿蛋白（+++），白细胞3~4个/HP，红细胞0~1个/HP。诊断为慢性肾炎。给予利尿、扩肾血管、激素、消炎等治疗，效果不显，转中医治疗。症见：两下肢凹陷性浮肿，腹胀如鼓伴腹痛，肠鸣辘辘，矢气频频，得矢气胀痛稍减，旋即如故，伴口苦咽干，眩晕，干呕食欲缺乏，时寒战，舌淡苔薄白，脉沉迟弦细。证属少阳枢机不利，水滞三焦。治宜和解少阳，化气行水。方为柴胡25g，半夏12g，白芍15g，党参15g，甘草10g，熟附片10g，白术12g，泽泻15g，茯苓15g，汉防己12g，生姜5片，大枣12枚。服8剂全身蒸蒸汗出，小溲如泉，浮肿尽退，脉转弦缓而长，舌质转红。尿常规：尿蛋白（+）。上方去白术、泽泻、茯苓、防己，加山药20g，芡实20g，生地25g，龙骨25g，牡蛎25g。继服5剂，血压110/70mmHg。尿蛋白微量，红白细胞（-），临床治愈出院。

原按：本例初诊有口苦、咽干、目眩、苔白、脉弦等少阳见证，故投以小柴胡汤，加泽泻、防己、茯苓、白术，以疏利三焦，通调水道，利水消肿；附子温肾以助气化，诸药合用，则少阳邪散郁开，三焦水去，枢机转运，出现汗出溲通之"鬼门"开，"净腑"洁的佳兆，继而肿退，脉转弦缓而长。遂去泽泻、防己、茯苓、白术等利水之品，加山药、芡实、生地、龙骨、牡蛎养阴收涩之品善后，尿蛋白转微，血浆蛋白及血压恢复正常，收效甚捷。［孙建新.伯运田老中医运用小柴胡汤的经验.辽宁中医杂志，1987，（04）：3-4.］

第四节　肾病太阴经证治

太阴经指足太阴脾经、手太阴肺经及其所络属的脏腑而言，并与足阳明胃经、手阳明大肠经相为表里。太阴的脏腑有脾与肺。脾居中焦，在五行属土，六气为湿，功司运化，包括运化水谷精微和运化水湿两个方面。脾与胃同居中焦，为后天之本，互为表里，关系十分密切。二者一脏一腑，一阴一阳，一湿一燥，一运一纳，一升一降，生理上相互配合，共同完成饮食水谷的受纳、腐熟、运化和输布；病理上也会相互影响而传变。火可暖土，肾司二便，肾为先天之本，脾为后天之本，少阴真阳的盛衰影响着太阴脾的功能。

太阴病的成因有传经和直中两种途径。传经者多因三阳病失治、误治，损伤脾阳而致。如太阳病、少阳病误用苦寒攻下，邪陷太阴；或阳明病清下太过，伤败脾阳而病转太阴。直中者皆由脾阳素弱，内伤生冷，或寒湿邪气直犯中焦而致。

太阴病属六经病症中期的虚寒证阶段，是三阴病的初始阶段。脾阳虚弱，寒湿内盛是太阴病的基本病机。太阴病本证，以腹满而吐，食不下，时腹自痛，自利益甚，口淡不渴，舌淡苔白，脉缓弱等中焦虚寒证为主要表现。

太阴病的治疗，张仲景提出"当温之"的原则，即温中散寒、健脾燥湿，理中汤（丸）、四逆汤是其代表方。病属里虚寒证，故汗、吐、下诸法当为禁忌。

太阴病是三阴病的初始阶段，其仅属中焦脾虚寒湿证，阳虚程度较轻，病变局限，一般预后较好。太阴病的转归主要有三个方面，一是治疗得当或自身阳气恢复，其病得愈。二是太阴病过用温燥，或寒湿郁久化热，阳复太过，可转属阳明。三是太阴病失治误治，阳衰加重，病邪内传少阴或厥阴，病情恶化。

肾病发展至太阴阶段者，多已进入慢性期。病至太阴，肺脾气虚，水湿不能布运而内聚外溢，故多有面目浮肿，或全身浮肿，或下肢浮肿较甚，或午后下肢微肿，病势较缓，但水肿反复发作。中气下陷，统摄无权，则精微下漏而见大量蛋白尿。同时伴神疲体倦，乏困无力，气短自汗，食欲缺乏恶心，食后腹胀，大便溏泄，舌淡胖边有齿痕，脉沉缓弱无力等。治宜补脾益肺、利水消肿。常见方证为防己黄芪汤证、防己茯苓汤证、理中汤证、苓桂术甘汤证、黄芪桂枝五物汤证等。

◆　防己黄芪汤　◆

【原文】风湿，脉浮，身重，汗出恶风者，防己黄芪汤主之。（22）（《金匮要略·痉湿暍病脉证并治第二》）

风水，脉浮，身重，汗出恶风者，防己黄芪汤主之。腹痛者加芍药。（22）（《金匮要略·水气病脉证并治第十四》）

【组成用法】防己一两　黄芪一两一分（去芦）　甘草半两（炒）　白术七钱半上挫麻豆大，每抄五钱匕　生姜四片　大枣一枚

水半盏，煎八分，去滓，温服，良久再服。喘者加麻黄半两，胃中不和者加芍药三分，气上冲者加桂枝三分，下有陈寒者加细辛三分。服后当如虫行皮中，从腰下如冰，后坐被上，又以被绕腰以下，温令微汗，差。

【方证释义】防己黄芪汤为治疗风水表虚证的代表方。方中防己味苦辛，性寒，主入肺、脾、膀胱经，其苦寒降泄，能利水消肿，使水湿下行，味辛能散，功可祛风，以驱外袭之风邪。黄芪味甘性温，入肺脾二经，具升发之性，能补气

升阳，固表止汗，利水消肿。黄芪善走肌表，是治疗表虚及虚性水肿的要药。黄芪于方中重在扶正，补肺健脾，益气固表，并有利水消肿之功，一举三得，与防己配伍，消补兼施，相得益彰，共奏益气利水祛风之功，同为君药。白术，味苦甘，性温，入脾胃经，甘温补中，苦可燥湿，是补脾燥湿要药。盖脾为营卫生化之源，又主运化水湿，脾气得健则水湿可利，肌表可固，所以又有利水固表止汗之功。白术作为方中臣药，不仅健脾补中，助脾运化水湿，而且与黄芪相须为用，更有实卫之功。方中以甘温之炙甘草为使，益气健脾，调和药性。大枣甘温质柔，功可补脾和胃，益气调营。生姜味辛微温，既能发散风寒，又能宣散水气，更增防己、黄芪利水之功。六药相伍，可使肺脾气旺，表固湿去。

四气五味归经分析见表6-4-1。

表6-4-1　防己黄芪汤性味归经表

药物 分类	黄芪	防己	生姜	大枣	白术	炙甘草
四气	微温	寒	微温	温	温	平
五味	甘	苦、辛	辛	甘	苦、甘	甘
归经	脾、肺	膀胱、肾、脾	肺、脾	脾、胃	脾、胃	心、肺、脾、胃

全方6味药物中，四气结果为1寒4温1平，结合剂量，该方属温剂。6味药物中4味为甘，两味为辛，即以甘味为主，重在益气健脾。6味药物中全部归经都在脾，3味归肺经，表明该方作用脏腑主要在脾、肺，能够补益脾肺之气固表。

【功用】益气固表、利水除湿。

【适应范围】

1.原著适应证

风水表虚证。临床症见：颜面或四肢浮肿，身体困重，汗出，恶风，舌体胖大或边有齿痕，苔白腻，脉浮等。

2.现代临床应用

本方临床应用范围广泛，临床可用于治疗水肿、痹证、泄泻、汗证、鼓胀等多种病症，证属气虚水湿内停者。根据文献报道，现代临床运用本方化裁治疗下列疾病。①循环系统、免疫性疾病：如慢性心衰、风湿性关节炎、类风湿关节炎、风湿性心脏病等。②代谢性疾病：如痛风、高脂血症、肥胖症、内脏脂肪型糖尿病等。③消化系统疾病：如肝硬化腹水、慢性腹泻等。④泌尿系统疾病：如急慢性肾小球肾炎、肾病综合征、肾盂肾炎、间质性肾炎、糖尿病肾病、狼疮性肾炎慢性肾功能衰竭等。⑤其他：如特发性水肿、骨折后低张性水肿等疾病。

【类方比较】**防己茯苓汤（《金匮要略》）** 组成：防己三两，黄芪三两，桂枝三两，茯苓六两，甘草二两。功用：益气通阳利水。主治：皮水气虚阳遏。

防己茯苓汤即防己黄芪汤去白术加桂枝、茯苓而成。防己黄芪汤治风水表虚，脉浮身重，汗出恶风，故用白术助黄芪健脾益气，实卫止汗。本方治皮水而四肢浮肿，皮肉颤动，故用桂枝、茯苓通阳利水，重在除湿行阳，用于皮水而兼阳虚者，症见四肢、皮肤肿甚，四肢聂聂动者。

【现代研究】药理研究表明，防己黄芪汤有多种作用。①肾功能保护作用：陈春艳等发现防己黄芪汤可改善阿霉素致肾病大鼠模型的症状，表现为降低其24小时尿蛋白、升高血浆蛋白水平、降低胆固醇和三酰甘油水平、保护足细胞，研究认为防己黄芪汤保护肾脏作用可能是通过改善脂质代谢紊乱和提高肾小球足细胞特异性蛋白nephron表达而实现的。符强等研究发现防己黄芪汤减少阿霉素致肾病大鼠模型尿蛋白的作用可能与调节肾组织乙酰肝素酶（HPA）表达，进而保护足细胞受损有关。张常明等发现防己黄芪汤对阿霉素肾病模型大鼠肾功能具有一定的保护作用，可能与其降低肾组织白介素–6（IL–6）浓度、提高肾组织转化生长因子β（TGF–β1）浓度有关。俞东容等通过实验发现防己黄芪汤能明显改善阿霉素肾病大鼠蛋白尿，这可能与其对足细胞关键结构nephron、podocin表达的调节有关。陈洪宇等发现阿霉素肾病大鼠存在单核细胞趋化蛋白–1（MCP–1）mRNA转录和蛋白水平的异常，MCP–1表达的增加可能是阿霉素肾病蛋白尿产生的重要因素之一，临床上应用防己黄芪汤加减治疗慢性肾病可能是通过降低蛋白尿、改善肾病理、抑制MCP–1的表达而发挥肾保护作用。俞东容等采用经典的单侧输尿管结扎（UUO）致肾间质纤维化模型，用防己黄芪汤进行干预。结果显示，防己黄芪汤可显著降低UUO大鼠血尿素氮，使血白蛋白升高，肾小管间质纤维化程度亦较模型组显著减轻，同时，防己黄芪汤可使UUO大鼠肾小管和肾间质成纤维细胞标志蛋白α–SMA、细胞外基质的重要组成Fn的蛋白和基因表达显著降低，提示防己黄芪汤通过抑制α–SMA表达和Fn的产生，减轻肾间质纤维化。并发现去甘草汤组与原方一样，改善了肾间质纤维化的多项指标，显著下降血尿素氮水平，提示防己黄芪去甘草汤可能有更优越的肾保护作用。②抗炎镇痛作用：闫艳等研究证实防己黄芪汤具有抗炎镇痛作用，其比较防己黄芪汤合煎与分煎的药效差异，发现防己黄芪汤合煎与分煎在抗炎镇痛方面差异无统计学意义。从而认为，临床上服用防己黄芪汤组成成分的浓缩颗粒具有相似的抗炎镇痛作用。

此外，研究表明防己黄芪汤还有抗凝、抗动脉硬化、降血脂、利尿等多种作用。

【肾病应用体会】防己黄芪汤广泛应用于治疗慢性肾炎、肾脏综合征等多种肾脏疾病，疗效确切，但临床应用不应受西医病名的限制，重点的是掌握该方的辨证要点。伍炳彩教授根据防己黄芪汤的方证，并结合自己多年的临床经验，总结了该方应用的辨证要点：①汗多，动辄汗出，汗出不彻，汗出恶风。②浮肿身重。③脉浮。④舌苔偏厚。以上为必具症状，在不同的病证中，又可见如下症状（有时甚至以这些症状为主诉）：①身痛或关节痛，变天时加重。②身肿，多为头面部先肿。③口黏。④胸闷气短。⑤腹胀，餐后加重。⑥小便不利。⑦大便稀溏，次数增多，饮食稍不注意即腹泻，大便黏腻不爽。⑧精神不振，头部昏沉。⑨容易感冒，特别怕风。⑩舌质淡红，舌体胖大，边有齿印。使用该方时要注意方中主药防己的肾毒性。木防己含有马兜铃酸，研究发现在药效剂量范围内就具有一定的肾毒性，且其肾毒性主要与近曲小管病变有关。粉防己在等剂量下未见明显肾脏毒性表现，因此使用该方时建议选择粉防己。黄芪大补肺脾之气，试验研究表明黄芪可降低肾病患者尿蛋白，对于伴有大量蛋白尿者，须重用黄芪方可显功，常用剂量为30~50g。生黄芪偏于走表，补中有动；炙黄芪偏于走里，以温补见长。临证时可根据证之虚实寒热加以选择。遇有热象，以生黄芪为主，可防炙黄芪重用导致滞气助热之偏；若遇气血亏虚，中阳不足者，又以炙黄芪为用；亦可根据病情生黄芪、炙黄芪同用。对于慢性肾脏病尿蛋白明显者，可加金樱子、芡实、沙苑子、莲子等收敛固涩；血尿明显者可加蒲黄炭、小蓟炭、白茅根、侧柏炭等收敛止血；伴有气短纳少、大便溏薄、倦怠乏力等脾虚者，可合四君子汤；伴有腰以下肿甚，腰膝冷痛酸重等肾阳不足者，予金匮肾气丸或真武汤合用加减，或加淫羊藿、巴戟天、补骨脂、菟丝子等温补肾阳之品；水肿而伴咽干口燥、烦热口渴、虚烦、腰膝酸软、舌红少苔、脉细数者等肾阴虚表现者，可合用猪苓汤、滋肾通关丸、二至丸、六味地黄丸等养阴清热；兼瘀血者，常合用当归芍药散、桂枝茯苓丸，或加益母草、泽兰等；对于水肿明显，水气壅滞三焦，小便不利者，合用五苓散、五皮饮、鸡鸣散等以利三焦水气，或加入车前子、白茅根、冬瓜皮、大腹皮等。

【肾病医案选录】

1.防己黄芪汤治疗慢性肾炎案

李某，男，39岁，技术员。患者因出现颜面及下肢浮肿，尿常规：尿蛋白（+++），在某市第一医院诊治，诊断为"慢性肾小球肾炎"，经用泼尼松治疗1个月余，浮肿消，尿检正常。出院后不到2周又浮肿，尿蛋白（++++），伴神疲乏力，怕风，易出汗，汗出不能下达至踝，腰部酸痛，纳差，小便淡黄，大便软，舌苔白、舌偏淡，脉濡寸浮。以防己黄芪汤加杜仲、桑寄生、薏苡仁，经治半年余，诸症除，1年后随访，尿常规正常。

原按： 伍炳彩教授认为使用防己黄芪汤重点是掌握该方的辨证要点。根据多年的临床经验，结合该方的病机，伍炳彩教授认为该方的辨证要点为：①汗多，动辄汗出，汗出不彻，汗出恶风。②浮肿，身重。③脉浮。④舌苔偏厚。该患者以水肿为主要表现，伴有汗出、恶风、疲倦乏力、脉浮等证候，与防己黄芪汤的辨证要点相吻合，故选用防己黄芪汤治疗，患者兼有腰部酸痛，存在肾气亏虚，故加杜仲、桑寄生补肾，同时加薏苡仁加强健脾除湿的作用。方证相应，故取得了较好的临床疗效。[伍建光.伍炳彩应用防己黄芪汤的经验.江西中医药，2010，41（335）：16-17.]

2.防己黄芪汤治疗肾病综合征（微小病变）案

黄某，男，17岁，因颜面及双下肢间断水肿7个月余就诊。患者2017年5月无明显诱因出现双下肢水肿，伴小便泡沫增多，于省人民医院诊治，查尿液分析示：尿蛋白（++++），尿隐血（+++）；肝肾功能示：肌酐202μmol/L，白蛋白18.85g/L；双肾彩超示双肾体积增大；肾穿刺活检提示微小病变型肾小球肾炎。先后接受激素、他克莫司等免疫抑制剂治疗，期间复查尿液分析提示尿蛋白转阴，但病情时有反复，遂求诊于王小琴教授接受中医治疗，2017年10月18日初诊，诉1周前因受凉后出现双下肢浮肿，渐延及颜面部，查尿液分析示尿蛋白（+++），尿隐血（++）。刻下症：颜面及双下肢浮肿，小便泡沫较多，纳差，睡眠欠佳，大便稀溏。舌红边有齿印苔薄白，脉沉细软。西医诊断为肾病综合征微小病变型肾小球肾炎；中医诊断为水肿病，证属风湿内扰兼脾虚湿侵。治以祛风除湿、健脾利水。方以防己黄芪汤合五苓散加减：汉防己15g，生黄芪20g，炒白术15g，茯苓15g，茯苓皮15g，党参15g，桂枝10g，猪苓15g，车前子15g，薏苡仁30g，砂仁（后下）6g，木香10g，甘草6g，山茱萸15g，共5剂，每日1剂，水煎服，分2次温服。

二诊2017年10月25日：自诉诸症较前缓解，颜面部及双下肢轻度浮肿，小便泡沫多，纳可，大便可，舌红边有齿印苔薄黄，脉沉细。尿常规：尿隐血（++），尿蛋白（++）。在前方基础上加炙麻黄6g，连翘15g，赤小豆30g，金樱子30g，芡实30g，白及10g，共10剂，水煎服，每日1剂。

三诊2017年11月8日：患者颜面部浮肿消退，双下肢轻度浮肿，小便泡沫少许，舌红苔薄白，脉沉缓。尿常规：尿蛋白（+），尿隐血（+）。在前方基础上加丹参10g、白花蛇舌草15g，共5剂，水煎服，每日1剂。

2017年11月15日四诊：患者诉无特殊不适，双下肢浮肿不明显，舌淡苔白脉弦。尿常规：尿隐血（－），尿蛋白（±）。效不更方，随症加减，随访至今，尿蛋白波动在（－~＋）之间，颜面及双下肢水肿未复发。

原按： 该患者久病，体虚表气不固以致风寒湿之邪外侵，病邪入里，湿邪困脾，脾失健运无以运化水湿，泛溢肌肤则见水肿；脾虚不能升清，"清气在下，则生飧泄"，故见大便稀溏。风湿乘虚内扰于肾，引起精室失藏下泄导蛋白尿，大量泡沫则为风邪鼓动所致，治宜益气祛风除湿兼健脾利水，方选防己黄芪汤合五苓散加减。防己配伍黄芪，益气固表而祛风，健脾行湿而利水；炒白术健脾燥湿，桂枝通阳化气，性热专注流通，州都温暖，水湿自从小便而去，茯苓、猪苓利水渗湿，猪苓亦可育阴清热，甘草调和诸药且能补土制水。因患者脾虚湿盛，水肿难以速消，故加用车前子、薏苡仁增强健脾渗湿之功；党参补养中气，调和脾胃；茯苓皮长于治皮肤水肿。脾胃同居中焦，为气机升降之枢纽，木香、砂仁相伍，擅理中焦气滞，中焦气机得畅，水液精微得以输布，则尿蛋白可去。《景岳全书》记载："山茱萸，味酸涩，入肝肾二脏，能固阴补精，壮阴气。"蛋白质长期从尿液亡失，日久耗伤肾精，故配伍山茱萸补益肝肾、涩精固脱，全方相伍，标本兼顾，攻补兼施，使邪去而正安。二诊时，水肿较前缓解，舌边齿印持续未消且舌质偏黄，此患者自外感风寒起病，风与湿邪合而为病，故加用麻黄、连翘、赤小豆，三药相伍，具有清湿热、祛风邪之功。患者小便泡沫仍持续偏多，考虑前方固涩之力不足，联用金樱子、芡实补脾益肾、收涩固精；白及性涩而收，既可助前两药固涩之力，亦可收敛止血。三诊时患者诸症明显缓解，考虑此患者病程日久，久必有瘀，故加用丹参、白花蛇舌草以活血通络。四诊时水肿之症已除，尿液分析提示尿蛋白逐渐转阴，效不更方，随症加减，患者规律复诊至今，病情趋于稳定。［吴成态，邓惠文，王小琴.王小琴治疗肾性蛋白尿经验.湖北中医药大学学报，2019，21（05）：108-110.］

3.防己黄芪汤治疗急性肾炎案

代某，男，55岁，2011年7月16日诊。头面浮肿，渐及四肢全身悉肿1周。西医诊断为"急性肾小球肾炎"，用中、西药治疗半个月无效。头面四肢肿胀，头痛，汗出恶风，骨节疼痛，小便不利，舌红苔薄白，脉浮。查尿常规：尿蛋白（＋＋），红细胞1~2个/HP，白细胞5~6个/HP。辨证为肺脾卫气俱虚之阳水，治宜固表实脾，利水除湿。方用防己黄芪汤加减：防己15g，黄芪20g，白术10g，甘草3g，大枣12g，生姜10g，木通10g。水煎服。服2剂后尿量增多，目面浮肿消退。效不更方，继服2剂后诸症消失，连续两次化验尿常规均正常。

原按：方中防己、生姜温阳化水，黄芪益气固表且能利水消肿，白术、甘草和中补脾、实脾以制水。诸药合用，共奏益气固表、健脾除湿、利水消肿之效，故治疗肺脾两虚阳水效果显著。［廖兴君.水肿同病异治体会.实用中医药杂志，2012，28（07）：588.］

4.防己黄芪汤治疗泌尿系结石案

朱某，女，53岁。2005年4月24日初诊。患肾结石3个月，伴头晕、乏力、腰酸，曾采用利尿排石冲剂治疗未效而来就诊。症见：面色少华而轻度浮肿，头晕目眩，气短乏力，胸闷心悸，有时小腹隐痛抽掣，左侧腰酸痛。尿常规检查：潜血（+++）。B超检查示左肾下盏见4mm的强光点，后方伴声尾。舌淡红而胖、苔薄白，脉沉细。证属气阴两虚，脾肾双亏，湿热内蕴，酝酿成石。治当益气阴补脾肾以治本，利尿排石止血以治标。方以防己黄芪汤加味：黄芪40g，防己12g，牛膝12g，白术15g，生地15g，瞿麦30g，石韦30g，白茅根30g，苘麻子20g，红枣20g，肉苁蓉10g，生姜10g，生甘草5g。10剂后，面色好转，眩晕、气短、心悸减轻，大便转溏。上方去生地，加桑寄生20g，威灵仙30g。续服10剂后，随尿排出绿豆样大小结石1枚，腰腹痛等症均消失，尿常规检查正常。B超复查示双肾、膀胱未见明显占位，双输尿管未见明显扩张。随访2年未见复发。

原按：肾结石属中医石淋、腰痛范畴。因湿热内结，久蕴成石，石伤肾络而出血，血出日久则损血耗气。故用黄芪、白术、生地、肉苁蓉益气健脾摄血，滋阴养血补肾；瞿麦、石韦、白茅根、苘麻子清热利尿排石；防己利水消肿；牛膝引药下行；生甘草、生姜、红枣调和诸药。诸药同用，共奏益气摄血、健脾补肾、清利排石之功。［骆洪道.防己黄芪汤临床应用举隅.浙江中医杂志，2008，43（10）：568.］

◆ 防己茯苓汤 ◆

【原文】皮水为病，四肢肿，水气在皮肤中，四肢聂聂动者，防己茯苓汤主之。（24）（《金匮要略·水气病脉证并治第十四》）

【组成用法】防己三两　黄芪三两　桂枝三两　茯苓六两　甘草二两

上五味，以水六升，煮取二升，分温三服。

【方证释义】防己茯苓汤为治疗气虚阳郁型皮水的代表方。方中防己能通腠理，祛水湿，与黄芪相配伍，能走表祛湿，使皮下之水从表而散；茯苓淡渗利水，配桂枝以通阳化气，使水邪由小便而去；且桂枝与黄芪相伍，则通阳行痹，振奋卫阳，有助于散肌表之水；甘草调和诸药，并能顾中。诸药合用，共奏通阳化气、分消水湿之功，为治皮水之常用方。

四气五味归经分析见表6-4-2。

表6-4-2　防己茯苓汤性味归经表

分类 ＼ 药物	防己	黄芪	茯苓	桂枝	甘草
四气	寒	微温	平	温	平
五味	苦、辛	甘	甘、淡	辛、甘	甘
归经	膀胱、肾、脾	脾、肺	心、肺、脾、肾	心、肺、膀胱	心、肺、脾、胃

全方5味药物中，四气结果为2温2平1寒，该方属温剂。5味药物中4味为甘，2味为辛，即以甘、辛味为主。5味药物中4味归经脾，3味归经在心、肺，2味归经在肾与膀胱，表明该方作用脏腑主要在脾、肺，有健脾利湿、通阳化气之功。

【功用】健脾通阳、化气行水。

【适应范围】

1.原著适应证

气虚阳郁型皮水证治。临床症见：肢体浮肿，按之没指，或伴有轻微颤动，倦怠乏力，手足逆冷，食少纳呆，便溏，小便短少，舌质淡，边有齿痕，苔白厚，脉沉濡等。

2.现代临床应用

本方临床应用范围广泛，临床可用于治疗水肿、泄泻、鼓胀等多种病症，证属脾肺气虚、水湿内停、阳气被遏者。根据文献报道，现代临床运用本方化裁治疗下列疾病：如营养不良性浮肿、特发性水肿、妊娠水肿、帕金森病、风湿性关节炎、冠心病、慢性心力衰竭、肺心病、肝硬化腹水、肥胖病、皮肌炎、下肢深静脉血栓后遗症、膝关节慢性滑膜炎、痛风性关节炎、坐骨神经痛、慢性肾小球肾炎、肾病综合征、急性肾小球肾炎、慢性肾功能衰竭等。

【类方比较】**防己黄芪汤**（《金匮要略》）组成：防己一两，黄芪一两一分（去芦），甘草半两（炙），白术七钱半，生姜四片，大枣一枚。功效：益气固表，利水除湿。主治：风水表虚证。

防己茯苓汤即防己黄芪汤去白术、生姜、人枣加桂枝、茯苓而成，均治水气在表，同用防己、黄芪、甘草以走表行水。不同之处在于防己黄芪汤证湿邪较轻，病机偏于表虚不固，故用黄芪与白术相伍，用于治风水表虚，脉浮身重，汗出恶风者；而防己茯苓汤证肌表之水湿重，故用桂枝茯苓通阳利水，重在除湿行阳，用于治四肢浮肿，伴有皮肉颤动者。

【现代研究】药理研究表明，防己茯苓汤有多种作用。①肾功能保护作用：喻嵘等以TNF-α诱导大鼠肾小球系膜细胞增殖，然后以防己茯苓汤加减方（汉防己9g，黄芪15g，茯苓15g，甘草6g，熟地12g，肉桂6g，大黄6g，忍冬藤12g，姜黄9g，太子参12g）提取液进行干预，检测其细胞活性，分析其细胞周期，并检测其细胞培养液中基质金属蛋白酶2（MMP-2）的含量。结果显示，防己茯苓汤加减方在一定程度上抑制了系膜细胞的增殖，且能增加MMP-2的表达而影响其细胞外基质（ECM）积聚，从而发挥其对慢性肾脏病的治疗作用。苏中昊等按照每千克5mg脂多糖的比例在大鼠腹腔注入脂多糖制作大鼠AKI模型，研究防己茯苓汤防治急性肾损伤（AKI）的可能作用机制。结果显示，应用防己茯苓汤预处理后能提高AKI动物模型生存率，降低血清SCr、BUN和尿NAG酶，从而起到肾保护作用。认为防己茯苓汤防治AKI的机制可能与抑制肾组织KIM-1蛋白、NGALmRNA和蛋白表达水平有关。徐静琳等采用同样的方法造成大鼠AKI模型，观察防己茯苓汤对急性肾损伤大鼠肾功能的影响，结果亦发现该方具有保护急性肾损伤肾功能的作用。②抗炎镇痛作用：田婧研究发现防己茯苓汤有明显的抗炎作用，对二甲苯、蛋清所致急性炎症有明显抑制作用，能降低大鼠的毛细血管通透性，抑制棉球肉芽肿增生，其抗炎作用可能与抑制炎症反应是前列腺素（PG）等致炎物的合成或释放有关；在镇痛方面采用小鼠因热刺激致痛，明显提高小鼠疼痛阈值，减少醋酸所致小鼠扭体次数，并能显著降低炎症组织中前列腺素E2（PGE2）的含量。其镇痛作用可能既有外周作用又有中枢作用，其外周作用与抑制PGE2的合成和释放有关。潘一峰等进一步研究发现乙醇-乙酸乙酯提取组分是防己茯苓汤主要的抗炎活性组分，其通过抑制炎症关键合成酶iNOS和COX-2蛋白表达，同时提高总抗氧化能力，发挥抗炎作用。

【肾病应用体会】应用防己茯苓汤的关键是紧扣脾肺气虚、水湿内停、阳气被遏的病机。四肢浮肿，伴有轻微颤动，小便不利，兼见乏力、饮食不消化等，皆为其常见的选方指征，但四肢的轻微颤动不是必见之症。方中黄芪大补肺脾之气，对证属肺脾气虚、水肿重且伴有大量蛋白尿者，须重用方可显功，常用剂量为30~90g。生黄芪偏于走表，补中有动；炙黄芪偏于走里，以温补见长，临证可根据证之虚实寒热加以选择。有热象者，以生黄芪为主，可以防止炙黄芪重用导致滞气助热；若遇气血亏虚，中阳不足者，又以炙黄芪为用；亦可据病情生黄芪、炙黄芪同用。茯苓利水消肿，水肿甚者，循张仲景之法，宜重用至45~60g，也可与茯苓皮同用，以加强利水消肿之功。使用该方时要注意方中主药防己的肾毒性。

木防己含有马兜铃酸，研究发现在药效剂量范围内就具有一定的肾毒性，粉防己在等剂量下未见明显肾脏毒性表现，因此使用该方时建议选择粉防己，用量不宜过大，10g为宜。

【肾病医案选录】

1.防己茯苓汤治疗肾病综合征案

檀某，男，20岁，1984年4月29日入院。患者于1个半月前扁桃体感染，后出现眼睑浮肿，双下肢凹陷性水肿，24小时尿量较少为500~600ml，尿常规：尿蛋白（++++），颗粒管型0~1个/HP，白细胞0~1个/HP，红细胞0~1个/HP，在校医院未作系统诊治。初入院时，尿常规：尿蛋白（++~+++），白细胞（-），红细胞（-），24小时尿蛋白定量6.48g，血浆蛋白3.3%，球蛋白3.0%，血肌酐8.8μmol/L，尿素氮14.2mmol/L。西医诊断为肾病综合征；中医诊断为水肿。入院后，相继采用清热宣肺利水、健脾渗湿等法，给予越婢加术汤合五皮饮、麻黄连翘赤小豆汤、春泽汤等治疗，至6月下旬病情仍较重，精神倦怠，面色㿠白，颜面下肢呈指凹性水肿，腹胀食欲缺乏，口干舌尖溃疡，时有咳嗽，24小时尿量为500ml，舌质黯红，苔白，脉弦滑而数。尿蛋白定性（++++），白细胞0~1个/HP，红细胞0~1个/HP，颗粒管型0~2个/HP，24小时尿蛋白定量7.7g。据以上临床情况，西医诊断：肾病综合征（I型）；中医诊断为水肿，证属皮水。原发在肺，高源不治，损及脾肾，脾失运化，肾失开合，水湿泛滥，日久郁而化热，复加外邪侵入上焦，属虚实寒热错杂之证。治宜寓补于利，寓热于寒，肺脾肾三脏兼调。使用防己茯苓汤加味方：生黄芪30g，汉防己30g，茯苓30g，桂枝10g，甘草6g，白术10g，泽泻30g，生姜10g，制附片10g，阿胶（烊化）12g，桑白皮15g，忍冬藤30g，连翘12g，酒黄芩10g，冬瓜皮15g，葫芦15g。服上方10余剂，24小时尿量由500ml增至3000ml（如7月4日~10日尿量变化：依次为900ml→1100ml→1800ml→2100ml→2400ml→3400ml→3000ml），颜面及全身浮肿基本消退，7月11日尿蛋白定性转阴。患者除咽干外，血钾稍低因稍有心悸，舌质淡红，苔薄白，脉弦细数。继以益气滋肾，佐以固精之法，予参芪麦味地黄汤加味，巩固疗效，以善其后。

原按：防己茯苓汤加味方消除肾病水肿，可贵之处在于利小便而不伤阴，故能在消肿的同时使尿蛋白逐渐降低，血浆蛋白逐步升高。总结原因，其一，法切病机。该病之本在于肺脾肾三脏俱虚，水液代谢功能失常。此时非一法所能取效，非偏执所能收功，余故拟防己茯苓汤加味方，助肺之通调、脾之转输、肾之开合，补正祛邪、寒热并投，所以取得较好的疗效。其二，遣方用药得当。方中《金匮要略》中防己茯苓汤补卫通营、祛散皮水，实有补益脾肺、通阳利水之功。加白术、泽泻、冬瓜皮，以除表里之水；桑白皮、忍冬藤、连翘、酒黄芩，以除伏热、清宣肺气而利水；制附片补心肾之阳、助肾之开合；阿胶填真阴益精血而利水。诸药相合，补益肺脾以运化水湿，填补真阴真阳以固肾之开合，清肃肺气以通调水道。补泻寒热熔于一炉，使水邪去而正气复。其三，阿胶、黄芩、黄芪三药利水渗湿。阿胶属阴主静，得黄芪、桂枝、附子之阳药主动，则利水作用益彰。黄芩苦寒，苦能泻肺，寒能清肺，肺清实去则水道通调，小便自利。现代药理研究证明，黄芩甙元利尿作用最强，汉黄芩素次之，黄芩醇提取物及煎剂亦有利尿作用。黄芪非但补气升阳、利尿退肿，亦能活血祛瘀。［王芝兰.防己茯苓汤治疗肾病综合征水肿举隅.北京中医，1995，（06）：26.］

2.防己茯苓汤治疗慢性肾炎案

龚某，男，3岁半，1979年8月初诊。患慢性肾炎2年，住省某医院诊断为肾病综合征，经较长时间激素治疗后，尿中仍有蛋白（++），颗粒管型0~2个/HP。肝肋下3cm，腹膨隆，腹水征（++）。大便时常完谷不化，颜面浮肿，面如满月形，大腹便便。舌红苔黄，脉细数，系脾虚不能制水，治宜益气健脾利水，方用防己茯苓汤加味。防己10g，黄芪20g，茯苓20g，白术10g，泽泻10g，按上方加减，连服20余剂后，尿蛋白（±~+），浮肿、腹水明显减轻，完谷不化消失。再按上方加党参、仙灵脾，继服药40余剂，每周复查尿蛋白均为阴性，腹水征消失，肝肿缩小。

原按：慢性肾炎属中医"水肿"范畴，病程缠绵长期不愈，尚无理想的治疗方法。其病理多以水肿为主。肺气不宣，不能通调水道，脾失健运，不能升清降浊，肾虚则水气泛滥。在《幼科铁镜》中对水肿的治疗，认为治宜调脾行气、健脾利水。在实际应用上脾虚不能制水，因而形成水肿，在小儿实证为多见。本例病情符合脾虚不能利水，用防己茯苓汤化裁后，效果立竿见影。最后加党参、仙灵脾收功。［徐克明，黄文清.应用防己茯苓汤临床经验与体会.江西医药，1981，（05）：34-35.］

3.防己茯苓汤治疗慢性肾功能衰竭案

程某，女，32岁，1992年7月3日初诊。双下肢浮肿16年，活动后加重。1985年妊娠期双下肢浮肿加重，尿蛋白（++），经中西药结合治疗，症状缓解。近2个月来因劳累诱发双下肢浮肿加重。初诊时兼见腰酸痛，面色㿠白，神疲乏力，恶心纳呆，小便不利，大便溏，舌质淡黯，有瘀斑，苔白腻，脉沉细。测血压128/90mmHg。查：肌酐510μmmol/L，尿素氮19mmol/L；尿蛋白（+++）、红细胞0~2个/HP、白细胞0~2个/HP，偶见颗粒管型；血红蛋白80g/L。B超检查提示双肾萎缩，皮质部与髓质部分界不清。西医诊断为慢性肾功能不全；中医诊断为关格。处方：防己30g，茯苓15g，桂枝15g，黄芪30g，苏叶10g，益母草30g，泽兰叶15g，厚朴12g，陈皮12g，水蛭15g。服药3剂，水肿稍减，小便量增多，恶心缓解。守上方继服10剂，双下肢浮肿消失，精神好转，食欲增加。尿常规：血清肌酐372μmmol/L，尿素氮15mmol/L。后改用香砂六君子汤合参芪六味地黄汤加减，病情趋于稳定。

[原按]：防己茯苓汤出自《金匮要略》，主要用于治疗皮水病。该方对于以水肿为主症，属气（阳）虚者，疗效最佳。视引起水肿的疾病不同，伴随症状不同，因人而异，适当增减，常获良效。对于顽固性水肿，酌加活血利水或行气利水药，可进一步提高疗效。[常通玮，李子龙，李俊玲.防己茯苓汤的临床运用.河南中医药学刊，1998，13（03）：6-7.]

4.防己茯苓汤治疗急性肾炎案

王某，男，10岁，于2003年8月5日初诊，自诉突然头面浮肿5天，迅速波及全身呈高度浮肿，伴腰痛，尿少，每昼夜尿量500~800ml，面白神倦，微恶寒，咳嗽，纳差便溏，舌淡红，苔薄白，脉浮紧，尿蛋白（+++），红细胞（++），白细胞（+），颗粒管型1~3个/HP，血压125/85mmHg，诊断为急性肾炎。辨证属风水。治宜疏风宣肺，化气利水，用防己茯苓汤合麻黄连翘赤小豆汤加减：麻黄10g，防己10g，连翘10g，白术10g，茯苓皮10g，桂枝10g，黄芪15g，陈皮15g，通草15g，赤小豆30g，鱼腥草30g，白茅根30g。服3剂后尿量明显增加，每昼夜1000~1500ml，浮肿随减，继服6剂水肿全消，后配服西药治疗，查尿3次转阴，渐痊愈。

[原按]：急性肾炎辨证多属风水，盖风邪外袭则肺失宣降，不能通调水道下输膀胱，以致风遏水阻，风水相搏，溢于肌肤而为水肿，用本方合麻黄连翘赤小豆汤疏风宣肺，加鱼腥草、白茅根清热化水，故能收到痊愈的效果。对慢性病患者证属风水，肺失宣降者，均可用本方加减治疗。[王卫红.防己茯苓汤临床应用举隅.河南中医，2005，25（07）：47.]

◆ 理中丸 ◆

【原文】霍乱，头痛发热，身疼痛，热多欲饮水者，五苓散主之；寒多不用水者，理中丸主之。（386）（《伤寒论·辨霍乱病脉证并治》）

大病瘥后，喜唾，久不了了，胸上有寒，当以丸药温之，宜理中丸。（396）（《伤寒论·辨阴阳易差后劳复病脉证并治》）

胸痹心中痞，留气结在胸，胸满，胁下逆抢心，枳实薤白桂枝汤主之；人参汤亦主之。（5）（《金匮要略·胸痹心痛短气病脉证治第九》）

【组成用法】人参　白术　甘草（炙）　干姜各三两

上四味，捣筛，蜜和为丸，如鸡子黄许大。以沸汤数合，和一丸，研碎，温服之，日三四，夜二服。腹中未热，益至三四丸，然不及汤。汤法，以四物依两数切，用水八升，煮取三升，去滓，温服一升，日三服。若脐上筑者，肾气动也，去术加桂四两；吐多者，去术加生姜三两；下多者，还用术；悸者，加茯苓二两；渴欲得水者，加术，足前成四两半；腹中痛者，加人参，足前成四两半；寒者，加干姜，足前成四两半；腹满者，去术，加附子一枚。服汤后，如食顷，饮热粥一升许，微自温，勿发揭衣被。

【方证释义】本方为治疗中焦虚寒的代表方。方中以干姜为君，大辛大热，专入太阴，守而不走，温中祛寒，扶阳抑阴；人参为臣，甘温入脾，补中益气，培补后天之本，气充则阳旺；白术甘苦温燥，健脾益气，助运化水湿，是为佐药；炙甘草甘温，既佐助人参、白术补脾益气，又调和诸药为使。四药合用，共奏温中散寒、健脾祛湿之功。本方的特点是温、补、燥药并用。补中阳之不足，以恢复其运化、升降、统摄之职。本方有丸、汤二法，一般病缓用丸，病急用汤。《金匮要略》称本方为人参汤，其中甘草不炙，四味药用量亦为各三两。随症加减：①脐上筑动是肾虚水气上凌，即欲作奔豚之类，故去白术的升补，加桂温肾行水，以平降冲逆。②吐多是气壅于上，所以除去升补脾阳的白术，加生姜以降逆。甘草虽甘，不升脾阳，故去白术而不去甘草。③如下利严重，是水湿下趋，脾阳不升，所以还须用白术升运脾阳，培土胜湿。④心下动悸，是水气凌心，加茯苓甘淡以利水。⑤渴欲得水，是脾不散津，水饮停蓄，与津伤燥渴不同，故重加白术，以培土制水，健脾运湿。⑥腹中痛加人参，这种腹痛是虚痛，痛必喜按，加人参，以补中气。⑦里虚太盛，须重加干姜以温中散寒。⑧腹满是阳气不充，寒邪阻遏，所以去白术之壅补，加附子辛热以助阳胜寒。

四气五味归经分析见表6-4-3。

表6-4-3　理中丸性味归经表

药物 分类	干姜	人参	白术	甘草
四气	热	微温	温	平
五味	辛	甘、微苦	苦、甘	甘
归经	脾、胃、肺	脾、肺、心	脾、胃	心、肺、脾、胃

全方4味药物中，四气结果为1热2温1平，该方属温热剂。4味药物中3味为甘，即以甘味为主。4味药物中4味归经在脾胃，表明该方作用脏腑主要在中焦脾胃。

【功用】温中祛寒、健脾益气。

【适应范围】

1.原著适应证

（1）太阴脾虚寒湿证。临床症见：腹满吐利，脘腹绵绵作痛，喜温喜按，腹虽满而不坚，口淡不渴，涎多喜唾，大便稀薄，常兼见倦怠乏力，畏寒肢冷，不欲饮食，舌质淡，苔白，脉沉迟无力等表现。

（2）胸痹中焦虚寒证。临床症见：心中痞气，气结在胸，胸满，胁下逆抢心。

（3）中寒霍乱证。临床症见：呕吐下利，伴畏寒肢冷，口淡不渴，腹中冷痛，喜温喜按，头痛，发热，身疼痛，舌质淡，苔白，脉缓弱等。

2.现代临床应用

本方临床应用范围广泛，临床可用于治疗咳嗽、口疮、胃脘痛、泄泻、心悸、头痛、眩晕、腰痛、便秘、鼓胀、噎膈、血证（咯血、齿衄、咯血、耳衄、尿血）、失眠、胸痹、乳癖、崩漏、痢疾等多种病症，证属中焦虚寒者。根据文献报道，现代临床运用本方化裁治疗下列疾病。①消化系统疾病：如胃溃疡、慢性浅表性胃炎、肠易激综合征、溃疡性结肠炎、非萎缩性胃炎、肝硬化腹水、慢性结肠炎、上消化道出血、胆汁反流性胃炎、功能性消化不良、结直肠癌化疗后、慢性功能性腹泻、肝硬化、慢性胆囊炎、食道失弛缓症、膈肌痉挛、胃下垂、术后粘连性肠梗阻、急性胃肠炎、糖尿病胃轻瘫、药物性肝损伤、慢性病毒性肝炎等。②循环系统：如冠心病心绞痛、心律失常、窦性心动过缓等。③泌尿系统：如慢性肾小球肾炎、肾病综合征、慢性肾功能衰竭等。④其他：如类风湿关节炎、血小板减少性紫癜、糖尿病、慢性支气管炎、口腔溃疡、梅尼埃病、甲状腺功能减退、癫痫、克罗恩病、阿狄森病、荨麻疹、功能性子宫出血、腰肌劳损、特发性水肿等。

【类方比较】

1.附子理中汤（《三因极一病证方论》）

组成：大附子（炮，去皮），人参，干姜（炮），甘草（炙），白术各等份。功效：温补脾肾。主治：治五脏中寒，口噤，四肢强直，失音不语；下焦虚寒，火不生土，脘腹冷痛，呕逆泄泻。

附子理中汤由理中汤加附子而成，两者均可用于治疗以吐、利、腹痛为主要表现的中焦虚寒证。不同之处在于附子理中汤主要功效偏于温肾阳，治疗因下焦虚寒，火不生土所致的脾肾虚寒证，其温阳散寒作用强于理中汤。

2. 小建中汤（《伤寒论》）

组成：桂枝三两（去皮），甘草二两（炙），大枣十二枚（擘），芍药六两，生姜三两（切），胶饴一升。功效：建中补虚、和里缓急。主治：中焦虚寒、肝脾不和证。

理中汤与小建中汤都可治疗脾胃虚寒证，小建中汤证偏于化源不足，脾络不通，临床以脘腹疼痛为主；理中汤证偏于运化不足，阳虚内寒，临床以吐利、纳呆为主。

【现代研究】药理研究表明，理中汤有多种作用。①保护肾功能作用：谢永祥等以关木通煎剂灌胃造急性马兜铃酸肾病大鼠模型，观察加味附子理中汤（制附子8g，干姜6g，人参12g，白术15g，茯苓12g，制大黄6g，法半夏6g，炙甘草6g）对关木通所致急性马兜铃酸肾病大鼠肾功能及临床表现的影响。结果表明加味附子理中汤能改善急性马兜铃酸肾病大鼠的肾功能和临床表现，提示该方对急性马兜铃酸肾病有良好治疗作用。该课题组用同样的造模方法进一步探讨加味附子理中免煎颗粒治疗急性马兜铃酸肾病的作用机制，结果表明肾小管上皮细胞凋亡参与了急性马兜铃酸肾病的发病，加味附子理中免煎颗粒可以从线粒体途径抑制肾小管上皮细胞的凋亡达到治疗作用。谢永祥等进一步研究了加味附子理中汤对慢性肾脏病（CKD）患者血清纤维化指标及转化生长因子β1（TGF-β1）表达的影响，结果加味附子理中汤治疗后患者血清透明质酸（HA）、层粘连蛋白（LN）、Ⅳ型胶原（C-Ⅳ）及Ⅲ型前胶原（PC-Ⅲ）、TGF-β1均较本组治疗前及对照组治疗后下降，表明加味附子理中汤有抗肾纤维化的作用。②保护胃黏膜作用：李惠林研究发现理中汤能明显降低醋酸型和幽门结扎型溃疡的溃疡灶数及溃疡面积，同时能降低幽门结扎型溃疡胃液中游离盐酸浓度，从而减轻对黏膜的侵蚀和胃蛋白酶激活，对溃疡发生起到了保护性作用。刘敏等研究发现附子理中汤可明显促进饮食失节与改良的Okabe法所致的胃溃疡愈合，其作用机制可能与附子理中汤提高胃黏膜SOD活性，降低过氧化脂质代谢产物MDA含量有关，从而增强胃黏膜防御能力，促进胃黏膜修复。③抗肝纤维化作用：周晓玲等采用四氯化碳联合橄榄油的复合因素造模方法对健康SPF级SD大鼠进行肝硬化大鼠模型制备，观察理中汤对肝硬化大鼠肝功能、血清内毒素、血清炎性因子及肠道菌群的影响，探讨其抗肝纤维化的作用机制。结果表明理中汤中剂量组及高剂量组随着剂量升高，纤维化程度逐渐减轻，理中汤低剂量组则改善不明显。经理中汤治疗后，中剂量组、高剂量组大鼠肝功能指标（ALT、AST）、血清内毒素（ET）、炎性因子（TGF-β、IL-17、IL-23）及肠道目的菌群，均较模型组、Vehicle组改善，表明理中汤可能通过调节大鼠肠道菌群，降低血清内毒素及炎性因子水平而发挥其抗肝纤维化的作用。杨家耀等采用脂肪乳持续4周灌胃制备大鼠非酒精性脂肪肝（NAFLD）模型。探究附子理中汤对NAFLD大鼠肝脏的保护作用及相关机制。研究发现中药附子理中汤能显著改善NAFLD大鼠肝脏的病理学变化，有效降低血脂含量，改善肝功能，降低肝指数，进而缓解大鼠NAFLD进程。这可能与附子理中汤作为AMPK信号通路激活剂，有效激活AMPK，阻止肝脏脂肪合成以及作为NF-κB信号通路抑制剂，有效降低肝脏中炎症反应因子TNF-α，IL-6的分泌量密切相关。④治疗溃疡性结肠炎的作用：童景飞等研究发现附子理中汤加味方通过降低结肠炎患者外周血血浆基质金属蛋白酶-2（MMP-2）、基质金属蛋白酶-9（MMP-9）和乳果糖/甘露醇（L/M），改善其肠黏膜通透性，达到治疗效果，并能显著改善临床症状，提高临床疗效。姬培震等研究发现附子理中汤灌肠对脾肾阳虚型溃疡性结肠炎大鼠肠黏膜具有抗炎和修复作用，其作用机制可能与抑制UC大鼠肠黏膜NF-κB的激活，从而抑制TNF-α，IL-1β的表达，减少炎症性渗出有关。张艳晓等研究发现附子理中汤可以有效修复溃疡性结肠炎模型大鼠结肠黏膜，促进溃疡面愈合。其作用机制可能是通过抑制大鼠结肠组织中ICAM-1的表达，降低血清中IL-6、IL-8的含量，从而达到治疗溃疡性结肠炎的作用。⑤止泻作用：理中汤对实验动物有明显的止泻作用。胡昌江等观察理中汤对番泻叶所致的泄泻小鼠8小时内的湿便次数影响并与空白组对照，发现该方能明显减少番泻叶所致的泄泻小鼠的湿便次数。表明理中汤有一定的止泻作用。⑥镇痛作用：理中汤具有镇痛的药效学作用。柳逢夏用Whittle法对小鼠经口投入理中汤检液，30分钟后按照每10g等比例腹腔注入0.1ml的0.7%醋酸生理盐水液，10分钟后测定小鼠在10分钟内引起的扭曲频度，同时与未投入理中汤组小鼠作对照。结果显示，高浓度理中汤组小鼠的扭曲频度明显低于对照组（$P<0.05$）。表明理中汤有一定的镇痛效果。

此外，研究发现，理中汤还有抑制胃排空，抑制胃泌素及促胰液素分泌，调节免疫，增强自主活动等其他药理作用。

【肾病应用体会】脾胃属土，居于中焦，胃纳脾运，滋养五脏，为后天之本。肾居下焦，主水藏精，为先天之本。脾肾两脏关系密切，相辅相成，在生理上是相互资助、相互促进，病理上相互影响。慢性肾脏病日久往往存在纳差、恶心、呕吐、腹泻、乏力、面色萎黄、水肿等脾虚运化功能失职的表现，治疗中若不顾护脾胃，则患者正气日渐衰颓而亡，正所谓"得谷则昌，绝谷则亡。"理中汤温中祛寒、健脾益气，是治疗中焦虚寒证的基础方，慢性肾脏病如出现倦怠乏力、纳差、便溏等中焦虚寒者均可辨证选用。临证中如兼有肾阳不足者，可加附子而成附子理中汤；如若中寒吐逆较重者，加吴茱萸、丁香、半夏、白蔻仁等；如兼气滞腹胀满重者，加木香、砂仁、陈皮等；如兼有水肿明显者，可合五苓散、实脾饮、真武汤等温阳利水。

【肾病医案选录】

1.理中汤治疗IgA肾病案

余某，男，58岁，已婚，农民，2006年10月6日初诊。该患者患有IgA肾病2年余，经住院采用中、西医结合治疗，其他症状基本得到控制，唯有尿血，长期化验（++），患者为此十分烦恼，后专用中药调治，医生以八正散、小蓟饮子等治疗数月病情仍无进展，并出现一系列新的症状。症见：尿血并伴有小腹痛而坠胀，面色无华，短气懒言，形寒肢冷，便秘、小便清长，口多清水，舌胖大苔白，脉沉弱无力，此乃脾肾阳虚，气化失司，治宜温补脾肾、益气摄血，方用理中汤合保元汤加味。药用：黄芪40g，党参30g，旱莲草30g，藕节30g，肉苁蓉20g，大枣15g，白术12g，肉桂12g，干姜12g，甘草3g。药服10剂，经化验尿血指标由（++）减至（+），二便复常、其他诸症也明显好转，仍随上法，继服上方6剂，经化验小便隐血终于消失。后用六君子汤加肾气丸加味调理而愈，1年内随访，未见复发。

原按： 该患者患IgA肾病，初期证见实证、热证，自当清热、除湿、通利。由于病程长，清利过久，必然导致脾肾阳衰、气化失司、统摄无权、血无所归，故尿血始终不能消除。采用相反之法将清利改为温补，使阳旺、气机复常、邪气消除、血有所归，则尿血自止。通过此案也说明在治疗疾病的过程中应"中病即止，祛邪勿忘扶正"。［刘新生.理中汤加味在血证的临床运用.四川中医，2009，27（03）：122-123.］

2.附子理中汤治疗肾病综合征案

刘某，女，47岁。患周身浮肿，腹胀大2个月，伴胸闷、气促、呕恶，经县医院诊断为"肾病综合征"，叠进中西药治疗2个月余无效，于1986年4月20日就诊。入院检查：呼吸36次/分，血压136/100mmHg，腹膨隆，有移动性浊音；小便常规：尿蛋白（++++），颗粒管型1~4个/HP；血液化验：红细胞2.76×10^{12}/L，血清总蛋白43g/L，白蛋白（A）22g/L，球蛋白（G）21g/L，A/G=1.05：1。X线检查：膈肌抬高，膈面及肋膈角均被掩盖，心影呈横位。症见患者步履维艰，神疲乏力，不能平卧，呼吸急促，面部浮肿，面白少华，眼睑肿微垂，胸闷纳呆，泛泛欲吐，腹大如臌，四肢浮肿，按之没指，小便量少色清，大便调，舌苔白腻，脉沉细数。

证属脾肾阳虚、寒湿内阻。治宜化湿逐水。药用：白术，茯苓，桂枝，泽泻，姜皮，桑白皮，大腹皮，杏仁，麻黄，陈皮，防己，服完3剂，诸症依然。审其因，为忽视脾肾阳虚所致。遂拟温脾肾之阳，辅以祛湿利水之法。改投：附片，党参，干姜，白术，肉桂，陈皮，桑白皮，大腹皮，生姜片，大黄，药进3剂，觉肠鸣矢气，晚上小便5次，量多。面部浮肿消失，腹部虽膨隆但按之软，四肢浮肿明显减轻。守上方继服3剂，入院症状明显减轻，上肢及面部浮肿消失，唯双下肢轻度浮肿，腹水减少，舌苔薄白，脉沉。后以附子理中汤加当归、川芎、猪苓、大黄以温中健脾，活血化瘀调理2个月余，至7月2日，诸症消失，行动自如。小便化验：尿蛋白在（0~+）之间，颗粒管型消失，痊愈出院，随访2年，未见复发。

【原按】肾病综合征属中医"肾风"范畴。有"以虚为主，虚实夹杂"的特点。故临床治疗当详审微察，力戒偏颇，勿犯"实实虚虚"之戒。本例初以驱邪为主，用五苓散合五皮饮为主逐水而无寸功，后理顺了本病的因果、标本关系，即脾肾阳虚是水湿泛滥之因，为病之本；而水湿乃是脾肾阳虚之果，为病之标。故改投附子理中汤加肉桂温脾肾之阳为主培其本，合五皮饮加大黄祛水湿之邪为辅治其标，而收扶正祛邪之功，使沉疴起矣。方中用大黄，乃多年之临床经验。大黄虽性味苦寒，为攻下药之属，但具有逐瘀通经之功。《本经》云："大黄能下瘀血，血闭寒热，破癥瘕积聚……"，在本病治疗中，用大黄量为12~15g，患者并无便泻之弊，盖因本病水湿运行受阻日久，必将导致血运障碍，故在温化水湿的基础上，辅以大黄、当归、川芎活血化瘀，使之相得益彰。［夏仪莹.肾病综合征.湖南中医杂志，1989，（01）：23.］

◆ 黄芪桂枝五物汤 ◆

【原文】血痹阴阳俱微，寸口关上微，尺中小紧，外证身体不仁，如风痹状，黄芪桂枝五物汤主之。（2）（《金匮要略·血痹虚劳病脉证并治第六》）

【组成用法】黄芪三两　芍药三两　桂枝三两　生姜六两　大枣十二枚

上五味，以水六升，煮取二升，温服七合，日三服。

【方证释义】黄芪桂枝五物汤即桂枝汤去甘草倍生姜，加黄芪组成。方中以黄芪为君，甘温益气；桂枝祛风通阳；黄芪、桂枝同用，使阳气通行，则营卫和畅；倍生姜辛温散寒，助黄芪、桂枝通阳行痹，发散表邪；芍药和营理血，与桂枝相配，调营卫，畅血行；大枣协黄芪甘温益气。诸药相合，温、补、通、调并用，共奏益气通阳，和营行痹祛邪之效。

四气五味归经分析见表6-4-4。

表6-4-4 黄芪桂枝五物汤性味归经表

分类 \ 药物	黄芪	桂枝	生姜	大枣	芍药
四气	微温	温	微温	温	微寒
五味	甘	辛、甘	辛	甘	苦、酸
归经	脾、肺	心、肺、膀胱	肺、脾	脾、胃	肝、脾

全方5味药物中，四气结果为4温1寒，结合剂量，该方属温剂。5味药物中4味为甘，2味为辛，即以辛甘味为主，重在益气助阳。5味药物中4味归经在脾，3味归经在肺，表明该方作用脏腑主要在脾、肺，能够补益脾肺之气。

【功用】益气助阳、和血行痹。

【适应范围】

1.原著适应证

血痹病。临床症见：局部肢体麻木不仁，气短乏力，汗出，微恶风寒，舌淡，或有瘀斑，脉沉细或沉弱无力或兼涩。

2.现代临床应用

本方临床应用范围广泛，临床可用于治疗痹证、汗证、虚劳、胸痹、胃脘痛、水肿等多种病症，证属气虚血滞、营卫不和者。根据文献报道，现代临床运用本方化裁治疗下列疾病。①风湿免疫性疾病：如类风湿关节炎、风湿性关节炎、强直性脊柱炎、雷诺综合征、干燥综合征、痛风性关节炎等。②神经系统疾病：如脑梗死后遗症、面神经麻痹、末梢神经炎、三叉神经痛、坐骨神经痛、脱髓鞘性脊髓炎、血管性头痛、不安腿综合征、多发性硬化、糖尿病周围神经病变等。③心血管系统疾病：如冠心病、慢性心力衰竭、扩张型心肌病、病毒性心肌炎等。④泌尿系统疾病：如慢性肾功能衰竭、IgA肾病、糖尿病肾病、狼疮性肾炎，尿毒症皮肤瘙痒症、尿毒症不安腿综合征等肾功能衰竭并发症。⑤消化系统疾病：如胃及十二指肠球溃疡、慢性结肠炎等。⑥皮肤科疾病：如慢性荨麻疹、硬皮病、带状疱疹后遗神经痛、过敏性紫癜、皮肤瘙痒症、神经性皮炎、结节性红斑等。⑦外科疾病：如骨关节炎、腰椎间盘突出症、肩周炎、颈椎病、膝骨关节炎等。⑧其他：如血栓闭塞性脉管炎、过敏性鼻炎、产后身痛、下肢静脉曲张、肢端动脉痉挛症、腓肠肌麻痹等。

【类方比较】当归四逆汤（《伤寒论》）组成：当归三两，桂枝三两，芍药三两，细辛三两，甘草二两（炙），大枣二十五枚（擘），通草二两。功用：养血散寒、温经通脉。主治：血虚寒厥证。

当归四逆汤与黄芪桂枝五物汤均由桂枝汤化裁而来，均可用于治疗气血亏虚，感受外邪，血行不利所致的以肢体麻木不仁，手足厥冷等为主要表现的病症。不同之处在于当归四逆汤主治偏于阳虚血弱、寒凝经脉、血行不利，而以手足厥寒，脉细欲绝为主要表现的病症；黄芪桂枝五物汤主治偏于气虚血弱、感受风邪、血行不畅，而以肌肤麻木不仁为主要表现的病症。

【现代研究】药理研究表明，黄芪桂枝五物汤有多种作用。①肾功能保护作用：刘伟伟等研究发现黄芪桂枝五物汤对IgA肾病小鼠肾脏具有保护作用，可以降低蛋白尿，升高血清ALB，其作用机制可能与抑制小鼠肾脏NLRP3炎性体的表达，减少IL-1β等炎性因子的释放，抑制炎性反应而有关。李国宏等研究发现黄芪桂枝五物汤可有效治疗老年糖尿病肾病，其作用机制可能与降低转化生长因子-β（TGF-β）基因表达调控区甲基化水平有关。②抗炎镇痛作用：大量的动物实验证实黄芪桂枝五物汤具有良好的抗炎、镇痛作用。黄兆胜等研究发现黄芪桂枝五物汤对二甲苯、蛋清所致急性炎症有明显抑制作用，对弗氏完全佐剂所致大鼠原发性关节炎也有较好的抑制作用，能降低腹腔炎症小鼠毛细血管通透性，抑制棉球肉芽肿增生，提高小鼠痛阈值，减少醋酸所致小鼠扭体次数。说明黄芪桂枝五物汤有较好的抗炎、镇痛作用。③促进神经修复作用：黄勇等研究发现黄芪桂枝五物汤能够显著减轻糖尿病大鼠周围神经结构和功能的损伤，降低糖尿病大鼠血清丙二醛水平，提高血清谷胱甘肽水平，改善神经周围组织的氧化应激状态，提高神经生长因子含量等。边秀娟利用链脲佐菌素诱导制备糖尿病大鼠模型，研究加味黄芪桂枝五物汤对糖尿病周围神经病变大鼠坐骨神经神经生成因子NGFmRNA表达的影响，结果显示，加味黄芪桂枝五物汤能明显增强NGFmRNA的表达，与模型组比较有显著性差异。黄芪桂枝五物汤能提高NGFmRNA的表达具有营养神经促进神经修复的功能，这可能是该方有效治疗糖尿病周围神经病变的作用机制之一。④抗心肌缺血的作用：张恒采用冰水游泳结合注射垂体后叶素的方法建立大鼠急性心肌缺血模型，观察黄芪桂枝五物汤对心肌缺血的实验大鼠治疗作用。结果表明黄芪桂枝五物汤能显著降低血清中的CK、LDH的活性，黄芪桂枝五物汤还能明显降低大鼠血栓素B_2浓度，同时对大鼠6-酮-前列腺素$F_{1\alpha}$有升高作用。实验结果表明黄芪桂枝五物汤能够对抗垂体后叶素所致的大鼠心肌缺血，对心肌有保护作用。

此外，研究表明黄芪桂枝五物汤还具有抗氧化、抑制血小板聚集、免疫调节等多种作用。

【肾病应用体会】先天禀赋不足或久病体虚，导致肺脾肾三脏虚损，在此基础上感受外邪，产生水湿、瘀血、浊毒是多种慢性肾脏疾病发生发展的病机关键。黄芪桂枝五物汤的病机为营卫气血不足，感受风邪，血行不畅。慢性肾脏疾病和"血痹"具有相同的病机都为正虚受邪，发病途径和过程相似。对于慢性肾脏病而以气虚血弱为主要表现者，可用黄芪桂枝五物汤为基础方加减治疗。兼有肾虚者，可加山药、山萸肉、菟丝子、熟地、杜仲等益肾；脾虚明显者，可加党参、茯苓、白术等益气健脾；血瘀明显者，可加当归、川芎、桃仁、鸡血藤、丹参等活血化瘀。黄煌教授认为本方有利水消肿、控制蛋白尿、降低血肌酐、改善慢性肾衰贫血、延缓肾功能不全进展等功效。对于肾病综合征、糖尿病肾病、慢性肾衰竭等肾脏疾病辨证为气虚血瘀，而以浮肿、蛋白尿、贫血为主要表现者，可用本方加减治疗。

【肾病医案选录】

1.黄芪桂枝五物汤治疗IgA肾病案

戴某，男，80岁，2016年3月25日初诊，患者双下肢水肿，腰痛，疲乏，夜尿频多，尿常规：尿蛋白（+++），舌淡苔白，脉沉弱。患者经肾穿刺活检、免疫病理确诊，排除继发性IgA肾病（如狼疮性肾炎、过敏性紫癜肾炎等），血肌酐小于150μmol/L。长期予低盐低脂优质蛋白饮食（每日摄入钠盐量约3g），使用血管紧张素转换酶抑制剂。辨证属脾肾阳虚型。药用黄芪60g，桂枝30g，白术30g，山药30g，白芍30g，麦冬20g，百合20g，干姜20g，炒麦芽15g，炙附片（先煎）10g，麻黄10g，甘草10g。5剂，水煎服，每日1剂，服5剂后上述症状减轻，上方加减再服10剂后，复查尿常规：尿蛋白（+）。

原按：先天禀赋不足，素体肺脾肾虚损是发病的病机。卫外不固、易感外邪、肺气失宣、表邪入里，脾气受损、运化失司，伤及于肾，肾络闭阻、血不循经、肾失封藏，精微外溢可发生本病。治以黄芪桂枝五物汤益气扶正、温经通络、和血行痹，辅以白术、生山药、干姜、炒麦芽、麻黄、炙附片以健脾温阳，利水消肿；麦冬、百合以养肺气；诸药合用有健脾、温肾、补肺气之功，诸症自除。[马占洋.黄芪桂枝五物汤临床应用心得.陕西中医药大学学报，2017，40（03）：113-114.]

2.黄芪桂枝五物汤治疗慢性肾小球肾炎案

李某，男，23岁，学生。2011年3月6日初诊。患者3年前感冒后出现颜面及双下肢浮肿。尿常规：尿蛋白（+），潜血（++）。诊断为肾小球肾炎。予休息、低盐饮食、口服利尿药及感冒药后好转。但常于感寒后反复发作。1周前又再次感冒，出现颜面及双下肢轻度水肿、乏力、纳差。舌淡红、苔薄白，脉浮。尿常规示：尿蛋白（++），潜血（++）。证属表虚不固、风湿郁络。黄芪桂枝五物汤加减：黄芪20g，桂枝9g，茯苓15g，白芍15g，薏苡仁30g，白术12g，泽泻12g，小蓟12g，白茅根30g，生姜皮10g，防己10g，大枣10g。每日1剂，水煎服。连服7剂后，颜面及双下肢浮肿渐消。尿常规示：尿蛋白（＋）、潜血（＋）、红细胞（＋）。上方续服1个月后，颜面及双下肢浮肿消失，尿常规阴性。随访1年病情稳定。

原按： 本例患者平素体虚，复感风邪，水湿客于肌肤、经络，致水湿运化失常，泛溢于肌肤，故见颜面及双下肢浮肿、身重及汗出、恶风。系脾肾气虚、精气下逸，故见小便异常。治宜益气健脾固表、祛风和营利水。方中黄芪益气固表利水，防己祛风利水渗湿，白术健脾燥湿利水，桂枝、白芍解肌发表、调和营卫，茯苓、泽泻、薏苡仁、健脾利水渗湿，生姜皮、大枣解表行水，小蓟、白茅根凉血止血。诸药同用，共奏益气固本，使脾健气旺，风湿之邪得化，而收捷效。[黄德慧，凌军.黄芪桂枝五物汤验案举隅.浙江中医杂志，2014，49（10）：768.]

3.黄芪桂枝五物汤治疗尿毒症不安腿综合征案

王某，男，45岁。初诊日期为2012年6月11日。患者自诉双下肢虫蚁爬行感，夜间加重2个月，慢性肾功能衰竭10余年，尿毒症腹膜透析3年半，既往高血压病史6年。平素口服苯磺酸氨氯地平，血压控制在120~140/75~90mmHg，血肌酐560~750μmol/L，尿素氮14.5~23.7mmol/L，血红蛋白87~113g/L。2个月前患者无明显诱因出现双下肢虫蚁爬行感，卧位及夜间明显，严重影响睡眠，精神不振。经加强腹膜透析、口服镇静药后症状缓解不明显，为求中医药治疗前来就诊。刻诊：精神萎靡，诉双下肢虫蚁爬行感，时有触电感，卧位及夜间明显，捶打及站立行走后缓解，已连续4日夜未入睡，纳差，24小时尿量约300ml，大便每日1行，舌淡黯边齿痕，苔白，脉沉弦。中医诊断为血痹。辨证属正虚邪恋，营卫不和，肌肉筋脉失养。处方：生黄芪30g，桂枝10g，白芍10g，大枣4枚，生姜15g，酸枣仁30g，生龙骨30g，煅牡蛎30g，当归15g，川芎10g，甘草10g。水煎服，每日1剂。

二诊6月18日：双下肢虫蚁感明显减轻，夜间可入睡4小时，疲倦感明显缓解，仍觉捶打及站立行走后较卧位时轻松，时有腰酸，舌淡苔白，脉沉弦。前方治疗有效，继服前方加杜仲10g、川续断10g。服用2个月余，患者双下肢虫蚁感消失，精神不振消失，捶打双下肢及站立行走后与平卧位时自觉无明显差异。随访至2013年3月，患者未再出现明显双下肢虫蚁爬行感。每日睡眠时间为5~6个小时。

原按： 尿毒症不安腿综合征是尿毒症患者常见的感觉运动神经病变，严重程度因人而异。中医学对此病无确切命名，《伤寒杂病论》中所描述的"血痹""痉病""腿挛急"等与本病的表现相似。杨洪涛教授根据多年临证经验，将此病按照"血痹"辨治，疗效满意。《金匮要略》曰："血痹阴阳俱微，寸口关上微，尺中小紧，外证身体不仁，如风痹状，黄芪桂枝五物汤主之。"本案以黄芪为君，甘温益气，补在表之卫气；桂枝散风寒而温经通痹，与黄芪配伍，益气温阳，和血通经；桂枝得黄芪益气而振奋卫阳，黄芪得桂枝，固表而不致留邪。芍药养血和营而通血痹，与桂枝合用，调营卫而和表里，两药为臣。生姜辛温，疏散风邪，以助桂枝之力。大枣甘温，养血益气，以资黄芪、芍药之功；与生姜为伍，又能和营卫，调和诸药，以为佐使。另加入酸枣仁、龙骨、牡蛎、当归、川芎、杜仲等，取以重镇安神、补肾活血养血之功。诸药合用，配伍精当，共奏益气温经、活血养血、和血通痹之效。[杨波，李洁，李康等.杨洪涛运用经方辨治慢性肾脏病验案4则.上海中医药杂志，2014，48（04）：15-17.]

◆ 苓桂术甘汤 ◆

【原文】伤寒，若吐若下后，心下逆满，气上冲胸，起则头眩，脉沉紧，发汗则动经，身为振振摇者，茯苓桂枝白术甘草汤主之。（67）（《伤寒论·辨太阳病脉证并治》）

心下有痰饮，胸胁支满，目眩，苓桂术甘汤主之。（16）（《金匮要略·痰饮咳嗽病脉证并并治第十二》）

夫短气有微饮，当从小便去之，苓桂术甘汤主之；肾气丸亦主之。（17）（《金匮要略·痰饮咳嗽病脉证并并治第十二》）

【组成用法】茯苓四两　桂枝三两（去皮）　白术二两　甘草二两（炙）

上四味，以水六升，煮取三升，去滓，分温三服。

【方证释义】茯苓桂枝白术甘草汤方重用茯苓为君，取其甘淡，健脾养心，淡渗水饮。桂枝辛甘性温，温经通阳，降逆平冲，为臣药；与茯苓相配，有通阳化气利水之功效。白术燥湿健脾，炙甘草益气健脾，共为佐药，培土制水，助苓桂之用；且桂枝配甘草，辛甘化阳，温振心阳。四药配合，共奏温阳健脾，化饮利水，降逆平冲之功。

四气五味归经分析见表6-4-5。

表6-4-5　苓桂术甘汤性味归经表

分类 ＼ 药物	茯苓	桂枝	白术	炙甘草
四气	平	温	温	平
五味	甘、淡	辛、甘	苦、甘	甘
归经	心、肺、脾、肾	心、肺、膀胱	脾、胃	心、肺、脾、胃

全方4味药物中，四气结果为2温2平，该方属温剂。4味药物中4味为甘，1味为辛，1味为淡，即以辛、甘、淡味为主。4味药物中3味归经脾，表明该方作用脏腑主要在脾胃，有温阳健脾、化饮降逆之功。

【功用】温阳健脾、利水降冲。

【适应范围】

1.原著适应证

脾虚饮停证。临床症见：心下逆满，气上冲胸，心悸，胸胁支满，短气，咳嗽，痰多稀白，头晕目眩，甚则身为振振摇，小便不利，舌质淡，苔白滑，脉沉弦紧等。

2.现代临床应用

本方临床应用范围广泛，临床可用于治疗眩晕、哮喘、水肿、胃脘痛、心悸、泄泻、呕吐、胸痹、失眠、腰痛等多种病症，证属脾虚饮停者。根据文献报道，现代临床运用本方化裁治疗多种疾病。①呼吸系统疾病：如急性支气管炎、慢性支气管炎、肺癌、慢性阻塞性肺疾病、肺部炎性结节、结核性胸膜炎等。②心血管系统疾病：如慢性心力衰竭、冠心病、心律失常、高血压病、风湿性心脏病、心包积液、肺源性心脏病等。③消化系统疾病：如非酒精性脂肪性肝炎、肝硬化腹水、胆汁反流性胃炎、肠易激综合征、胃下垂、慢性结肠炎、消化功能不良、胃潴留、特发性胃轻瘫、慢性结肠炎等。④神经系统疾病：如阿尔茨海默病、神经衰弱、脑积水、血管神经性头痛、帕金森病等。⑤皮肤科疾病：如过敏性皮炎、硬皮病、结节性红斑、银屑病、毛发红糠疹、湿疹等。⑥五官科疾病：如梅尼埃病、神经性耳聋、过敏性鼻炎、慢性咽炎等。⑦风湿免疫系统疾病：如风湿性关节炎、类风湿关节炎、结节性红斑、干燥综合征等。⑧妇科疾病：如盆腔炎、经前紧张综合征、慢性盆腔炎、慢性阴道炎、多卵巢综合征等。⑨眼科疾病：如中心性浆液性脉络膜视网膜病变、黄斑区水肿、病毒性结膜炎等。⑩泌尿系统疾病：如慢性肾小球肾炎、肾病综合征、慢性肾衰竭、泌尿系结石、肾盂积水等。⑪其他：如糖尿病、高脂血症等疾病。

【类方比较】茯苓桂枝甘草大枣汤（《伤寒论》） 组成：茯苓半斤，桂枝四两，甘草二两（炙），大枣十五枚。功效：温通心阳、化气利水。主治：心阳虚肾水上凌的欲作奔豚证。

茯苓桂枝甘草大枣汤与茯苓桂枝白术甘草汤均为太阳病治疗不当，损伤阳气，水气内停所致阳虚水停之变证，临床皆可见心悸、气短、小便不利，或肢体浮肿等症，治疗同属温阳利水法，药用茯苓、桂枝、炙甘草。不同之处在于茯苓桂枝甘草大枣汤因心阳亏虚于上,寒水妄动于下,故倍茯苓,且重用桂枝四两温通心阳,化饮降逆,用于治疗心阳虚肾水上凌的欲作奔豚证;茯苓桂枝白术甘草汤因脾阳亏虚,饮停中焦,浊阴上逆,故君茯苓补土利水,加用白术温阳健脾,用于脾虚水停证。

【现代研究】药理研究表明,苓桂术甘汤有多种作用。①对心血管的保护作用:龚晓燕等研究表明苓桂术甘汤已证明可显著改善心室重构,抑制心肌细胞凋亡等作用。黄金玲等观察了苓桂术甘汤作用于急性心肌梗死后心室重构模型大鼠,研究了其对心功能的影响和各组大鼠血清脑钠肽含量的改变,探讨了该方作用于心室重构的机制。研究发现该方能够明显改善急性心肌梗死后心室重构的大鼠心脏舒缩性能,这与降低大鼠血清BNP含量密切相关。杜超等将苓桂术甘汤作用于缺血再灌注大鼠,结果表示,苓桂术甘汤减轻缺血再灌注大鼠心肌损伤可能与下调心肌组织TGF-β1mRNA及蛋白的表达有关。有学者发现苓桂术甘汤可抑制心脏结构改变,改善血流动力学,可能与该方抑制心肌细胞NF-κBmRNA表达及血浆NF-κB含量有关。施慧等确定了苓桂术甘汤改善心肌组织损伤、抵制心室重构的作用机制与抑制心肌组织NF-κB信号通路过度激活有关。龚明玉等发现苓桂术甘汤可以通过上调Smad7蛋白表达和下调Smad3蛋白表达,有效抑制大鼠缺血再灌注损伤引起的心肌细胞凋亡。进一步研究表明,苓桂术甘汤含药血清可通过调节IKK/IκB/NF-κB信号通路,影响下游靶分子的转录调控,抑制IL-1β,TNF-α和IL-6等炎症因子产生,对脂多糖诱导的大鼠原代心肌细胞产生良好的保护作用。②肾脏保护作用:大量实验结果表明,苓桂术甘汤在肾病治疗方面已取得了较好的成效,现常用于肾病的治疗及与其他药物合用的辅助治疗。董小君等研究并探讨了加味苓桂术甘汤对大鼠肾纤维化模型的影响及其可能机制。结果表明,模型对照组血清肌酐、尿素氮及肾组织TGF-β1各组指标显著升高,加味苓桂术甘汤的上述各组指标较模型对照组明显下降。实验证明该方具有保护肾功能的作用,机制为下调TGF-β1的表达,从而延缓肾纤维化进展。蒋赟探讨了苓桂术甘汤对肾病综合征模型大鼠的保护作用,结果表明该方能升高血清ALB含量,模型大鼠24小时尿蛋白量以及血清中TC、TG、BUN、Cr含量也会明显降低,实验表明中剂量组效果最好。因此,苓桂术甘汤可缓和肾病综合征大鼠水肿,有效恢复其肾功能,降血脂,同时促进肾病综合征的缓解。③调控脂质代谢和胰岛素抵抗作用:苓桂术甘汤已证明具有良好的调控脂质代谢和胰岛素抵抗作用。黄江荣等以高脂高盐饲料喂养大鼠复制代谢综合征模型,用加味苓桂术甘汤干预后,大鼠血清抵抗素、胰岛素水平及胰岛素抵抗指数均降低,脂联素水平升高,提示加味苓桂术甘汤具有调节脂肪和糖代谢的作用。卢文艺等研究表明，加味苓桂术甘汤可能通过增加过氧化物酶体增殖剂激活受体 γ 促进脂联素的表达改善代谢综合征。另有学者用苓桂术甘汤干预限食合并锻炼的代谢综合征模型大鼠，与对照组相比，该方可降低由高脂饮食引起的肥胖、高血糖、高脂血症、高血压、肝损伤和胰岛素抵抗等相关指标，机制可能与血清和肝脏中瘦素和蛋白激酶B下调有关。

此外，研究表明，苓桂术甘汤还具有抗氧化、调节水液代谢、抗神经炎症等其他多种药理作用。

【肾病应用体会】 水湿痰饮内停是肾脏疾病的主要病机之一，苓桂术甘汤为"病痰饮者，当以温药和之"的代表方。因此，临床上运用苓桂术甘汤治疗肾系病较为广泛，各种类型的肾病合并水饮表现时均可加减应用。气虚明显者，笔者常合用防己黄芪汤；兼肾阳不足者，合用真武汤；蛋白尿明显者，加莲须、金樱子、芡实、益智仁、沙苑子等收敛固涩；兼瘀者，常加益母草、泽兰化瘀利水。

【肾病医案选录】

1.苓桂术甘汤治疗肾积水案

赵某，男，30岁，个体经营者，2008年4月20日以腰痛1周余就诊。患者诉腰痛酸软，喜按，卧则减轻，面色㿠白，手足不温，少气懒言，舌淡，脉沉细。在兰考县某医院检查诊断为"右肾积水"，查CT提示：右肾盂及肾盂输尿管移行处扩张，采用西药治疗无效。转求中医治疗，中医诊断为腰痛，证属肾阳虚弱。治以温阳健脾，化气行水，药用苓桂术甘汤合防己黄芪汤加减：茯苓20g，桂枝15g，白术20g，黄芪20g，川续断12g，泽泻12g，防己10g，乌药10g，杜仲12g，菟丝子12g，甘草3g。服药5剂，诸症好转，加减继服20剂，诸症消失，复查B超示双肾未见异常。

原按： 中医认为"肾积水"属"腰痛"范畴，西医学认为由多种原因所致，如：肾结石、输尿管狭窄等，本案患者虽然年纪较轻，但劳累有加，伤及肾气，不能化水行气，而发病。应以温阳健脾，化气行水之法，苓桂术甘汤正合此证，故疗效较佳。[李艳蓉.苓桂术甘汤临床运用举隅.河南中医，2013，33（03）：337-338.]

2.苓桂术甘汤治疗慢性肾小球肾炎案

吴某，男，28岁，农民，腰酸痛伴颜面双下肢浮肿反复发作1年半，神疲乏力，腰酸膝软，恶寒肢冷，便溏尿少，尿常规：尿蛋白（+++），潜血（+），粗颗粒管型0~3个/HP，血 β_2 微球蛋白2847mmol/L，尿 β_2 微球蛋白432mmol/L，舌质淡，苔薄白，脉细。陈瑞春教授以苓桂术甘汤加味：茯苓15g，炒白术10g，桂枝10g，黄芪20g，防己10g，川牛膝15g，防风10g，泽泻10g，炙甘草6g。7剂后，颜面及双下肢浮肿明显减轻，尿常规化验：尿蛋白（++），粗颗粒管型消失，再宗上方加石韦10g、鸟不宿30g，服用半个月，浮肿消失，腰酸痛缓解，尿检潜血（－），但尿蛋白（++），血、尿β₂微球蛋白均正常，已无明显不适症状，继用上方合春泽汤加减治疗2个月余，尿蛋白基本控制在（±~+）之间，一般情况尚好。

原按： 慢性肾炎属水肿范畴，分型甚多，其中以风水泛滥、皮水浸渍、阳虚水泛为多见，故用麻黄连翘赤小豆汤、五苓散及真武汤治之者多，此类患者亦属脾肾阳虚，不用五苓散之峻烈及真武汤之温燥，而以苓桂术甘汤缓图其功，使患者日渐向愈。［刘敏.陈瑞春运用苓桂术甘汤经验.江西中医药，1994，25（02）：10.］

3.苓桂术甘汤治疗肾病综合征（膜性肾病）案

罗某，男，66岁。2015年7月初诊，患者20年前查体发现血压升高，血压最高170/110mmHg，平素服用缬沙坦胶囊控制，半年前因突发脑梗于外院住院治疗，尿常规示：尿蛋白（+++），潜血（++），未予重视，后转院治疗，诊断为肾病综合征，予黄葵胶囊、金水宝胶囊、缬沙坦胶囊、脑心通胶囊口服，效果欠佳，患者来时症见：双下肢凹陷性水肿，全身乏力，无腰酸腰痛，偶胸闷，憋喘，活动后加重。小便伴泡沫，夜尿2~3次，纳、眠可，大便日行1次，质可，舌红苔黄腻。脉滑。尿蛋白/肌酐5.18mg/g，抗磷脂酶A2受体抗体162.97RU/ml。中医诊断为水肿，证属水湿浸渍；西医诊断为膜性肾病。治疗以温阳化饮、利水消肿为原则。方选苓桂术甘汤加减：桂枝12g，茯苓15g，茯苓皮15g，苍术15g，白术15g，白芍15g，猪苓30g，王不留行15g，水蛭3g，黄芪30g，太子参30g，天冬15g，麦冬15g，瓜蒌30g，丹参30g，陈皮12g，大腹皮15g，桑白皮15g，川芎12g，水煎服，每日1剂。先用上方加减治疗2个月余，复诊：双下肢浮肿，较之前减轻，乏力减轻，无腰酸腰痛，小便可，偶有泡沫，夜尿2次，无口干口渴，偶有耳鸣，头晕头痛，纳眠可，大便日行1次，舌红苔黄厚，脉滑。复查生化示：总蛋白由46.6g/L升至53.4g/L，白蛋白25.6g/L，尿蛋白/肌酐比值为1.68mg/g，后继用上方，随症加减，效果良好。

原按： 本案属中医学"水肿"范畴，膜性肾病常以水肿为先驱症状，其发病病机多为肺失通调、脾失健运、肾失开阖、三焦气化不利，致正常水液代谢失常，停聚于身体的某些部位，发为水肿。故《素问》提出"去菀陈莝""开鬼门""洁净府"三条基本原则。张仲景按《内经》之意，在《金匮要略》中提出："诸有水者，腰以下肿，当利小便；腰以上肿，当发汗乃愈。"辨证地运用了发汗、利小便的两大治法，本案中患者先天禀赋不足，肾气本弱，又加之年老体弱，膀胱开合失司，气化失常，导致水泛肌肤，周身浮肿，故米杰教授以温阳补肾、利水消肿为治则，随症加减，药到病除。另外对于感受外邪，发病较急，由头面开始自上而下遍及全身的水肿，米杰教授常在此方的基础上加防风、连翘、茯苓皮以开宣肺气、利水渗湿；对于因脾肾亏虚，发病缓慢，由脚踝开始自下而上遍及全身的水肿，多加用黄芪、山药、芡实益肾固精、补气健脾。如若有失眠多梦者可加用酸枣仁、百合、莲子益气养心；大便不畅者加用酒大黄泻下攻积。[潘亚楼，米杰.米杰教授加减运用苓桂术甘汤治疗肾性水肿经验.亚太传统医药，2019，15（02）：99-101.]

第五节　肾病少阴经证治

少阴经指足少阴肾经、手少阴心经及其所络属的脏腑而言，并与足太阳膀胱经、手太阳小肠经互为表里。《素问·灵兰秘典论篇》曰："心者，君主之官，神明出焉。"心位居上焦，五行属火，六气属君火，故称为火脏。其功能主血脉，又主神明，为君主之官，五脏六腑之大主。《素问·上古天真论篇》曰："肾者主水，受五脏六腑之精而藏之。"肾位居下焦，五行属水，六气属寒水，故称为水脏。其功能主水，藏精，内寄相火，司二便，内寓真阴真阳，为先天之本。在生理情况下，心火在上，肾水在下，肾水通过肾火鼓动上济心阴，以制约心阳使其不亢；心火亦下助肾阳，温煦肾水使其不寒。通过这种心肾相交、水火既济的彼此制约关系则保持了人体上下的阴阳平衡，维持了人体正常的生命活动。

少阴病的成因有二：一是他经传来，多由三阳病或太阴病发展而来。其中尤以太阳、太阴传入者居多。二是邪气直中少阴，多见于年老体衰，正气素虚之人。由于少阴无力抗邪，一旦感受外邪后邪气直入中于少阴，起病即为少阴病。

少阴病是六经病症发展过程中后期的危重阶段。其病位在里，以心肾虚衰为基本病机，病变性质多属阴、属虚、属寒，以全身性虚寒证为主要特征。少阴病的基本证候，根据病性的不同，又分为少阴寒化证、少阴热化证和少阴阳郁证。少阴寒化证为阳气虚衰，阴寒内盛所致，症见无热恶寒，身蜷而卧，呕吐，下利清谷，脉微细，但欲寐等虚寒之象。在此基础上，又随阳虚、阴盛的程度不同，还可出现阴盛格阳于外、阴盛格阳于上、阳虚水泛、寒湿凝滞等多种病变。少阴热化证为阴虚火旺，心肾不交所致，症见心烦，不得眠，咽痛口燥，舌红少苔，脉细数等阴虚内热之象。在此基础上，还可出现阴虚水热互结、阴虚热伤血络下利等证。少阴为三阴之枢，若少阴气机不畅，枢机不利，阳气内郁，则有阳郁致厥之证。除上述基本证候外，少阴病还可出现太少两感、阴阳两衰、阳亡阴竭等兼变证。

　　少阴病的治疗，总以扶正为要。少阴寒化证宜回阳救逆，代表方为四逆汤；热化证宜育阴清热，代表方为黄连阿胶汤；阳郁致厥证，宜调畅气机、透达郁阳，代表方为四逆散。其兼变证则根据兼夹病机的不同，随证施治。少阴病总属心肾正气虚衰的病变，治疗只宜温补或清补，禁用发汗、攻下等以祛邪为主的治法。少阴病是六经病发展过程中的危重阶段，病势危笃，预后较差。若能及时采用正确的方法治疗，也可转危为安。但如果失治、误治预后多有不良。一般而言，凡阳回阴续者生，阳亡阴竭者死。其中，阳气的存亡，往往是决定预后的关键因素。

　　肾病属少阴者，病情较太阴为重，多已进入慢性肾脏病的中后期阶段，主要反映在肾主水功能发生的变化。分为少阴寒化证和少阴热化证。少阴寒化证以心肾阳气亏虚为主要病机特点。肾阳虚衰，温化无权，水液泛溢则颜面及肢体全身水肿；肾虚不能藏精至精微下泄，尿蛋白日久不消；阳虚失于温养，则畏寒怯冷。腰为肾之外府，肾虚则腰膝酸困而冷痛，同时伴见小便不利或小便清长、夜尿频多，神疲乏力，心悸眩晕，大便稀溏或下利清谷，舌淡胖大、边有齿痕，脉沉微细无力。治当温阳利水、益肾固涩，常见方证有真武汤证，麻黄附子细辛汤证，栝楼瞿麦丸证，肾气丸证，四逆汤证等。肾脏病日久，耗伤肾精，肾阴不足，或素体阴亏，或过服辛燥渗利之品，特别是长期应用肾上腺皮质激素及免疫抑制剂日久，皆可损伤真阴，而成少阴热化证。该类患者虽有全身水肿但较轻，伴见腰膝酸软，烦热不眠，手足心热，颜面烘热，口干喜饮，眩晕耳鸣，小便不利，舌红少苔，脉沉细数。治当育阴清热、兼以利水，常见方证有猪苓汤证、黄连阿胶汤证等。

◆ 真武汤 ◆

【原文】太阳病发汗，汗出不解，其人仍发热，心下悸，头眩，身𥆧动，振振欲擗地者，真武汤主之。（82）（《伤寒论·辨太阳病脉证并治》）

　　少阴病，二三日不已，至四五日，腹痛，小便不利，四肢沉重疼痛，自下利者，此为有水气。其人或咳，或小便利，或下利，或呕者，真武汤主之。（316）（《伤寒论·辨少阴病脉证并治》）

【组成用法】茯苓三两　芍药三两　白术二两　生姜三两（切）　附子一枚（炮，去皮，破八片）

　　上五味，以水八升，煮取三升，去滓，温服七合，日三服。若咳者，加五味子半升，细辛一两，干姜一两；若小便利者，去茯苓；若下利者，去芍药，加干姜二两；若呕者，去附子加生姜，足前为半斤。

【方证释义】真武汤为治疗少阴阳虚水泛证的代表方。本方用熟附子辛热以壮肾阳，补命门之火，使水有所主。白术苦温，健脾燥湿，使水有所制。白术、附子同用，还可温煦经脉以除寒湿。生姜辛温宣散，宣发肺气，使水有所散。茯苓淡渗，走膀胱，佐白术健脾，是于制水中有利水之用。芍药苦酸微寒，其用有四，一者柔肝缓急以止腹痛；二者敛阴疏筋以解筋肉瞤动；三者利小便以行水气；四者可兼制附子燥热伤阴之弊。诸药合用，温肾阳以消阴翳，利水道以去水邪，共奏温阳利水之效。

因证有或然之变，故方有加减之法。若咳者，是水寒犯肺，加干姜、细辛温肺散寒，五味子以敛肺气；小便利不须利水，故去茯苓；下利甚者，是阴盛阳衰，芍药苦泄，故去之，加干姜以温中散寒；水寒犯胃而呕者，可加重生姜用量，以和胃降逆，因附子为本方主药，以不去为宜。

四气五味归经分析见表6-5-1。

表6-5-1 真武汤性味归经表

分类＼药物	茯苓	芍药	白术	生姜	附子
四气	平	微寒	温	微温	大热
五味	甘、淡	甘、苦、酸	甘、苦	辛	辛、甘
归经	脾、肾、心	肝、脾	脾、胃	肺、脾、胃	心、肾、脾

全方5味药物中，四气结果为2温1大热1平1微寒，结合剂量，该方属温热剂。5味药中4味为甘味，2味为辛味，即以辛、甘味为主，重在温阳。5味药物中5味归经在脾，2味归经在肾，表明该方作用脏腑主要在脾、肾，能够温脾肾之阳气。

【功用】温补肾阳、化气行水。

【适应范围】

1.原著适应证

少阴阳虚水泛证。临床症见：小便不利，肢体浮肿，四肢沉重疼痛，腹痛下利，畏寒肢冷，神疲倦怠，头眩，身瞤动，振振欲擗地，舌质淡胖，苔白，脉沉等。

2.现代临床应用

本方临床应用范围广泛，临床可用于治疗眩晕、喘咳、水肿、盗汗、不寐、癃闭等病证，证属少阴阳虚水泛证者。根据文献报道，现代临床运用本方化裁治疗多种疾病。①循环系统：如慢性心力衰竭、肺心病、缓慢型心律失常、扩张型心肌病、高血压病、肺源性心脏病等。②呼吸系统疾病：如慢性阻塞性肺疾病、支气管哮喘、上呼吸道感染等。③消化系统疾病：如肝硬化腹水、慢性结肠炎、肠易激综合征、慢性肠胃炎、慢性功能性腹泻等。④皮肤病：如荨麻疹、湿疹、带状疱疹、瘙痒症、银屑病、皮肤血管炎、皮肌炎、硬皮病等。⑤五官科疾病：如梅尼埃病、鼻窦炎、过敏性鼻炎等。⑥泌尿系疾病：如肾病综合征、糖尿病肾病、慢性肾小球肾炎、慢性肾功能衰竭、狼疮性肾炎、泌尿系结石、前列腺增生、心肾综合征、尿路感染、肾性尿崩症、老年性遗尿、肾盂肾炎、慢性前列腺炎等。⑦妇科疾病：如不孕症、痛经、羊水过多症、慢性盆腔炎等。⑧其他：如腰椎间盘突出、坐骨神经痛、甲状腺功能减退症、糖尿病、高血压性视网膜病变、糖尿病视网膜病变、飞蚊症等。

【类方比较】

1.五苓散（《伤寒论》）

组成：猪苓十八铢，泽泻一两六铢，白术十八铢，茯苓十八铢，桂枝半两。功效：化气行水、兼以解表。主治：太阳蓄水证。

本证与五苓散证均属下焦水邪为患，但五苓散证为表邪入里，膀胱气化失职，水蓄膀胱，故以小便不利，口渴欲饮，少腹里急为主，兼有表邪不解，治以通阳化气解表之法而诸症悉除。本证由肾阳虚弱，不能制水，水邪泛滥而成，故以下利，腹痛，四肢沉重疼痛，小便不利为主，并兼见阳虚寒盛之象，治当温阳化气行水而诸症可解。

2.茯苓桂枝白术甘草汤（《伤寒论》）

组成：茯苓四两，桂枝三两（去皮），白术，甘草各二两（炙）。功效：温阳健脾、利水降冲。主治：脾虚水停、浊阴上逆证。

真武汤证与苓桂术甘汤证皆属阳虚水泛为患，但发病部位与疾病程度不同。苓桂术甘汤以脾阳虚为主，水饮停聚中焦，故见心下逆满，气上冲胸，起则头眩，其病为轻；真武汤证以肾阳虚为主，水饮之邪居于下焦，泛溢周身，故症见心下悸，头眩，身瞤动，振振欲擗地，腹痛，小便不利，四肢沉重疼痛，或下利，或咳，或小便利，或下利，或呕等，其病为重。在治法上也有温肾利水与温脾化饮之别。两方虽同用茯苓、白术，但苓桂术甘汤用桂枝甘草温补脾阳，而真武汤用附子温肾阳，并用生姜散水，用芍药制附子之辛燥。

3.附子汤（《伤寒论》）

组成：附子二枚（炮，去皮，破八片）茯苓三两人参二两，白术四两，芍药三两。功效：温经驱寒、除湿利水。主治：少阴阳虚寒湿身疼证。

附子汤与真武汤同属阳气虚弱，寒湿内盛之少阴寒化证，临床均可见畏寒肢冷、舌淡苔白滑、脉沉等症，皆以温阳散寒祛湿为治法。药物仅一味之差，皆用附子、白术、茯苓、白芍。所不同处，附子汤附子、白术倍用，并配伍人参，重在散寒祛湿止痛、温补元气；真武汤附子、白术半量，更佐生姜，重在温阳利水、温散水气。

【现代研究】药理研究表明，真武汤有多种作用。①改善心功能的作用：真武汤广泛用于治疗急慢性心衰。研究表明，真武汤的药理作用主要表现为增强心肌收缩力、改善心功能、改善微循环等。如有研究报道，在对心衰犬和家兔开展动物实验时发现，真武汤可显著提高心肌收缩力，改善缺血心肌的血氧供应，促进血液循环，而对心肌耗氧量和传导系统无影响，由此表明，真武汤配伍合理，疗效显著。刘中勇等研究表明真武汤能有效地抑制ERS信号通路，并抑制纤维化相关因子及骨膜蛋白、TGF-β1的表达，从而使心肌组织中Col Ⅰ、Col Ⅲ的沉积、纤维化程度减低，从而改善心力衰竭大鼠心室重构，减少心肌细胞凋亡和心肌纤维化，且随着给药剂量的增多对心室重构的抑制作用越明显，提示真武汤尤其高剂量真武汤具有良好的逆转心室重构、提高心功能的作用。李峥等复制大鼠心梗后心衰模型，观察真武汤通过SIRT1信号转导通路蛋白抑制心肌细胞凋亡的影响，探讨真武汤治疗心力衰竭的机制。结果表明真武汤可能通过调控SIRT1信号传导系统，改善线粒体的结构和功能，影响凋亡相关蛋白Bax、Bcl-2、Caspase-3的表达，减少心肌细胞的凋亡，从而达到治疗心力衰竭的目的。揭示了真武汤通过SIRT1信号蛋白影响心力衰竭心肌细胞的凋亡。认为SIRT1信号通路可能是真武汤抗心肌细胞凋亡功能的作用靶点之一。王宇宏等通过体外研究观察真武汤含药血清对异丙肾上腺素致大鼠心肌细胞凋亡及相关蛋白Bcl-2和Bax表达的影响，探讨真武汤对心肌细胞损伤的保护作用机制。结果表明真武汤能有效降低异丙肾上腺素引起的心肌细胞损伤，抑制异丙肾上腺素诱导的心肌细胞凋亡，其机制可能与其能够保护心肌细胞内线粒体，调节Bcl-2和Bax蛋白表达有关。②肾脏保护作用：研究表明真武汤对肾脏的保护主要体现在改善肾灌注，保护足细胞，提高内生肌酐清除率，降低蛋白尿，抗肾纤维化等方面。刘爽等研究发现真武汤通过降低氧化应激水平的作用，抑肾小球系膜细胞（HMCs）的增殖来保护肾脏，从而发挥保护肾功能，延缓DKD进展。宋立群等探讨真武汤对肾间质纤维化的治疗作用及机制，将动物实验大鼠随机分为模型组、假手术组、尿毒清对照组及真武汤低、中、高剂量组；采用单侧输尿管结扎方法建立大鼠肾间质纤维化模型。实验结果显示：真武汤可降低单侧输尿管结扎模型大鼠血清中Ang-Ⅱ、ILK蛋白含量，以中剂量组含量最低，与尿毒清组含量相当。提示真武汤可改善肾纤维化大鼠肾脏病理损害情况，增强肾小球的过滤功能，延缓肾间质纤维化。姜岳等采用单肾切除加腺嘌呤灌胃法制作慢性肾衰竭大鼠模型，予以真武汤灌胃治疗4周。实验结果发现，与模型组相对比，治疗组大鼠24小时尿蛋白量、血清肌酐、尿素氮、血磷、血钙、血红蛋白均有明显改善，表明真武汤可以通过减少24小时尿蛋白量、降低肌酐及尿素氮水平、改善肾性贫血、钙磷代谢，从而改善慢性肾衰竭大鼠的整体情况。徐中菊等采用腹腔注射链脲佐菌素（STZ）建立糖尿病肾病大鼠模型，予以真武汤灌胃治疗8周，实验结果发现，真武汤组大鼠的24小时尿蛋白量、血清肌酐、尿素氮、血糖和丙二醛显著低于模型组，一氧化氮合酶明显高于模型组，其大鼠肾组织α-平滑肌肌动蛋白（α-SMA）及NF-kB蛋白水平明显低于模型组，病理损伤（肾小球肥大，毛细血管基底膜增厚、系膜基质增生等）也轻于模型组。表明真武汤通过减轻糖尿病肾病肾脏局部氧化应激反应，改善糖尿病肾病大鼠肾功能，减轻病理损伤。舒适等选用尾静脉注射阿霉素的方法来制作阿霉素肾病小鼠模型，予真武汤灌胃治疗28天，实验结果发现，真武汤组通过减轻氧化应激损伤，维持nephrin、podocin的表达来减少阿霉素肾病小鼠24小时尿蛋白含量、降低甘油三酯和胆固醇，提高白蛋白水平；改善肾脏超微结构；提高肾组织SOD活性。表明真武汤可减轻阿霉素所致小鼠的肾损伤，保护肾脏。

此外，研究表明真武汤还有降血脂、抗动脉硬化、调节肾上腺皮质分泌、抗衰老、镇静等作用。

【肾病应用体会】对于慢性肾炎、肾病综合征、糖尿病肾病的治疗，凡属脾肾阳虚、水饮内停者，笔者常以真武汤为主方温肾助阳、化气行水。如伴有神疲乏力等气虚证者，常合防己黄芪汤；如腰膝酸软明显，常加补骨脂、续断、杜仲、熟地、山萸肉、巴戟天等补益肾气；如伴面色黧黑、皮肤瘀点、舌质紫黯或有瘀斑等瘀血证，常合当归芍药散，或加益母草、泽兰、化瘀利水；如水肿明显，常合五苓散、五皮饮，或加冬瓜皮、白茅根、大腹皮等利水消肿；如尿蛋白明显，常加金樱子、芡实、沙苑子、莲子等收敛固涩；如血尿明显，常加小蓟炭、蒲黄炭、藕节炭、仙鹤草、侧柏炭等收敛止血。张琪国医大师此方用于治疗慢性肾小球肾炎、肾病综合征、慢性肾衰竭及慢性肾衰竭合并心衰，辨证为脾肾阳虚，水气内停者，又将此方加入活血之品而成加味真武汤。组成：附子（先煎）25~30g，茯苓30g，白术25g，白芍25g，干晒参15g，麦冬15g，五味子15g，益母草30g，红花15g，桃仁15g，生姜15g，甘草15g。

真武汤治疗慢性肾衰的治疗要注意温阳与泻浊并用。慢性肾衰常引起口中氨味，恶心呕吐，食欲不振，是由于脾肾衰败，导致湿浊毒邪潴留，因虚致实，治疗上当配以和胃泻浊，常合温胆汤、苏叶黄连汤，或加法半夏、陈皮、竹茹、藿香、佩兰等化实浊和胃。慢性肾衰患者，病情缠绵，病程日久，久病入络，致气滞血瘀，因此常合用活血化瘀药物。现代研究证明，活血化瘀药可以改善肾脏血微循环障碍，增加肾血流量，促进肾小球的再生和修复，改善肾功能。临床常用真武汤合桂枝茯苓丸，或加用刘寄奴、当归、川芎、赤芍、白芍、牛膝、益母草、泽兰、桃仁、红花等活血化瘀。

【肾病医案选录】

1.真武汤治疗癃闭案

一古稀老翁，常病小便不通，西医诊断为慢性前列腺炎。一日突然发作，小便点滴不通。因平时血压偏高，医治以羚角钩藤汤，服用2剂后无效。邀余诊治。老翁自述头晕目眩，恶心作呕，小腹膨胀，形寒，起立则振振欲扑地，舌质胖淡，边有齿印，苔白润滑，脉弦，按则不鼓。此系年老体衰，肾阳不足，命火势微，所谓"无阳则阴无以生"，以致膀胱气化无权，而溺不得出。宜用温阳利水法，予以真武汤。处方：茯苓15g，白术12g，附片15g，白芍30g，炙甘草3g，生姜3g。3剂。服后小便畅利，血压降而诸症平。

原按： 脉弦用平肝息风药无效而真武汤收功。究其原因此为阳虚水泛，脉虽弦，重按则空，即《素问》"脉至而从，按之不鼓，诸阳皆然"之理。宜以真武汤温阳利水，而达小便畅利，即所谓"必伏其所主，而先其所因"。方中芍药独重，亦取张锡纯重用此品以利尿之经验，而不为成方所困。即所谓根据治病必须治人的原则，根据不同体质辨证求因，分清寒热虚实。然后究其病机，确立治则方药，才能不为"炎"字所误。有的放矢，治癃闭如此，治其他杂病亦如此。［刘光宪.刘炳凡医论医案.北京：科学出版社，2012.］

2.真武汤治疗水肿案

吴某，男，34岁。自诉病发后振寒蜷伏，头重胸痞，呼吸短促，目合神衰，面色黯黄，遍身浮肿，溲短便溏，形态呆木。诊视脉象迟微，舌淡苔滑，判断为寒湿阴水所伤。寒之与湿，同是阴邪，寒湿相搏，其表益虚，阴乘阳位，水邪泛溢，故全身皆肿；胸中之阳不宣，卫外之阳致困，故面黧肢冷。法当温阳导水，驱散阴霾。处方：生薏苡仁13g，云茯苓13g，漂白术9g，熟附子9g，法半夏9g，广橘皮7g，川桂枝6g，西砂仁6g，炒泽泻9g，淡生姜9g。

二诊：前方服至10剂以上，脉缓苔薄，肿势消半，语能出声，目能转动，膝能屈伸。仍憎寒蜷卧，阴盛阳微之机已露。原方加炙甘草3g，连续与服，水肿全退，饮食增进，逐渐康复。

原按：《金匮要略》论"正水"喘咳上气，论"石水"则腹满不喘，同属寒湿阴水为病，喘与不喘，判然有别。正水为脾阳失运，气不外行而内迫于肺，则喘咳上气；气不下行而水聚于肾，则小便不利。脾气原赖肾中元阳气化以行，阴水自盛，元阳被淫，当实脾制水以救元阳。因此，用一派温运脾机的药，配附子直破阴寒。肾阳复则脾机运，脾机运则肾阳益壮，自然肿消气纳。石水亦因肾脏阴邪自盛，然邪结于下焦，肾病尚未及肺，而无喘咳水气上逆症状。急当真武汤扶脾制水温阳，不使肾邪凌肺，微阳立败，肺司"治节"，肿自消除。[李聪甫.李聪甫医案.长沙：湖南科学技术出版社，1979.]

3.真武汤治疗慢性肾小球肾炎案

朱某，男，16岁。患慢性肾小球肾炎已久，近在内科病房治疗，病情危笃，经主治医生邀诊。会诊时因患者长期服激素药品，面如满月，腹部膨隆如箕，双下肢肿似桶样，小便昼夜200ml，腰以下常自觉如坐水中，纳呆便溏，脉弱甚，双尺微。综合上症，乃系肾、脾阳虚重证，不能运化水气所致。除补肾健脾外，别无捷径可循，补肾健脾，方可望复。若单纯利尿而不得利，反劫阴气，更不利于阳长。乃与经治医生协商，暂停呋塞米及渐减激素药，试服中药观察。选用真武汤加减双补脾肾，服3剂小便即增至600ml，6剂增至1700ml，9剂增至2600ml，腹水基本消退，下肢肿势亦大减，腰以下冷如坐水中之感亦基本消失。继用上方加减约1个月而愈。处方：茯苓30g，桂枝10g，白术15g，干姜6g，附子7g，椒目6g，沉香6g，炙甘草10g。

原按：上方实系苓桂术甘汤加味，与真武汤混合，去芍药之阴寒，用干姜、附子温肾、脾，更加沉香、椒目以增强其温阳利水作用。此系多年临床逐渐形成的方剂，对证施用，多取得满意效果。又逐渐体会到真武汤重在温肾，肾着汤重在温中健脾，两方对阳虚水肿有珠联璧合之妙。温化水湿法，是水肿病属于功能衰惫的常用法。如苓桂术甘汤、真武汤、肾着汤以及后世之实脾饮等，其间出入进退，各有所指，而温化之意则同。[史广宇，单书健.当代名医临证精华·肾炎尿毒症专辑.北京：中医古籍出版社，1988.]

4.真武汤治疗泌尿系结石案

患者，男，65岁。自诉3年前体检时发现左肾有泥沙样结石，曾做微创手术排石成功，1年前，因饮酒后又发疼痛并伴有尿血，彩色B超提示：右肾结石1.2cm×0.8cm，并伴有大量积液，遂住院治疗，期间症状减轻，出院后反复发作，遂来门诊求助中药治疗。刻下症见：左肾结石伴有积液，腰痛，痛时大汗出，形体虚弱，纳差，睡眠质量不好，情绪低落，大便可，小便清长，舌质淡，苔薄白微润，脉沉而细无力。中医辨证为淋证，证属肾阳虚衰，气不化水，水饮内停。治疗当以温阳化饮利水通淋，处方为真武汤加味：茯苓30g，生白术12g，白芍15g，炮附子（先煎）10g，生姜15g，黄芪30g，怀牛膝15g，车前子（包煎）15g。共6剂，每日1剂，分早、晚温服，禁忌辛辣油腻，多饮水，适量运动，注意排小便。二诊：服完上药后，气色较之前有明显的改善，食欲也有所恢复，遂上方加仙灵脾、巴戟天以振奋阳气，处方茯苓30g，生白术12g，白芍15g，炮附子（先煎）10g，生姜15g，黄芪30g，怀牛膝15g，车前子（包煎）15g，仙灵脾15g，巴戟天15g。共6剂，每日1剂，分早、晚温服，禁忌辛辣油腻，多饮水，适量运动，注意排小便。三诊：服完上药后，小便通畅，排完小便后有些许沉积物，嘱患者沉积物即是结石，不必害怕，继续服药。四诊：服上药10天后，精神状态大有好转，现在无明显不适，遂嘱咐患者再服1周后复查彩超，后患者告知结石现已明显减小，积液消失，余无不适，遂嘱咐患者平时多饮水，适量运动。随访半年，未再复发。

原按：《伤寒论·辨少阴病脉证并治》"少阴病，二三日不已，至四五日，腹痛，小便不利，四肢沉重疼痛，自下利者，此为有水气。其人或咳，或小便利，或下利，或呕者，真武汤主之。"病案中患者结石术后又发结石，此乃治标不治本之缘故，患者精神状态萎靡不振，脉沉细无力，中医辨证此乃肾阳虚衰，温煦无力，阳运无力，故而水道不通，久而久之砂石堆积，张仲景之真武汤为经典的温阳利水方，适用于精神萎靡、小便不利、眩晕、心悸、脉沉细弱等身体功能低下的疾病，因此患者在服药后尿量增多，服药数10剂后排出些许砂石，此乃张仲景方证结合之功。在《中国百年百名中医临床家丛书—董延瑶》一书中记述董延瑶运用真武汤治疗肾结石1例，先以利水通淋，后以培元固本，方证相应，前后两月余患者疾病尽愈。[孙宁宁，武鑫，张松江，等.经方治疗泌尿系结石临证经验.中国中医药现代远程教育，2018，16（20）：83-85.]

5.真武汤治慢性肾功能衰竭案

钱某，女，55岁，2009年3月6日初诊。患慢性肾炎4年，近2个月以来双下肢水肿反复发作，口服利尿剂后症状缓解，但随即复发。中药、西药服用后无显著疗效。症见：面黄浮肿，畏寒肢冷，纳呆，腰腿酸痛，口淡不渴，小便清长，舌淡嫩、有齿痕，脉沉细弱。查体：体温36.4℃，心率90次每分钟，血压145/92mmHg。心音正常，双肺呼吸音清，双肾区有叩击痛，双下肢重度凹陷性水肿。血肌酐518μmoL/L，尿素氮28mmol/L，24小时尿蛋白定量3.70g，红细胞2.7×10^{12}/L，血红蛋白7.6g/L，血清总蛋白65g/L，血清球蛋白30g/L，血清白蛋白35g/L。西医诊断为慢性肾功能衰竭，中医辨证为脾肾阳虚，血瘀水泛，治宜温阳利水化瘀。方用真武汤加减，药物组成：附子（先煎）18g，茯苓18g，白术15g，川牛膝12g，桂枝12g，白芍6g，生姜9g，每日1剂，共服7剂，水煎服。3月13日二诊：双下肢浮肿减轻，畏寒肢冷好转，腰腿酸痛依旧。效不更方，予原方共服药4周余，颜面、双下肢水肿基本消失，精神好转，饮食增加，腰腿酸痛改善，复查血肌酐330μmoL/L，尿素氮18mmol/L，红细胞3.62×10^{12}/L，血清总蛋白70g/L，血清球蛋白35g/L，血清白蛋白35g/L。病情基本稳定，以金匮肾气丸久服，半年后随访，基本康复。

原按：患者患肾炎达4年之久，除肾脏外，其他多脏均被累及，但其根本为肾阳虚损，脾阳不足，水气不化，瘀血内生，因此治以温阳利水化瘀之法，真武汤是温阳利水之经典方，再加桂枝、川牛膝以加强温经活血利水之效，服药近1个月余，临床症状基本改善，临床检验指标也有所下降，再以补先天精气之金匮肾气丸善后，最终改善患者肾功能，提高其生活质量。[刘静.真武汤临床运用举隅.河南中医，2012，3（05）：553-554.]

6.真武汤治疗糖尿病肾病案

范某，男，70岁，2005年4月3日初诊。患2型糖尿病20年，糖尿病肾病5年，高血压病10年，冠心病8年。症状：神疲乏力，颜面及双下肢重度浮肿，口干，胸闷，胃纳差，小便量少，腰酸腰痛，大便调，舌淡黯、体胖有齿痕、苔白稍厚，脉沉细弱。查24小时尿蛋白定量6.05g，肌酐220μmol/L，尿素氮12.78mmol/L。处方：熟附子（先煎）6g，茯苓15g，白术12g，党参15g，生姜8g，白芍15g，猪苓20g，泽泻12g，玉米须20g，枳壳15g，三七10g，灵芝15g，水煎服，每日1剂。1周后复诊，患者颜面及双下肢浮肿减轻，神疲乏力减轻，胸闷减轻，胃纳有改善，腰酸痛减轻，大便调，舌淡黯、体胖、齿痕减少、苔白、厚苔减少，脉沉细弱。继以前方治疗2周后，患者浮肿基本消退，精神好转，仍时有胸闷，继以上方加丹参15g、薤白15g。治疗4周后，患者浮肿消退，无胸闷，精神尚可，胃纳可，二便调，舌淡黯、苔白，脉沉细较前有力，复查24小时尿蛋白定量2.05g，肌酐150μmol/L，尿素氮7.8mmol/L，上方去猪苓、泽泻。3周后，24小时尿蛋白定量1.25g，肌酐122μmol/L，尿素氮6.89mmol/L。

原按：糖尿病肾病是由糖尿病发展而来，故其病机主要是阴津亏耗，肾元受损，肾阴不足，木失养，肝肾阴虚，日久气阴两伤，阴损及阳，阴阳两伤，脾肾亏虚，加之痰浊瘀血阻滞而成。据此，彭万年教授拟加味真武汤（熟附子6g，茯苓15g，白术12g，党参15g，生姜8g，白芍15g，猪苓20g，泽泻12g，玉米须20g，三七10g，灵芝15g）。全方具有健脾补肾、温阳利水之功。其中熟附子温中散寒；党参、白术健脾补气；茯苓健脾利水；白芍养阴补血；生姜温中止呕；泽泻、猪苓加强茯苓健脾利水之功，利水而不伤阴，并使邪有出路；三七活血化瘀，能较好地改善血瘀症状；玉米须和灵芝具有降血糖的作用，灵芝还有调节免疫，提高抵抗力的功效。更加强和扩大了真武汤全方的作用。[蓝柳贵，闵晓莉，周英，等.彭万年应用加味真武汤治疗糖尿病肾病经验.中医杂志，2007，48（06）：502-503.]

7.真武汤治疗顽固性血尿案

陈某，男，38岁，工人。持续性镜下血尿3年余，有时为肉眼血尿，屡发不止。经多项理化检查，无明确诊断，经中西药物治疗无效，于1995年1月17日就诊。查尿常规：尿蛋白（±），潜血（+++），红细胞2~4个/HP。双下肢无浮肿，双肾区无叩击痛，患者神疲乏力，面色㿠白，畏寒肢冷，腰膝酸软，胃纳差，睡眠一般，小便次数多伴少量泡沫，大便正常，舌质淡苔薄，脉沉细。纵观以前处方，皆为凉血止血、滋阴降火、活血化瘀之类。我认为此证当属肾阳虚损，脾气不足。治以温肾助阳，益气摄血为法，方用真武汤加味。处方：制附片9g，党参15g，山药15g，猪苓10g，茯苓10g，炒白术10g，山萸肉10g，白芍12g，牡丹皮12g，泽泻12g，泽兰12g，怀牛膝12g，生姜5片。5剂。二诊（1月22日）：药后诸症悉减，复查尿常规：尿蛋白（-），潜血（++），红细胞0~3个/HP。守方继服，上方加琥珀末2g冲服，每日2次，5剂。后以上方随症加减，共服药35剂，诸症消失，尿检阴性，门诊随访至今未发。

原按：治疗血尿，大多医家均从凉血止血、滋阴降火、活血化瘀、补脾益气摄血诸方面入手，不敢使用温热药物，恐伤络动血，加重血尿。本患者屡用上法治疗罔效，且久病阴损及阳，长期大量使用寒凉药物也耗伤原阳。肾阳虚损症状明显，却不敢果投温热药物，终至病情迁延不愈。真武汤出自《伤寒论》，原为主治少阴病阳衰水气为患所设。用治此患，药证相当，竟效如桴鼓。本案说明中医的精髓在于辨证论治，同病异治，异病同治，舍此大法，临床疗效必定不佳。[梁晓平.真武汤治愈顽固性血尿案.安徽中医临床杂志，1997，9（01）：34.]

◆ 麻黄细辛附子汤 ◆

【原文】少阴病，始得之，反发热，脉沉者，麻黄细辛附子汤主之。（301）（《伤寒论·辨少阴病脉证并治》）

【组成用法】麻黄二两（去节）　细辛二两　附子一枚（炮，去皮，破八片）

上三味，以水一斗，先煮麻黄，减二升，去上沫，内诸药，煮取三升，去滓，温服一升，日三服。

【方证释义】本方证为少阴阳虚兼太阳表寒之表里同病，故后世称之为"太少两感"，治太阳表证应发汗，治少阴当温阳，两经同病，所以用麻黄细辛附子汤温经发汗、表里双解。麻黄细辛附子汤全方仅三味，方中麻黄辛温发汗散太阳在表之寒，附子温肾扶阳治少阴之里。麻黄配附子，温经通脉、助阳散寒。细辛辛温雄烈，助麻黄解表散邪，协附子温阳散少阴经寒邪。三药相须为用，温经助阳、发汗解表，而为助阳解表剂的祖方。

四气五味归经分析见表6-5-2。

表6-5-2　麻黄细辛附子汤性味归经表

分类＼药物	麻黄	细辛	附子
四气	温	温	大热
五味	辛、微苦	辛	辛、甘
归经	肺、膀胱	心、肺、肾	心、肾、脾

全方3味药物中，四气结果为2温1大热，结合剂量，该方属温热剂。3味药物均为辛味，即以辛味为主，重在发散。3味药物中附子、细辛归经在肾，麻黄、细辛归经在肺，表明该方作用脏腑主要在肾、肺，能够温肾阳、散表邪。

【功用】温经扶阳、发汗解表。

【适应范围】

1.原著适应证

太少两感证。临床症见：素体阳虚，外感风寒，无汗恶寒，发热，四肢不温，精神倦怠，面色不华，舌质淡或紫，苔白或水滑，脉沉等。

2.现代临床应用

本方临床应用范围广泛，临床除用于治疗太少两感证外，还用于头痛、牙痛、失音、咽痛、眩晕、痰饮、喘咳、心悸、水肿、痹证、无汗症、嗜睡、遗尿、癃闭、脱疽等病证，证属少阴阳虚寒盛者。根据文献报道，现代临床运用本方化裁治疗多种疾病。①循环系统：如心衰、病态窦房结综合征、慢性心律失常、血管性低血压、病毒性心肌炎、房室传导阻滞、窦性心动过缓、缓慢性心律失常、冠心病心绞痛、血栓闭塞性脉管炎等。②呼吸系统疾病：如上呼吸道感染、支气管哮喘、支气管肺炎、慢性支气管炎、咳嗽变异性哮喘、慢性阻塞性肺疾病、弥漫性肺间质纤维化等。③风湿免疫性疾病：如风湿性关节炎、类风湿关节炎等。④五官科疾病：如喑哑、过敏性鼻炎、变应性鼻炎、慢性扁桃体炎、鼻窦炎、慢性咽炎、过敏性结膜炎、特发性耳聋等。⑤神经系统疾病：如三叉神经痛、坐骨神经痛、周围性面神经麻痹、肋间神经痛、重症肌无力、多发颅神经损伤、糖尿病周围神经病变、偏头痛、面神经麻痹、格林巴利综合征等。⑥皮肤科疾病：如痤疮、银屑病、扁平疣、荨麻疹、带状疱疹、神经性皮炎等。⑦妇科疾病：如多囊卵巢综合征、子宫内膜癌、原发性痛经等。⑧泌尿系疾病：如急性肾小球肾炎、慢性肾小球肾炎急性发作、肾病综合征。慢性肾功能衰竭、慢性前列腺炎等。⑨外科疾病：如腰椎间盘突出、乳腺增生、颈椎病等。

【类方比较】麻黄附子甘草汤（《伤寒论》）　组成：麻黄二两（去节），甘草二两（炙），附子一枚（炮，去皮，破八片）。功效：温经助阳、微汗解表。主治：少阴阳虚兼表寒轻证。

麻黄附子甘草汤即麻黄附子细辛汤减去细辛，加炙甘草而成，两方均用辛温解表与辛热温阳同用的治法。都用麻黄解表，用附子温阳。二者的区别在于：麻黄细辛附子汤的发汗与温阳的力量均强于麻黄附子甘草汤。这是由于细辛这味辛温药既能温散外感之风寒，又能温振人体的阳气，加强了麻黄的解表作用又加强了附子的温阳作用。在麻黄附子甘草汤中不用细辛而用甘缓的炙甘草，缓和了麻黄与附子的辛散作用。故原文称麻黄附子甘草汤为"微发汗"。

【现代研究】药理研究表明，麻黄细辛附子汤有多种作用。①免疫调节作用：魏梅等研究发现麻黄细辛附子汤抑制哮喘发病的作用机制可能主要是促进Th2细胞的凋亡，并抑制Th2型细胞因子的分泌进而恢复Th1/Th2平衡，与激素在治疗哮喘方面有相似的作用机制。王树鹏研究发现麻黄细辛附子汤能有效地治疗大鼠变应性鼻炎，使大鼠的鼻炎症状好转。进一步研究发现其机制可能是通过使血中T淋巴细胞亚群CD_3升高、CD_8降低、CD_4/CD_8比值恢复正常及红细胞C_3b受体和红细胞免疫复合物花环率升高而发挥疗效的。纪雯婷等研究发现麻黄细辛附子汤能减少IL-4、IL-13分泌，降低pSTAT6水平，降低IL-4mRNA、STAT6mRNA及GATAT-3mRNA含量，负反馈树突状细胞IL-4/STAT6通路，使树突状细胞抑制T细胞Th2方向分化，调节Th1/Th2失衡，从而发挥治疗过敏性鼻炎的作用。东奈津美发现在促进IgM抗体生成的过程中，方中炮附子的作用最显著，两味药配伍研究，以麻黄、细辛配伍作用最显著。②镇痛作用：段小毛等研究发现不同浓度的麻黄细辛附子汤水煎醇沉液对热致痛小鼠可明显延长痛阈时间，对化学刺激所致的疼痛，有显著的拮抗作用，其镇痛效应与罗通定比较无显著性差异。池田孔己等通过实验证实麻黄细辛附子汤对化学刺激、热刺激、按压刺激均有镇痛效果，特别是对低痛阈值反复冷应激（RCS）模型具有显著的镇痛效果，对慢性关节炎疼痛只需小剂量连续使用就有止痛效果。③改善心功能的作用：马召田等研究发现麻黄细辛附子汤可明显提高缓慢性心律失常大鼠的心率、左室收缩压、左室舒张末期压力、左室内压最大上升和左室内压最大下降速率，进一步研究发现该方改善缓慢性心律失常大鼠心功能的机制可能是通过提高心率、增加心肌细胞收缩力、扩大心脏每搏输出量实现的。④抗病毒作用：尹翠翠等通过细胞感染模型，初步探讨了麻黄细辛附子汤大孔树脂柱不同浓度乙醇洗脱物对呼吸道合胞病毒、流感病毒甲型、单纯疱疹病毒的抑制作用。结果发现麻黄附子细辛汤不同洗脱部位对呼吸道合胞病毒、流感病毒A、单纯疱疹病毒具有选择性的抗病毒活性。

【肾病应用体会】笔者认为用麻黄细辛附子汤治疗肾脏疾病需把握肾阳不足、风水相搏之病机。该方既可以温补肾阳，又可宣肺利水消肿，对于肾病综合征、急慢性肾炎等肾脏疾病以浮肿伴有肾阳亏虚为主要表现者疗效甚佳。但因麻黄、细辛辛散力强，走而不守，易伤正气，所以正虚不甚为宜。如正虚明显，笔者常加黄芪、党参、山药、山萸肉、仙灵脾等健脾益肾，扶助正气。刘宝利教授临证用麻黄附子汤合肾着汤治疗特发性膜性肾病取得了良好的临床疗效。陈修园《时方妙用》的"消水圣愈汤"即是将《金匮要略·水气病脉证并治第十四》中的桂枝去芍药加麻黄细辛附子汤加一味知母而成，该方具有温阳化气，散寒逐水，消阴救阳，通利气机之功，陈氏称之为"治水第一方"，凡属阴盛阳微，症见畏寒肢冷，浮肿恶寒，溲少便溏，舌苔白腻，脉沉迟或沉紧者均可用本方。

【肾病医案选录】

1.麻黄细辛附子汤治疗慢性肾炎案

焦某，男，60岁。1988年12月3日初诊。患者20年前患慢性肾小球肾炎，经治已愈，平时从事农业劳动，身体健康。今年10月建房，劳累过度，兼以受凉，3天前下肢浮肿，两目睑亦浮肿，小便减少。当地卫生院查尿常规：尿蛋白（++++），颗粒管型（++）。未曾服药。症见：目睑、面部浮肿，腹胀，按之有水，下肢凹陷性浮肿。少腹寒冷，四肢不温，尿少泡沫多，食欲不振，形寒无热。苔白厚滑腻，舌质黯紫，脉象沉细。尿常规：尿蛋白（++++），红细胞0~1个/HP，颗粒管型（++）。血胆固醇8.06mmol/L。白蛋白/球蛋白比值（A/G）：2.3：3.4。肾功能正常。辨证为肾阳虚衰，水无所主，寒湿内聚。治宜温肾散寒，通阳利水。处方：制附片10g，桂枝10g，茯苓皮30g，细辛5g，麻黄10g，川椒目10g，泽泻

12g，车前子（包）12g，苍术10g。

二诊：1988年12月10日。药后小便增多，面足浮肿已退，腹胀亦松，但仍恶寒怕冷，腰及少腹冷痛，苔脉如上。继上方加干姜10g。

三诊：腹水及腹胀均已消除，饮食转香。近3天来少腹冷痛，昨夜尤甚，疼痛难忍，捧腹呻吟，精神萎靡，无腹泻，矢气则舒。舌苔白腻而滑，脉沉紧。少阴寒湿内扰，气机不利。再拟温肾祛寒重剂投治。处方：制附片15g，细辛10g，肉桂（后下）5g，沉香（后下）3g，干姜10g，台乌药10g，小茴香5g，苍术10g，白芍10g，炙甘草5g。

四诊：1988年12月24日。投上药后，少腹疼痛缓解，恶寒减，四肢转温，苔厚，苔白滑腻，脉细。尿常规：尿蛋白（+++），颗粒管型（++）。继原方加减去白芍、甘草，加玉米须30g、雷公藤15g。

五诊：1989年1月4日。服药10剂后，苔白滑腻已化，怕冷消失，精神转佳。阴寒湿邪已祛，肾阳虚衰未复。再拟温肾益气、渗湿利水。尿常规：尿蛋白（+）、颗粒管型（+）。处方：生黄芪12g，炒党参10g，制附片10g，肉桂（后下）8g，淡干姜5g，细辛3g，苍术10g，茯苓10g，泽泻10g，玉米须30g，雷公藤（先煎40分钟）15g，猫爪草15g。

上药服用3周后，无明显自觉症状，尿蛋白（–），颗粒管型（–）。原方去干姜、细辛，黄芪增至20g，党参增至15g，雷公藤减为12g，加杜仲12g，怀山药12g，雷公藤每2周减2g，减至5g。后停服，继续调理半年，病情稳定而停药。

原按：本例为阴水证，病在肾，脉症所示，肾阳虚衰，阴寒水湿之邪阻滞足少阴。先从麻附细辛汤合五苓散温经散寒、通阳利水以消其肿；再以大剂附子、肉桂、细辛、干姜温肾逐寒；小茴香、沉香、乌药温肾调气；苍术、茯苓燥湿利水；白芍、甘草缓急止痛，寒湿祛，腹痛止。但尿蛋白持续（++++），加用雷公藤以控制蛋白尿，1周后明显减少，1个月后转阴。[董建华，王永炎.中国现代名中医医案精粹（03）.北京：人民卫生出版社，2010.]

2.麻黄细辛附子汤治疗急性肾小球肾炎案

某男，17岁，2013年3月20日初诊。主诉"全身浮肿，尿少5天"。刻诊：颜面及四肢浮肿，恶寒，怕冷，面色晦黯，乏力，尿少，大便调，舌质淡，苔薄白，脉沉紧。尿常规：尿蛋白（++++），尿沉渣（–）。血压150/100mmHg。西医诊断为急性肾小球肾炎；中医诊断为水肿（阳水），证属风寒束表、脾肾阳虚。治宜疏风散寒，温阳行水。方用麻黄附子细辛汤加味，处方：麻黄10g，附片（先煎）10g，细辛（先煎）6g，甘草6g，桂枝10g，生姜10g，车前子30g，防风10g。3剂，每2日1剂，水煎分服。二诊时其病若失，复查尿常规（－），自述略感乏力，汗多，余无不适。舌质淡红，苔薄白，脉略浮。辨为营卫失和、卫表不固。治宜调和营卫，益气固表。方用桂枝汤合玉屏风散加味。处方：桂枝10g，白芍10g，生姜6g，大枣6g，防风10g，白术10g，黄芪30g，太子参15g。3剂，每2日1剂，水煎分服，每日2次。嘱避风寒，忌生冷。2周后随访，病已痊愈。

原按： 本例患者以感冒为首发，进而出现浮肿、少尿，确诊为急性肾小球肾炎，既有恶寒的表证，又有怕冷、水肿、少尿等阳虚水停之症状，舌脉与症状相符，用麻黄附子细辛汤加味温阳散寒，表里两解，切中病机，让急症、重症得以迎刃而解。[梁永忠.麻黄附子细辛汤加味临证验案4则.国医论坛，2016，31（04）：9-10.]

3.麻黄细辛附子汤治疗慢性肾功能不全案

张某，女，54岁。2011年11月4日初诊。主诉：发现肾功能异常8年余。双肾体积缩小，肾功能示：血清肌酐271.4μmol/L，血尿素氮10.67mmol/L，尿酸442μmol/L。血常规示：血红蛋白118g/L。症见：面色萎黄，怕冷，汗少，手足冰凉，小腿抽筋频作，双侧腰部隐痛，每逢阴雨天加重。纳可，口干，饮水不多，喜热饮，寐安，精神可，小便量少，色黄，有沫不多，夜尿1次，大便正常，舌质淡紫，边有齿痕，苔白薄腻滑，六脉弦紧，胃气已失，尺脉虚浮。辨为真阳虚衰，寒湿壅塞三焦。治以麻黄附子细辛汤为主方，温阳散寒并投。处方：制附子（先煎2小时）105g，麻黄15g，细辛15g，生姜105g，桂枝30g。

2011年12月16日复诊，诉服上方7剂开始汗出舒畅，尿量渐增。怕冷、肢凉、口干缓解，小便色渐清，余症同前。复查肾功能：血清肌酐228.9μmol/L，血尿素氮11.14mmol/L，尿酸391μmol/L。随诊一般情况良好，肾功能指标稳中有降。

原按： 慢性肾功能不全多为正虚标实之证。观此患者，阳虚则温煦无能，而见怕冷、少汗、手足凉、腰痛；蒸腾无力，湿浊内盛，显为尿少色黄，口干，血清肌酐、血尿素氮、尿酸等代谢产物在体内蓄积，舌边有齿痕，苔白腻滑；血瘀络阻，则有小腿抽筋，舌质淡紫，脉弦紧。症状诸多，究其根本仍有"真阳虚衰"。治病当求本，郭立中教授运用麻黄附子细辛汤温扶真阳，散寒除湿，通利三焦。再加桂枝既能助阳驱邪外出，温通气血，又防麻黄、附子、细辛之品发汗太过。[李安娜，郭立中.郭立中教授运用麻黄附子细辛汤经验.河北中医，2013，35（06）：806-807.]

4.麻黄细辛附子汤治疗肾病综合征案

郭某，女性，37岁。因双下肢水肿半年，复发1周就诊。诊断为肾病综合征，给予甲强龙冲击治疗，病情好转出院。出院后服用醋酸泼尼松片每日60mg，联合应用环磷酰胺0.8g，冲击3次后改为1个月后冲击，共冲击4次，累积量3.2g。1个月前将醋酸泼尼松减至每日55mg。1周前患者因受凉、劳累后出现颜面、双下肢水肿复现，腹胀，伴小便减少。遂到我科门诊就诊，查尿常规：尿蛋白（+++）。于2009年10月26日以"肾病综合征"收入院。症见：周身浮肿，小便不利，畏寒肢冷，乏力纳差，头晕目眩，舌体胖大、苔白滑，脉沉紧。西医诊断为肾病综合征；中医诊断为水肿（脾肾阳虚）。治疗以麻黄细辛附子汤合苓桂术甘汤。处方：制附片（先煎）30g，干姜10g，麻黄15g，细辛5g，桂枝30g，茯苓12g，白术12g，椒目12g，冬瓜皮15g，黄芪15g，益母草20g，生甘草10g。上方服7剂后，水肿逐渐消退，诸症好转，醋酸泼尼松缓慢减量，停用环磷酰胺，中药汤剂在上方基础上，减冬瓜皮、益母草、椒目、麻黄等利水药用量，增加桃仁、川牛膝。再服5剂，二便通调，水肿尽消。随访3个月，诸症消失，尿蛋白阴性。

【原按】麻黄细辛附子汤，出自《伤寒论》，本治疗少阴兼表证。此例患者脉证表现为里虚寒证，虽无典型表证，但因外感诱发，故予以麻黄细辛附子汤。患者乏力气短，动辄头晕目眩，合用苓桂术甘汤以温阳健脾、利水降冲。水肿较重，加椒目助行水消水之功，益母草活血利水；加冬瓜皮以助其利水之功效。[冯文战，胡琼丹.张茂平经方治疗肾性水肿病案举要.国际中医中药杂志，2010，32（06）：564.]

◆ 栝楼瞿麦丸 ◆

【原文】小便不利者，有水气，其人若渴，栝楼瞿麦丸主之。（10）（《金匮要略·消渴小便不利淋病脉证并治第十三》）

【组成用法】栝楼根二两　茯苓三两　瞿麦一两　附子一枚（炮）　山药三两

上五味，末之，炼蜜丸梧子大，饮服三丸，日三服；不知，增至七八丸，以小便利，腹中温为知。

【方证释义】栝楼瞿麦丸为治疗上燥下寒、阳虚水停证的代表方。方中附子温肾壮阳，以助膀胱之气化，肾阳充足，膀胱气化有权，小便自然通利；配伍茯苓淡渗利水，山药润燥止渴，使水湿下行，津液上承，则小便利，口渴止，又用栝楼根生津润燥，瞿麦以增强通利水道之功，二味性寒，又可监制附子之燥热，以期助阳而不伤阴。本方的配伍特点是寒凉温燥，淡渗补益相互并用，虽寒凉滋燥而不伤阳气，温阳暖寒而不损阴津。诸药相伍攻补兼施，阴阳同调，寒温并用，各达病所，共奏滋阴润燥，温阳化气之效。

四气五味归经分析见表6-5-3。

表6-5-3　栝楼瞿麦丸性味归经表

分类＼药物	栝楼根	茯苓	瞿麦	附子	山药
四气	微寒	平	寒	大热	平
五味	甘、微苦	甘、淡	苦	辛、甘	甘
归经	肺、胃	心、脾、肾、肺	心、小肠、膀胱	心、肾、脾	脾、肺、肾

全方5味药物中，四气结果为2寒2平1大热，附子性大热，栝楼根与瞿麦性寒，该方属寒温并用剂。5味药物4味为甘，1味淡，1味为辛，即以甘味为主，辛甘化阳、甘淡渗利，以温阳利水为主。5味药物中3味归经在肾与脾胃，表明该方作用脏腑主要在肾、脾，重在温肾健脾、化气行水。

【功用】温阳化气、利水润燥。

【适应范围】

1.原著适应证

上燥下寒、阳虚水停证。临床症见：咽燥口渴，小便不利，或伴下肢水肿，体倦乏力，腰腹怕冷，舌淡胖有齿痕，脉沉无力等表现。

2.现代临床应用

本方临床应用范围广泛，临床可用于治疗水肿、淋证、阳痿、早泄、消渴、癃闭等多种病症，证属上燥下寒、阳虚水停者。根据文献报道，现代临床运用本方化裁治疗下列疾病：如肝硬化腹水、特发性水肿、糖尿病、复发性口腔溃疡、不孕症、口腔溃疡、糖尿病肾病、肾病综合征、尿道综合征、慢性肾小球肾炎、泌尿系感染、前列腺肥大、泌尿系结石、慢性肾衰竭、慢性前列腺炎等。

【类方比较】

1.五苓散（《伤寒论》）

组成：猪苓十八铢，泽泻一两六铢，白术十八铢，茯苓十八铢，桂枝半两。功效：利水渗湿、温阳化气。主治：太阳蓄水证。

栝楼瞿麦丸与五苓散同属水气不化病变，均有口渴、小便不利的症状及下焦气化不行的病机，均用茯苓利水。不同之处在于五苓散的主要病机是太阳风寒之邪随经入里，膀胱气化不行。方中用桂枝解肌，通阳化气，白术健运脾气，猪苓、泽泻通利小便；栝楼瞿麦丸的主要病机是上燥下寒，肾阳虚弱，气化不行。方中用附子壮元阳，温肾化气，栝楼根生津润燥，茯苓、山药、瞿麦健脾利小便。

2.肾气丸（《金匮要略》）

组成：干地黄八两，桂枝一两，山茱萸四两，薯蓣四两，泽泻、茯苓、牡丹皮各三两，附子（炮）一两。功效：温补肾阳。主治：肾阳不足证。

肾气丸证和栝楼瞿麦丸证均以口渴和小便异常为主要临床表现，其病机、治法、方药等，既有相同之处，又有明显区别。肾气丸证所见口渴、小便不利是属于肾中精气亏虚而致的下消证，阴无阳而不升，阳无阴而不降，肾中精气的蒸腾气化失常，关门不利，故见有小便反多。除小便异常的症状外，尚有肾虚所致腰膝酸软、脉沉无力等表现；栝楼瞿麦丸证之口渴和小便不利属肾阳不足，阳不化气行水，水气内停，小便不利，津液不能上承，燥气独盛于上，故其人为渴所苦，属阳虚于下，燥盛于上。除上述症状外，还可见下肢水肿、少腹冷、脉沉无力等表现。二者都是脾肾阳虚之证，方中均用附子温通阳气，山药、茯苓健脾利水。但前者病机是肾中精气亏虚，主水功能失常；后者属肾阳不足，不能化气蒸腾津液，水停于下，燥盛于上；肾气丸偏补，后世用济生肾气丸温补肾阳、利水消肿，用于肾虚水肿；栝楼瞿麦丸偏温、润，若小便反多不能用。肾气丸证以阴阳并补、温补肾气取效，栝楼瞿麦丸证以温阳化气、生津止渴获愈。

【现代研究】药理研究表明，栝楼瞿麦丸具有保护肾功能的作用。如张建梅等建立单侧肾切除链脲佐菌素诱导的糖尿病模型，研究栝楼瞿麦丸对糖尿病肾病的治疗作用，并揭示其机制。结果发现栝楼瞿麦丸能显著降低糖尿病大鼠的24小时尿蛋白、尿素氮及血糖，与模型组比较，差异有统计学意义；糖尿病大鼠的肾脏病理损伤也得到明显改善；进一步研究发现栝楼瞿麦丸方有抑制肾脏组织中结缔组织生长因子（CTGF）表达的作用，推测栝楼瞿麦丸的肾脏保护作用机制部分与抑制CTGF蛋白表达相关。马晓峰等研究亦发现栝楼瞿麦丸可减少糖尿病肾病大鼠尿蛋白排泄，降低血肌酐、尿素氮水平，对肾功能有一定的保护作用。彭小静等研究发现栝楼瞿麦丸可以显著减轻糖尿病模型大鼠肾脏组织病理损害，其机制可能与下调大鼠肾组织肝细胞生长因子、胰岛素样生长因子–1及血管内皮细胞生长因子的含量，从而取得改善微循环，增加肾脏血氧供应，加快损伤组织的修复和再生的治疗效果。

【肾病应用体会】慢性肾脏病患者病程长，迁延不愈，往往虚实错杂、寒热错杂，既有上焦燥热而口渴多饮的表现，又有腰酸，疲倦乏力，怕冷等脾肾阳虚的表现。

肾系疾病应用栝楼瞿麦丸的选方要点：以小便短少，或伴下肢浮肿，口渴喜饮，体倦乏力，腰腹怕冷，口干，咽干咽痛，舌淡胖有齿痕，脉沉无力等上燥下寒、阳虚水停证为主要表现的肾病。

栝楼瞿麦丸既能温阳化气、利水消肿，又能滋阴清热，治疗此类病常获佳效。栝楼瞿麦丸润上温下，凡有水气，症见水肿，小便不利，少腹冷痛，肢冷怯寒，口渴喜饮等，用肾气丸嫌地黄之滋腻，山茱萸之酸敛碍水邪，桂枝之辛热增躁动血者，此方最为适宜。本方临床运用之关键，在于栝楼根与制附片两者剂量的配伍。渴饮严重时，栝楼根用量应倍于附片，增强生津润燥之力，使饮水量减少而水液排泄亦减少，并减轻脾转输水液之负担，避免水肿之增剧。当元阳渐复，气化渐趋正常，渴饮大减时，可酌减栝楼根的用量，方符合病机。本证之病变在脾肾，重点又在肾阳虚，所以附片、怀山药、茯苓等剂量，不可轻易减少，目的在于肾阳振复，脾肾功能健旺。临证如口渴严重可加芦根、知母、麦冬等润燥止渴；小便不利、水肿明显，可加车前子、牛膝、白茅根、冬瓜皮等利水消肿；脾肾阳虚明显者，可加巴戟天、补骨脂、仙灵脾等温补肾阳；脾虚明显者，可加白术、党参、黄芪等益气健脾。国医大师张琪教授在临床上常将栝楼瞿麦丸加减化裁用于治疗难治性泌尿系统疾病，并取得了较好的治疗效果。如对于复发性尿路感染，临床上在疾病后期不仅表现为尿频、尿急、尿痛等下焦湿热的症状，同时还伴有畏寒肢冷，腰酸腿软，神疲乏力，手足心热等寒热错杂之症。张琪教授予栝楼瞿麦丸加减，既能清上之燥热，又能温下之虚寒，助气化利小便之功效。若尿道灼热疼痛，加蒲公英、白花蛇舌草、败酱草、金银花等清热解毒药，既不伤脾胃，又能清除下焦湿热之邪。若排除其他诱因，出现无症状性细菌尿或使用抗生素无效的尿路感染，男性症见阴囊湿冷，腰痛，女性可见白带清稀、畏寒，张琪教授辨证为下元阳虚，则以薏苡附子败酱散合栝楼瞿麦丸加减，取其薏苡附子败酱散的温阳解毒排脓，清热利湿之功，又合栝楼瞿麦丸的清上温下之功效。糖尿病肾病的后期，患者表现为周身浮肿，畏寒，腰痛，口渴肢冷等证，出现阴阳两虚，上燥下寒的症状表现，张琪教授以栝楼瞿麦丸加减治疗能够有效地缓解水肿情况，减少蛋白尿，改善肾功能。在临床治疗过程中，若精神萎靡，气短乏力，自汗，方中加人参、白术、当归、芍药以敛阴养血，柔肝理脾；若畏寒少尿，肢冷，性欲低下，可加熟地黄、山茱萸、菟丝子、枸杞子、淫羊藿、巴戟天以补肾益阴，固摄精气；若腰痛如折，皮肤紫斑，舌质紫黯，加桃仁、红花、川芎、赤芍以活血祛瘀；若胸胁胀痛，善太息，加柴胡、枳壳、牛膝、砂仁以疏肝理气；若见恶心、呕吐、烦闷、皮肤瘙痒，加醋炙大黄，通腹泻浊祛瘀，使毒素泄浊从肠道中排出。此外，张琪教授用该方治疗寒热错杂型肾病综合征、阳痿、早泄、前列腺疾病等亦取得了良好的疗效。笔者常用本方治疗男性因前列腺肥大导致的小便不利，伴有口渴欲饮者疗效甚佳，临证常合滋肾通关丸或加车前子、牛膝增强通利小便的效果。方中附子与天花粉属十八反，部分患者心存忌惮，可去附子，加仙灵脾、巴戟天亦能取得较好的临床疗效。

【肾病医案选录】

1.栝楼瞿麦丸治疗癃闭案

余某，72岁，患癃闭病，曾用八正散、五苓散及西药利尿、导尿诸法均不效，患者拒用手术，经友人介绍而延余诊治。症见：口渴甚苦而不欲饮，以水果自舐之，小便点滴不通，少腹胀急难忍，手足微凉，舌质淡胖有齿痕，苔黄腻偏干，脉沉细而数。诊断为老年癃闭，投栝蒌瞿麦丸加车前子、牛膝，方为：天花粉12g，瞿麦10g，茯苓12g，山药12g，牛膝12g，车前子（包）12g，熟附子10g。药服1剂，小便渐通，胀急略减，再服3剂，病去若失。

原按：本案小便点滴不通为水停之证，口渴为上燥之象，手足微凉为下寒之象，完全切合栝蒌瞿麦丸证之上燥下寒水停的病机。所不同者，本案更兼口苦、苔黄腻偏干、脉沉细而数的湿热之症，故加牛膝、车前子清利湿热、引邪下行。

[程昭寰.谈《金匮》栝蒌瞿麦丸证.山东中医杂志，1983，（02）：8.]

2.栝楼瞿麦丸治疗糖尿病肾病案

患者，姜某，男，56岁，2014年10月15日初诊。2型糖尿病8年余，初期口服二甲双胍、阿卡波糖等降糖药，血糖控制不理想，空腹血糖长期波动在8.0~13.6mmol/L，2013年出现尿蛋白（+），确诊为糖尿病肾病，改用胰岛素降糖，血糖控制基本达标，糖尿病肾病经中西药治疗1年后无明显疗效后来本院就诊。尿常规：尿蛋白（++），24小时尿蛋白定量为2.86g。患者形体肥胖，口干喜饮，乏力腰酸，畏寒肢冷，双下肢浮肿，纳少，时恶心，尿色淡，尿量正常，大便溏，舌淡胖边有齿痕，苔黄腻，脉沉。处方：栝蒌根15g，瞿麦20g，山药45g，黄芪20g，炮附子20g，茯苓45g，泽泻20g，吴茱萸10g，陈皮10g，水煎服，每日1剂，服药7剂后复诊，诸症稍减。后以该方加减治疗6个月余，复查尿蛋白（±），24小时尿蛋白定量0.45g。现该患者仍间断就诊调理，病情稳定。

原按：糖尿病肾病是糖尿病晚期并发症，中医中并无糖尿病肾病病名，但对糖尿病肾病的描述早有记载，它是由消渴病日久而成，常表现为水肿、小便不利、乏力、腰痛甚或虚劳等。消渴病的基本病理特点是阴虚燥热，贯穿糖尿病肾病的始末，并演绎寒热虚实、阴阳错杂的病理状态，但发展的基本规律是渐趋气阴两虚、阴阳两虚。临床不乏水肿明显，而又口渴多饮等阴阳失调、上燥下寒的表现。本例患者消渴日久延及于肾，正如《圣济总录》中说："消渴日久，肾气受伤，肾主水，肾气虚衰，气化失常，开阖不利，水湿聚于体内而成水肿。"方中栝蒌根、山药生津润燥，以治其渴；茯苓、瞿麦渗泄行水，以利小便；炮附子温阳化气；黄芪补气利水，使津液上蒸，水气下行；吴茱萸味辛苦而性热，既能温脾胃暖肝经，祛寒湿散水气，又能和胃降逆止呕，助阳止泻；陈皮行气醒脾，燥湿化痰，如此配伍，疾病遂愈。[沈兆峰.栝蒌瞿麦丸加减治疗肾内科疾病举隅.中西医结合研究，2016，8（02）：109-110.]

3.栝楼瞿麦丸治疗肾病综合征案

李某，男，62岁，1年前因双下肢浮肿，于当地医院查尿常规示：尿蛋白（+++），口服中药治疗，未见明显缓解，期间病情时轻时重。7天前浮肿加重，于吉大医院行肾脏穿刺术，诊断为肾病综合征（膜性肾病Ⅰ~Ⅱ期）。现症：双下肢浮肿、口渴、恶寒、腰酸、胸闷、腹胀、纳差、易醒，夜尿4~5次，大便不成形，每日2次。否认既往病史。查体：双下肢重度水肿，双侧足背动脉搏动减弱，舌质淡体胖，苔白，脉滑。2018年5月18日查肝功能：总蛋白37.4g/L，白蛋白17.5g/L，2018年5月27日24小时尿蛋白定量：尿量0.8L/24h，总蛋白5.53g/24h。中医诊断为水肿（脾肾阳虚证）；西医诊断为肾病综合征（膜性肾病Ⅰ~Ⅱ期）。治宜以健脾温阳利水中药：天花粉、萹蓄、瞿麦各20g，黑顺片（先煎）25g，山药、茯苓、党参、防己、厚朴、半边莲各30g，黄芪50g，五加皮、荜茇各15g，水蛭10g，10剂，水煎服。二诊症见：双下肢中度浮肿，口渴减轻，胸闷缓解，腹胀明显改善，纳可，易醒，周身皮肤瘙痒，夜尿3~4次，大便成形，每日1行。查体：双下肢中度水肿，双侧足背动脉搏动正常，舌质淡黯，苔白，脉沉弦。2018年6月12日复查肝功能：总蛋白45g/L，白蛋白23.6g/L，24小时尿蛋白定量4.02g，24小时尿量1.0L。继上方去厚朴、萹蓄，增量黄芪至70g，加熟地黄30g，白芷15g，桑螵蛸15g，10剂，水煎服。后继续服用本方加减化裁4个月，患者症状完全消失，2018年9月26日复查肝功能：总蛋白55g/L，白蛋白40.6g/L，24小时尿蛋白定量0.06g，24小时尿量1.5L，停止服用药物，继续随访，至今未复发。

原按：肾病综合征是指大量蛋白尿、低蛋白血症，明显水肿和高脂血症等一组临床综合征候群。本病临床水肿明显，故中医辨为水肿病。该病与肺、脾、肾三脏功能失调关系密切。脾主运化，升清降浊，统摄失司，水液泛溢于肌肤则水肿，精微下注，酿成湿浊而成蛋白尿。肾主水液，肾阳衰微，气化失职，小便不利而水肿；肾气亏虚，精关不固，蛋白精微失守而下泄尿中。此外，水湿内停亦与血瘀有重要关系。该患者肾阳亏虚，开阖失司而产生水肿；脾气亏虚，水谷失于运化故腹胀、纳差；其水气内停，津液不上乘故口干；肾阳亏虚，温养无权故恶寒；腰为肾之府，腰府失养故腰酸；肾主司二便失常故夜尿频、大便不成形。给予大量黑顺片以复肾阳之气化，气化行则水道通，津液上达，茯苓、党参、厚朴、黄芪益气健脾祛湿，瞿麦、萹蓄、五加皮、防己利水消肿，佐以半边莲、水蛭清利湿热、祛瘀之品，补而不滞，张守琳教授临证常用此法。二诊时水肿减退，故减少利水祛湿药物，增加桑螵蛸固护肾精；出现周身瘙痒，故给予白芷以祛湿止痒；随着疾病的演变，临床中脾肾阳虚证者，日久常转变为上燥下寒，此时给予熟地黄以滋肾填精防止疾病的发展。［丁宁、崔巍，张守琳.张守琳教授应用栝楼瞿麦丸治疗水肿验案2则.中西医结合心血管病杂志，2019，7（04）：166-167.］

4.栝楼瞿麦丸治疗慢性肾炎案

张某某，男，30岁，售货员，1985年10月6日初诊。3年前头面及下肢浮肿，腰痛，小便不利，时有尿频，诊断为肾炎。经治病情得到控制，然未有明显缓解，尿蛋白持续在（+++~++++），颗粒管型（++），红细胞、白细胞一般在15~20个/HP。现症：口渴喜热饮，渴甚时夜不能寐，头面及下肢浮肿，小便不畅，腰酸痛，腰及小腹部畏寒凉，身倦乏力，大便溏。脉沉细尺弱，舌淡红，苔白乏津。面色㿠白少泽，按小腹部凉。尿常规：尿蛋白（+++），颗粒管型（++），蜡样管型（+），白细胞15~20个/HP，红细胞7~8个/HP。诊断为水肿、腰痛，证属脾肾阳虚水气内停。治宜栝楼瞿麦丸加味。方以：天花粉24g，瞿麦15g，石韦15g，枸杞子15g，附子9g，茯苓12g，山药15g，白术15g，黄芪15g，菟丝子15g。上方服至15剂后，查尿常规：尿蛋白（±），红细胞0~1个/HP，颗粒管型偶见，口渴大减；腰酸腹冷，小便不利亦有所减轻，仍时有颜面肢体胀感。继服本方加服桂附地黄丸，服至三个月，诸症消失。尿常规：尿蛋白（-~±），颗粒管型等消失，追访半年病情稳定。

原按： 本例患者，下焦阳虚是本，气化不利，津不上布，出现燥渴是其标。组方以附子、枸杞子、菟丝子温补下焦；山药、白术、黄芪益气健脾；茯苓、瞿麦、石韦利水通阳；花粉生津止渴；又黄芪、石韦为降尿蛋白专药，标本同治，故获效甚速。使上燥去，脾湿退后，再予桂附地黄丸温补下焦，久服取效而使本病基本痊愈。［丁小燕.栝楼瞿麦丸异病同治的体会.北京中医杂志，1992，（06）：38-40.］

5.栝楼瞿麦丸治疗尿道综合征案

孙某，女，40岁，干部，1995年8月7日初诊。患者自1995年初起即有尿频、尿急，并逐渐加重。1995年4月于西医泌尿外科就诊，尿常规正常，尿培养（-）。予以局部外用抗生素治疗无效，后又于妇科就诊，复查和B超检查均无异常，遂转中医科诊治。刻下症：尿频、尿急，偶有尿灼痛，腰酸困，以上症状经前加重。

舌质淡红，苔薄白，脉沉。诊为女性尿道综合征。予栝楼瞿麦丸加味治疗，共服药20剂，尿频、尿急等症状完全消失，遂改口服知柏地黄丸以巩固疗效，半年后随访未见复发。

原按： 女性尿道综合征属中医学淋证范畴，其病因主要在于肾阳衰弱、肾阴不足。肾主水而司气化，肾阳虚衰则肾气不化、水气内停，表现为小便不利；肾阴不足则生内热，热灼于下，表现为小便灼痛。故治宜化气利水。栝楼瞿麦丸主治"小便不利者，有水气，其人若渴"，方中炮附子温阳化气，山药配栝楼根益气除热、养阴生津，瞿麦、茯苓渗泄行水，加知母苦寒坚阴入肾。全方阴阳兼顾，标本同治，应用于临床可获较好疗效。曾治疗21例，痊愈17例，且随访半年无复发。[吕建国，温鸿雁.栝蒌瞿麦丸加味治疗女性尿道综合征.北京中医药大学学报，1997，20（05）：66.]

6.栝楼瞿麦丸治疗慢性肾盂肾炎案

张某，女，57岁，1997年5月12日诊。慢性肾盂肾炎病史3年，每年复发2~3次。近4天来，尿短、尿频，排尿时尿道热痛，小腹拘急，口渴欲饮，腰酸痛，舌质红，苔薄黄微腻，脉濡。尿检：尿蛋白（±），白细胞（++），红细胞少许。证属病久肾阴阳俱损，呈虚实夹杂之机。治宜温阳化气、利水润燥。予栝蒌瞿麦丸加减：瞿麦20g，天花粉20g，猪苓12g，白茅根20g，黄柏12g，山药15g，制附片5g。每日1剂，水煎服。服5剂后，症状明显减轻，又守方继进7剂，病告痊愈。嘱改服知柏地黄丸月余，以巩固疗效。随访至今未发。[窦广春.栝蒌瞿麦丸治老年泌尿系疾病验案3则.国医论坛，2000，15（05）：12.]

7.栝楼瞿麦丸治疗石淋（泌尿系结石）案

郭某某，男，35岁。腰痛陈发，伴少腹拘急牵引疼痛3个月余，曾拍片诊断为"右输尿管结石"，屡用排石通淋活血诸法而少效，就诊时见：腰痛难忍，少腹拘急，小便淋涩不畅，口渴引饮，饮入则吐，自觉烦心，舌质红胖大而有齿痕，苔薄黄，脉沉细而数，诊断为湿热石淋，阴阳两虚，以阴虚为主，方拟栝楼瞿麦丸加味：瞿麦15g，山药15g，茯苓30g，天花粉12g，熟附子10g，金钱草30g，川牛膝12g，鸡内金（为末冲）10g。服上方10剂，腰痛减轻，但少腹胀痛拘急未见好转，脉舌同前，仍守方服20剂，药服至25剂时，小便时突然阴茎剧痛难忍，约2小时排除结石如粟米大若干颗，疼痛如失，后以固肾之法以善后，拍片复查未见异常。

原按：《诸病源候论》云"石淋肾虚为热所乘，热则成淋"，立"补养宣导"之法。近年来多侧重清利湿热，排石通淋，但对久病患者往往效果不佳，临床体会为肾以气为用事，气化则水出，气化才能推动砂石排出，因此，在清利排石方中，佐入附子，使之振奋肾阳，又免清利太过易走泄真阴，故用栝楼瞿麦丸重用瞿麦，加入金钱草、鸡内金以增其清热排石之力，牛膝活血固肾，是以效果较好。

［程昭寰.谈《金匮》栝蒌瞿麦丸证.山东中医杂志，1983（02）：8.］

◆ 黄连阿胶汤 ◆

【原文】少阴病，得之二三日以上，心中烦，不得卧，黄连阿胶汤主之。（303）（《伤寒论·辨少阴病脉证并治》）

【组成用法】黄连四两　黄芩二两　芍药二两　鸡子黄二枚　阿胶三两（一云三挺）

上五味，以水六升，先煮三物，取二升，去滓，内胶烊尽，小冷，内鸡子黄，搅令相得，温服七合，日三服。

【方证释义】黄连阿胶汤为治疗少阴阴虚火旺证的代表方。本方以黄连、阿胶为君药，故以之名方。黄连苦寒入心经，清降上亢之心火，使火降神安则心烦自止；阿胶甘平，入肾经，滋补肾水。黄连合阿胶，滋阴降火，养血安神。黄芩清上焦之热，上焦热清，则神能入舍，以助黄连之用。鸡子黄、芍药助阿胶之功，滋阴养血以治下虚。阿胶与鸡子黄又为血肉有情之品，擅入心肾，滋养心血，功专力宏。五味相合，具有清泻心火，滋补肾水，交通心肾，除烦安神之效。本方黄连四两为君，复以二两黄芩相助，清心降火之力显著，且占主导地位，故阴虚而无实火炽盛者不宜使用。正如吴鞠通在《温病条辨》中所言："邪少虚多者，不得用黄连阿胶汤。"

四气五味归经分析见表6-5-4。

表6-5-4　黄连阿胶汤性味归经表

药物 分类	黄连	黄芩	芍药	鸡子黄	阿胶
四气	寒	寒	微寒	微温	平
五味	苦	苦	苦、酸	甘	甘
归经	心、肝胆、胃、大肠	心、肺、肝胆、大肠	肝、脾	心、肾	心、脾、肾

全方5味药物中，四气结果为3寒1温1平，综合分析，该方属寒凉剂。5味药物中3味为苦，2味为甘，1味为酸，即以苦、甘味为主。5味药物中4味归经在心，3味归经在肝，2味归经在肾，表明该方作用脏腑主要在肾与心、肝，有补肝肾阴，清心火之功。

【功用】滋阴清热、交通心肾。

【适应范围】

1.原著适应证

少阴阴虚火旺证。临床症见：心烦不寐，五心烦热，咽干口燥，小便黄赤，舌红少苔或无苔，脉细数。

2.现代临床应用

本方临床应用范围广泛，临床可用于治疗眩晕、头痛、淋证、盗汗、阳痿、早泄、痢疾、口疮、便血、心悸、衄血、咯血、尿血、崩漏等多种病证，证属阴虚火旺者。根据文献报道，现代临床运用本方化裁治疗下列疾病。①精神神经类疾病：如原发性失眠、围绝经期失眠、焦虑症、抑郁症、神经衰弱、精神分裂症、戒断综合征、神经官能症、产后失眠、老年血管性痴呆、血管性头痛、高血压脑病、三叉神经痛、癫痫等。②心血管疾病：如冠心病、心律失常、病毒性心肌炎、慢性肺源性心脏病、阵发性心动过速、室性早搏等。③内分泌科疾病：如糖尿病、糖尿病周围神经病变、甲状腺功能亢进症等。④口腔科疾病：如牙龈炎、口腔扁平苔癣、唇炎、复发性口腔溃疡、萎缩性舌炎等。⑤五官科疾病：如慢性咽炎、失音等。⑥消化科疾病：如慢性肝炎、结肠炎、慢性细菌性痢疾、上消化道出血、慢性萎缩性胃炎等。⑦皮肤科疾病：如慢性湿疹、皮肤瘙痒症、寻常性干癣等。⑧呼吸系统疾病：如肺结核咯血、支气管扩张等。⑨泌尿系统疾病：如急慢性肾炎、泌尿系感染、精囊腺炎、狼疮性肾炎等。⑩其他：如血小板减少症、脂溢性脱发等。

【类方比较】栀子豉汤（《伤寒论》）　组成：栀子十四个（擘），香豉四合（绵裹）。功用：清宣郁热。主治：热郁胸膈证。

本证之"心烦不得卧"与栀子豉汤证的"虚烦不得眠"不同。栀子豉汤证为余热未尽，扰于胸膈，而肾水不虚，舌苔多淡黄微腻，并见反复颠倒、心中懊恼、胸中气窒、心中结痛等症；黄连阿胶汤证为阴虚火旺，心肾不交，舌苔多红绛少苔，而且干燥乏津，并无热扰胸膈的见证。所以栀子豉汤证宜清宣郁热，黄连阿胶汤宜滋阴降火。

【现代研究】药理研究表明，黄连阿胶汤有以下多种作用。①减轻肾小管及间质的损伤：杨桂染等用大鼠尾静脉注射顺铂制大鼠肾毒性模型，研究加味黄连阿胶汤对顺铂肾毒性模型大鼠肾组织中基质金属蛋白酶组织抑制剂-1（TIMP-1）表达的影响，及其抗顺铂肾毒性的作用机制。结果表明加味黄连阿胶汤能降低顺铂肾毒性大鼠24小时尿蛋白、N-乙酰-β-D氨基葡萄糖苷酶（NAG）含量，下调肾小管上皮细胞内TIMP-1的表达，减轻顺铂引起的肾小管和肾小管间质损伤。②镇静及抗焦虑作用：贾利利等研究黄连阿胶汤对氯苯丙氨酸（PCPA）致失眠模型小鼠的神经递质5-羟色胺（5-HT）及γ-氨基丁酸（GABA）含量的影响，分析黄连阿胶汤对失眠的作用。结果表明黄连阿胶汤可逆转由PCPA引起的失眠，改善脑内神经递质5-HT的含量，推测其治疗失眠的机制可能与降低5-HT浓度有关。陈汉裕等观察黄连阿胶汤对小鼠睡眠发生率、睡眠潜伏期、睡眠时间及大脑内5-HT、GABA浓度的影响，探讨黄连阿胶汤的改善睡眠作用机制。结果表明黄连阿胶汤具有良好的改善睡眠作用，且这种作用呈现一定的量效关系，提高脑内GABA浓度及降低5-HT浓度可能是它的分子机制之一。陈建等研究发现黄连阿胶汤能提高失眠大鼠Th1细胞因子的表达，降低Th2细胞因子的表达，促进Th1/Th2平衡向Th1方向转移而达到治疗失眠的作用，这可能是黄连阿胶汤治疗失眠的免疫学机制之一。赵玉堂探讨黄连阿胶汤对焦虑小鼠行为干预效果及其作用机制。结果表明黄连阿胶汤有明显的抗小鼠焦虑作用，其作用机制可能与调节体内抑制性氨基酸GABA的水平有关。

　　此外，研究表明黄连阿胶汤尚有降低糖尿病小鼠的血糖，调节血脂，抗炎等多种作用。

　　【肾病应用体会】黄连阿胶汤原方中的两组药物，可根据病机灵活调整用量比例及加减变化。如阴虚重者，重用白芍药、阿胶、鸡子黄，并加沙参、麦冬、百合、生地；火热甚者，重用黄连、黄芩，加栀子、知母等；失眠者，可加酸枣仁、柏子仁、百合等；尿血者，可加大蓟、小蓟、白茅根、藕节炭、侧柏炭、仙鹤草、蒲黄炭等。本汤药煎煮时当注意两点：一是阿胶不可入汤药煎煮，必取烊化顿服，或用药液烊化；二是鸡子黄应在汤液煎好去滓后纳入，稍加搅拌，呈悬浊液而服。这就是方后注所说："小冷，内鸡子黄，搅令相得。"切不可将鸡子黄与药同煎，或将鸡子黄煮熟放入，这将失去张仲景用药之妙意。

　　【肾病医案选录】

　　1.黄连阿胶汤治疗尿血案

　　高某，男，40岁，干部。因体检发现尿潜血（+++），尿蛋白（+），血压165/100mmHg，B超显示：左肾结构欠规则，膀胱镜（-），结核（-），肾小球滤过率降低。西医认为可能是肾小球肾炎，给予激素及双嘧达莫等西药治疗，兼服中药，然血尿始终不消，发病1年有余。请刘渡舟教授会诊时，尿潜血（+++），尿蛋白（±），伴有心烦不寐，口干，五心烦热，腰痛，下肢痿软无力，小便频数，量少色黄，视其舌红绛而苔薄黄，切其脉细数薄急。脉证合参，刘渡舟教授辨为少阴热化之证。为肾水不足，心火上炎，心肾不交，治当滋阴泻火，养血止血，交通心肾之法。处方：黄芩10g，黄连6g，阿胶（烊化）12g，白芍15g，鸡子黄2枚，当归15g，生地15g。嘱勿食辛辣肥腻之品。上方服药7剂。仍有多梦，小便黄赤，带有泡沫，舌质仍红，脉弦滑。二诊：检查示尿潜血（±），红细胞0~10个/HP，心烦与不寐均减，仍有多梦，小便黄赤，带有泡沫颇多，舌质仍红，脉来弦滑。反映了药虽对证，尚未全面控制病情，因阴中伏火不能速解也。继用上方加减，服药1个月余，诸恙悉退，复查尿常规阴性，随访已无复发。

原按： 本证为少阴化热证。热则伤阴动血，此亦必然之事也。辨证关键在于心烦少寐，舌红，脉细数。《伤寒论》曰："少阴病，得之二三日以上，心中烦，不得卧，黄连阿胶汤主之。"本证的心中烦，不得卧，与栀子豉汤的虚烦不得卧不同。栀子豉汤是邪火扰于胸膈，舌上有黄白相间之苔，治宜清透郁热；黄连阿胶汤为阴虚阳盛，除心中烦、不得卧外，舌质红绛而干燥少津，脉细数，纯为水枯火炎之象，治宜滋阴降火。［陈明，刘燕华，李芳.刘渡舟临证验案精选.北京：学苑出版社，1998.］

2.黄连阿胶汤治疗血淋案

李某，女，45岁，2002年5月13日诊。尿频、尿急、尿痛，反复发作近2年，有时尿中带血，经多方医治，症状只能缓解，近20天来病情发作持续不减，小便淋漓涩痛，尿后疼痛加重，尿中带血，血色淡红，伴心烦，五心发热，舌质红，苔薄黄，脉细数。证属阴虚血淋。治宜滋阴清热，凉血止血。处方：黄连4g，阿胶（烊化兑服）15g，白芍12g，黄芩12g，知母12g，栀子12g，生地20g，滑石20g，甘草6g。煎水服，每日3次，每日1剂。服上方3剂后，病情明显好转。继服5剂后诸症消失。改服知柏地黄丸3瓶以兹巩固，随访半年未复发。

原按： 本例患者淋证反复发作2年，病程日久，损伤肾阴，阴津不足，下焦湿热未尽，阴虚则虚火扰络，余热久羁则灼损阴络，膀胱气化失司，故尿频、尿急、尿痛、尿中带血经久不愈，血色淡红，五心发热，舌红，苔薄黄，脉细数，均阴虚内热之象。治以养阴清热的黄连阿胶汤减鸡子黄加知母、生地、滑石、栀子、甘草，使阴生热去，膀胱气化正常而愈。［陈永朴、唐世惠.黄连阿胶汤辨证新用.四川中医，2004，22（08）：30-31.］

3.黄连阿胶汤治疗血精案

张某，男，25岁，2011年7月10日初诊。排血精2年余，性交后出血10余天。婚前手淫频繁，常于手淫排精时可见精后少量带血，未经治疗。婚后性交时，常可见精血混杂，甚至血液从尿道口沁沁而出，曾在某医院诊断为前列腺炎，精神神经功能失调等病，经治疗后（用药不详）好转。后又反复发作，经久不愈。昨性交后约出血10ml，精神不振，体倦无力，阳事易举，心烦多梦，头晕耳鸣，腰膝酸困，手足心发热，小便短黄有灼热感，舌红少苔，脉细数。辨为肾阴亏损，心火亢盛，水火不济之血精证。治以滋阴降火，引血归经，安神固精。试投黄连阿胶汤加味。方为黄连15g，黄芩10g，阿胶（烊化）30g，鸡子黄2枚，白芍15g，山栀子10g，金樱子30g。每日1剂，水煎分2次服。服5剂后精神转佳，阳事已平，手足心发热等明显好转。继上方加龟甲30g，女贞子30g，续服20剂，症状全部消失，遂服知柏地黄丸巩固，随访1年未再复发。

原按：本病乃婚前恣情纵欲，斫伤过早，婚后房劳过度，耗其肾精，以致肾水下亏，心火旺盛。由于阴亏火旺，灼伤血络，而致血精之证。《景岳全书·血证》云："若精道之血，必从精宫血海而出于命门。盖肾者主水，受五脏六腑之精道而出……。病在命门者，血从精出……精道之血不宜利……若肾阴不足，而精血不固者，养阴养血为主……若肾虚不禁，或病久精血滑泄者，宜固涩为主……若心气不定，精神外驰，以致水火相残，精血失守者，宜养心安神为主。"当务之急应远房事、静情欲，再以黄连阿胶汤滋阴以壮水、清心以伏火，水升火降，血归其经。成无己说："阳有余以苦除之，黄芩、黄连之苦以除热；阴不足以甘补之，鸡黄阿胶之甘以补血；酸，收也，泄也，芍药之酸，收阴气而泄邪热。"又加栀子、金樱子、龟甲、女贞子治其心肾、止其血精，以增其功，其病当愈。[胡华容.黄连阿胶汤治疗血精1例体会.实用中医药杂志，2013，29（03）：212.]

4.黄连阿胶汤治疗遗精案

丁某，男，27岁。1995年11月20日初诊。患者婚前即患有遗精，婚后1年来加重，1个月10余次，有时清醒时流精，伴早泄、头晕、心悸、少寐、口苦咽干、噩梦纷纭、腰酸乏力、纳减、形消，舌红无苔尖红，脉沉细。此忧愁思虑则伤心，遗泄不止则伤肾，证属阴虚阳亢、心肾两伤。方用：黄连4.5g，石莲子30g，猪苓30g，茯苓30g，阿胶10g，柏子仁10g，黄柏10g，远志10g，鸡子黄1枚。5剂，水煎服。11月26日二诊：口苦心悸大减，能寐，5天来只遗精1次。继上方加怀山药30g、熟地黄30g，再进10剂而愈。继服知柏地黄丸3个月，嘱忌房事百日。1年后，育一子。

原按：该例因思虑过度，耗伤心阴；遗泄过频，伤及肾精。取黄连泻心火，黄柏泻肾火，石莲子清心涩精，阿胶补肾，茯苓、山药健脾益胃，镇心宁神，药后续予调理告愈。[赵佩毅.临床应用黄连阿胶汤的体会.光明中医，2012，27（05）：995-996.]

◆ 肾气丸 ◆

【原文】虚劳腰痛，少腹拘急，小便不利者，八味肾气丸主之。(15)(《金匮要略·血痹虚劳病脉证并治第六》)

夫短气有微饮，当从小便去之，苓桂术甘汤主之；方见上。肾气丸亦主之。方见脚气中。(17)(《金匮要略·痰饮咳嗽病脉证并治第十二》)

男子消渴，小便反多，以饮一斗，小便一斗，肾气丸主之。方见脚气中。(3)(《金匮要略·消渴小便不利淋病脉证并治第十三》)

问曰：妇人病，饮食如故，烦热不得卧，而反倚息者，何也？师曰：此名转胞，不得溺也，以胞系了戾，故致此病，但利小便则愈，宜肾气丸主之。(19)(《金匮要略·妇人杂病脉证并治第二十二》)

崔氏八味丸：治脚气上入，少腹不仁。(《金匮要略·中风历节病脉证并治第五》附方)

【组成用法】干地黄八两　薯蓣四两　山茱萸四两　泽泻三两　茯苓三两　牡丹皮三两　桂枝一两　附子一两（炮）

上八味，末之，炼蜜和丸梧子大，酒下十五丸，加至二十五丸，日再服。

【方证释义】肾气丸为补肾的祖方，该方重用干地黄滋阴补肾，为君药，臣以山药益肾固精，山茱萸补肝肾、秘精气，三药合用补肾阴以滋生气之源。茯苓、泽泻合用渗湿泄浊，牡丹皮活血散瘀并清泻肾中伏火，三药合用补中有泻，寓泻于补，祛邪而使补药得力，又以防止滋阴助湿碍邪之弊。方中大量补肾阴之品，加入轻量桂枝、附子温补肾阳之品，意在"阴中求阳"，如《医宗金鉴》曰："纳桂、附于滋阴剂中十倍之一，意不再补火，而在微微生火，即生肾气也。"诸药合用，滋而不腻，温而不燥，补阴之虚以生气，助阳之弱以温养，使肾阳振奋，气化复常。

四气五味归经分析见表6-5-5。

表6-5-5　肾气丸性味归经表

药物分类	干地黄	山药	山茱萸	桂枝	附子	茯苓	泽泻	牡丹皮
四气	微寒	平	微温	温	大热	平	寒	微寒
五味	甘、苦	甘	酸、涩	辛、甘	辛、甘	甘、淡	甘、淡	苦、辛
归经	心、肝、肾	脾、肺、肾	肝、肾	心、肺、膀胱	心、肾、脾	脾、肾、心	肾、膀胱	心、肝、肾

全方8味药物中，四气结果为3寒1热2温2平，结合剂量，该方属温热剂。8味药物中6味为甘，3味为辛，即以甘辛味为主，重在温补阳气。8味药物中7味归经在肾，表明该方作用脏腑主要在肾，能够温补肾阳。

【功用】温补肾气。

【适应范围】

1.原著适应证

肾气亏虚所致的虚劳、脚气上冲、消渴、短气有微饮、妇女转胞等病证。临床症见：腰痛或腰膝酸软，少腹拘急，肢体倦怠，下半身冷，小便不利或小便反多，舌质淡胖，苔薄白，尺脉沉细弱等。

2.现代临床应用

本方临床应用范围广泛，临床可用于治疗腰痛、消渴、淋证、癃闭、喘证、眩晕、自汗、阳痿、遗尿、水肿等多种中医病证，证属肾气虚、肾阳虚或肾阴阳两虚者。根据文献报道，现代临床运用本方化裁治疗多种疾病。①循环系统：如慢性心衰、高血压、窦性心动过缓、冠心病等。②呼吸系统疾病：如支气管哮喘、阻塞性肺气肿、慢性支气管炎等。③消化系统疾病：如肝硬化腹水、慢性溃疡性结肠炎、萎缩性胃炎、慢性乙型肝炎、自身免疫性肝炎、浅表性胃炎、慢性功能性腹泻、肠易激综合征、胃肠神经官能症、胃下垂、胃及十二指肠溃疡等。④皮肤病：如黄褐斑、神经性皮炎等。⑤五官科疾病：如过敏性鼻炎、慢性鼻窦炎、慢性咽炎、慢性扁桃体炎、神经性耳鸣、复发性口腔溃疡等。⑥泌尿系疾病：如糖尿病肾病、慢性肾小球肾炎、慢性肾功能衰竭、肾病综合征、尿道综合征、再发性尿路感染、神经源性膀胱、前列腺增生症、尿崩症、肾结石、膜性肾病、狼疮性肾炎、尿路感染、痛风性肾病、尿潴留、慢性前列腺炎、IgA肾病、慢性肾盂肾炎、尿崩症、前列腺肥大等。⑦妇科疾病：如慢性盆腔炎、更年期综合征、子宫内膜异位症、功能性子宫出血、席汉综合征、产后尿潴留等。⑧风湿免疫性疾病：如强直性脊柱炎、系统性红斑狼疮、痛风性关节炎等。⑨男科疾病：如不育症、阳痿、遗精、少弱精子症、男子乳房发育症、早泄等。⑩骨科疾病：如膝骨关节炎、跟骨骨质增生、腰椎间盘突出症、骨质疏松症等。⑪内分泌科疾病：如2型糖尿病、甲状腺功能减退症等。⑫神经内科疾病：如老年性痴呆、神经性头痛、多发性硬化病、脑出血后遗症、帕金森病等。⑬精神科疾病：如精神分裂症、躁狂抑郁性精神病抑郁状态、分裂情感性精神病、抑郁性神经症、更年期忧郁症等。⑭其他：如复发性口腔溃疡等。

【类方比较】**济生肾气丸（《济生方》）**组成：附子（炮）二个，白茯苓（去皮），泽泻，山茱萸（取肉），山药（炒），车前子（酒蒸），牡丹皮（去木）各一两，官桂（不见火），川牛膝（去芦，酒浸），熟地黄各半两。功效：温肾化气、利水消肿。主治：肾阳不足，水湿内停所致的肾虚水肿、腰膝酸重、小便不利、痰饮咳喘等。

济生肾气丸与金匮肾气丸均具有补肾助阳的作用。但临床上金匮肾气丸重在补肾助阳，用于肾阳不足，腰膝酸冷，肢体浮肿，小便不利或反多，痰饮喘咳，消渴。济生肾气丸把金匮肾气丸中的桂枝改用肉桂，以增强其入里直达脏腑之温补肾阳，化气行水的作用。把金匮肾气丸中的干地黄改为熟地黄，以增强滋补肾阴之效，阴中求阳，阳有所化。因此济生肾气丸温补肾阳的作用较金匮肾气丸强。且济生肾气丸因在金匮肾气丸的基础上增加了牛膝、车前子，加强了其利水消肿的作用，所以对于肾阳不足、水湿内停所致的肾虚水肿、小便不利更为适宜。

【现代研究】药理研究表明，肾气丸有多种作用。①肾脏保护作用：陈辉等通过制作大鼠单侧输尿管梗阻模型（UUO）的方法建立肾间质纤维化模型，动态观察金匮肾气丸对梗阻侧肾脏单核细胞趋化蛋白-1（MCP-1）、α-平滑肌肌动蛋白（α-SMA）、细胞增殖核抗原（PCNA）的表达，观察金匮肾气丸对大鼠UUO模型肾间质纤维化的影响。结果表明，金匮肾气丸可通过降低α-SMA和MCP-1的表达、抑制单核或巨噬细胞浸润和系膜细胞的增生，减轻肾间质纤维化，从而具有很好保护肾的作用。袁金凤等采用腺嘌呤诱导肾间质纤维化大鼠模型，研究金匮肾气丸对腺嘌呤致大鼠肾间质纤维化的保护作用及其机制。结果表明，金匮肾气丸可有效改善肾间质纤维化并对肾脏有一定的保护作用，其改善肾间质纤维化的机制可能与抑制基质金属蛋白酶抑制剂（TIMP-1、TIMP-2）活性，降低TGF-β1蛋白和α-平滑肌肌动蛋白表达（α-SMA），升高基质金属蛋白酶（MMP-1、MMP-2、MMP-9）活性，提高钙黏蛋白（E-cadherin）表达，从而减少胶原物质的沉积有关。黄飞等研究表明肾气丸可能通过抑制Notch2/hes1信号通路减轻肾脏损伤并促进肾小管上皮细胞修复。王艳娥等研究表明金匮肾气丸对肾小球肾炎大鼠肾脏具有良好的保护作用。其保护机制可能与抑制JAK2/STAT3信号通路的异常活化，降低肾小球肾炎大鼠肾组织炎性因子的水平，从而阻止肾组织进一步的炎性损伤有关。②延缓衰老作用：周智兴等观察到肾气丸能明显提高衰老大鼠的胸腺指数以及T淋巴细胞和B淋巴细胞的增殖能力，从增强衰老大鼠细胞免疫功能的角度证明了肾气丸具有延缓衰老的作用。郑敏等通过研究肾气丸对衰老大鼠学习记忆能力和脑组织超氧化物歧化酶的影响，发现肾气丸可延缓脑组织的脂质过氧化，改善小鼠的记忆能力，进而延缓脑组织的衰老进程。周坤福等观察了金匮肾气丸的抗DNA损伤作用，结果显示金匮肾气丸对由环磷酰胺所致骨髓细胞DNA损伤具有良好的拮抗作用，认为提高机体抗骨髓细胞DNA损伤能力可能是金匮肾气丸延缓衰老作用的主要机制所在。③增强免疫的作用：马红等研究表明，肾气丸能增强环磷酰胺复制的免疫抑制小鼠腹腔巨噬细胞的吞噬功能，增加其胸腺重量，提高其溶血素含量，促进其淋巴细胞转化功能和提高血中红细胞数，从而增强免疫抑制小鼠的免疫功能。陈社带等观察到肾气丸能升高$CD4^+$、$CD8^+T$细胞的计数以及巨噬细胞吞噬率，降低血清$TNF-\alpha$、$IL-6$水平，从而使得金匮肾气丸具有增强糖尿病大鼠免疫功能的作用。④改善生殖功能作用：张柏丽等观察了肾气丸对大鼠性腺组织发育及对睾丸组织内去氧核糖核酸（DNA）和核糖核酸（RNA）含量的影响，结果发现肾气丸不仅可使睾丸组织明显增重，而且可显著提高大鼠睾丸组织内DNA和RNA含量，并能使大鼠血清睾酮含量增加。刘红潮等研究显示，金匮肾气丸能促进睾丸生精功能和性腺发育。

此外，研究表明肾气丸还具有抗肿瘤、抗纤维化、改善糖脂代谢、改善能量代谢、抗疲劳等其他多种药理作用。

【肾病应用体会】肾虚作为慢性肾脏病的基本病机已成为现代医家的共识。慢性肾脏病患者内外诸因均可致气血失调，脏腑失常，其必涉及元阴元阳导致肾虚证发生。肾气丸作为补肾之祖方，在慢性肾脏病中的应用十分广泛。临床应用该方须把握肾气亏虚的基本病机，结合辨证，灵活化裁。若肾阳虚明显者，酌加巴戟天、仙灵脾、补骨脂等温补肾阳；阴虚明显者，可与二至丸合用以滋补肾阴；脾气虚明显者，加黄芪、党参、白术等健脾益气；腰痛者，加桑寄生、川断等补肾强腰膝；浮肿明显者，加猪苓、赤小豆、车前子、冬瓜皮等利水消肿；血尿明显者加侧柏炭、仙鹤草、藕节炭等收敛止血；蛋白尿明显者，加芡实、金樱子、沙苑子、桑螵蛸、莲须等收敛固涩；兼有血瘀者，常酌加泽兰、鬼箭羽、益母草、丹参等活血化瘀之品或与当归芍药散合方应用；肾功能不全者，常加熟大黄、肉苁蓉等温润通下之品。于俊生教授善用肾气丸治疗糖尿病肾病中期表现为气阴两虚兼有阳虚证候者，常以肾气丸加沙苑子、菟丝子、女贞子、旱莲草等；水肿明显者加楮实子、车前草等；蛋白尿明显者加金樱子、芡实等；夜尿多者加覆盆子、益智仁；血瘀者加鬼箭羽、川芎、丹参，也常与当归芍药散合方应用；湿热明显者加土茯苓、半枝莲。糖尿病肾病后期出现大量蛋白尿而浮肿明显者，治以金匮肾气丸合防己黄芪汤加减，治以健脾补肾、利水消肿。王付教授认为肾气丸用于治疗急慢性肾小球肾炎、肾功能不全、尿毒症、神经性膀胱等肾系疾病，辨证要点为小便异常，手足不温，舌质红少苔。

【肾病医案选录】

1.肾气丸治疗慢性肾衰竭案

崔某，男，56岁。2014年7月1日初诊。患者患蛋白尿20余年。现症：双下肢水肿，面色萎黄，乏力、腰酸、纳差，夜尿6~7次，小便2000ml左右，大便溏，日3~4次。舌淡红，苔白腻，脉沉滑。尿常规：尿蛋白（+++）；肾功能检查：尿素氮9.8mmol/L，肌酐132μmol/L，尿酸609μmol/L。西医诊断为慢性肾衰竭（代偿期）；中医诊断为水肿病。证属脾肾阳虚、浊毒内蕴证。治以温补脾肾、泄浊排毒。方用金匮肾气丸加减：药用桂枝9g，制附子9g，熟地15g，山药12g，山茱萸15g，牡丹皮15g，土茯苓30g，白术15g，六月雪30g，水蛭9g，砂仁6g，丹参15g，黄芪30g，芡实30g，柴胡12g，黄芩15g，仙灵脾30g。7剂，每日1剂，水煎分早晚温服。

二诊：服上药21剂，患者水肿减轻，夜尿3~4次，舌淡，苔薄微腻，服药无明显不适，复查尿蛋白（++），肾功能：尿素氮6.4mmol/L，肌酐94μmol/L，尿酸555μmol/L。方药切中病机，继用上方加减：桂枝9g，制附子6g，熟地15g，山药12g，山茱萸12g，牡丹皮12g，土茯苓30g，白术15g，萆薢15g，威灵仙30g，百合15g，乌药9g，肉豆蔻15g，冬葵子15g，黄芪30g，车前草30g。随后依据此方随症加减巩固治疗，半年后随访，患者肾功能各项指标比较稳定，嘱其定期复查。

原按：慢性肾衰竭病程迁延日久，肾脏虚损，肾阳衰微，火不生土，脾阳受损，渐致脾肾阳衰，分清泌浊失司，水湿之邪留蓄，水道不通，瘀血阻滞，最终导致各种代谢产物蓄积而产生浊毒。于俊生教授提出从"痰（湿）瘀毒相关"来认识"浊毒"，肾虚与浊毒二者互为因果、相互兼夹为患，促使疾病发生、发展，肾功能逐渐恶化，形成恶性循环。针对慢性肾衰竭脾肾阳虚，浊毒留蓄的病机特点，于俊生教授从温肾泄浊的角度予以论治，方用金匮肾气丸加减，以桂枝、制附子温经暖肾，总督诸阳，振奋阳气，以助膀胱气化；熟地黄、山药、山茱萸滋养肾肝脾而益精血；再以牡丹皮活血散瘀并清泻肾中伏火；用丹参活血化瘀，以改善循环，增加肾脏血流量，保护肾功能；水蛭具有破血逐瘀、通利水道之功，是破血消痰水而不伤阴之良药；砂仁气味芳香能化湿和胃，温中行气。于俊生教授临证善用水蛭、砂仁对药，砂仁助水蛭破血逐瘀，通利水道，兼以化浊，并能祛除水蛭之腥味，使药物口感适宜，顾护脾胃，土茯苓能解毒除湿，《本草正义》称其："利湿去热，能入络，搜剔湿热之蕴毒"。六月雪具有疏风解表、清热利湿、舒经活络的功效，二药气味相和，协同增效，利湿泄浊解毒能力显著增强而不耗伤正气。诸药合用，寓温补脾肾、痰瘀毒同治之法于一体，对慢性肾衰竭确有效果。[孙蓓蓓，孙云松，王荣，等.于俊生运用金匮肾气丸治疗肾病医案举隅.黑龙江中医药，2015，（05）：41-42.]

2.肾气丸治疗肾病综合征案

患者某，女，54岁，2012年5月10日初诊。主诉：双下肢水肿1个月。患者于1个月前出现双下肢水肿，查尿常规：尿蛋白（+++），红细胞（-），24小时尿蛋白定量5.81g（尿量1300ml），血白蛋白28.6g/L，甘油三酯2.57mmol/L，总胆固醇7.42mmol/L，肾功能正常。肾活检病理结果为膜性肾病。刻下症：双下肢指凹性水肿，畏寒乏力，腰膝酸软，纳、眠尚可，二便调。舌淡胖，苔薄白，脉沉细。西医诊断为原发性肾病综合征（膜性肾病）；中医诊断为水肿（脾肾阳虚）。治宜温补肾阳、利水消肿。予肾气丸合防己黄芪汤加减：黑附子（先煎）10g，桂枝10g，熟地黄15g，山药15g，茯苓30g，泽泻15g，牡丹皮10g，车前子30g，川牛膝15g，怀牛膝15g，冬瓜皮30g，杜仲15g，川断15g，防己15g，生黄芪30g，党参20g，生白术15g，芡实20g，金樱子20g。患者坚持服用上方28剂，水肿、畏寒乏力、腰膝酸软症状明显减轻，上方加减服用1年，症状消失，24小时尿蛋白定量1.84g（尿量1500ml），血白蛋白41.4g/L，甘油三酯2.1mmol/L，总胆固醇3.97mmol/L，肾功能正常。后改服同仁堂金匮肾气丸，每次20粒，每日2次，1年未复发。

原按：对于肾性水肿，通过临床观察发现，大量蛋白尿、低蛋白血症，水肿明显的疾病如糖尿病肾病、原发性肾病综合征中的膜性肾病后期水肿严重或合并心肾功能不全，此类患者多有肾阳虚衰的表现，金匮肾气丸都具有较好的改善作用。对于部分轻度水肿患者，单纯服用金匮肾气丸配合低钠饮食即可见效，相对较重者可以丸改汤剂，可合五苓散、五皮饮，另可加入冬瓜皮；脾虚者合用防己黄芪汤、防己茯苓汤；肾阳虚者合用真武汤；乏力者加党参、黄芪；腰酸不利者加杜仲、川断；蛋白尿者加生黄芪及芡实、金樱子、菟丝子等收涩之品；肾功能不全者可加冬葵子。金匮肾气丸有较好的补肾作用，故对于慢性肾脏病、肾功能不全的患者，长期服用能够保护肾功能，延缓肾衰竭的进展。[李赛，李东.金匮肾气丸临床应用辨析.中华中医药杂志，2015，30（03）：928-930.]

3.肾气丸治疗慢性肾炎案

某女，27岁，农民，2009年1月20日诊。全身浮肿3年，经某医院诊断为慢性肾炎。以中西药治疗，水肿时消时发。近因劳累和受凉，症状加重而就诊。面色㿠白，精神欠佳，浑身浮肿，手足微凉，乏力，恶风，便溏，小便少，脉象缓濡，苔薄白，舌淡胖而边有齿痕，血压100/60mmHg。尿常规：尿蛋白（+++），颗粒管型少许；血常规：红细胞3.1×10^{12}/L，血红蛋白98g/L，血白蛋白28g/L。血脂：甘油三酯2.44mmol/L，总胆固醇6.96mmol/L。西医诊断为慢性肾炎。中医辨病为石水，辨证为脾肾阳虚、水湿泛滥。治宜温肾益气、健脾利水。以肾气丸为主，药用：熟地黄30g，生黄芪30g，怀山药30g，炒白术30g，菟丝子30g，泽泻10g，茯苓10g，车前子（布包）10g，肉桂10g，制附片（先煎）10g，山茱萸10g，制何首乌10g，当归10g，牡丹皮6g，蝉蜕6g，陈皮6g，麻黄6g，红枣5枚，生姜皮5g。水煎服。并嘱进低盐饮食及注意病中病后调护。上方先后加减共服90余剂，水肿及尿蛋白消退，肾功能亦转为正常。仍以前方加量制丸以善后。随访2年，病愈未复发。

原按：本案患者初治无恒，饮食起居不慎，以致病情逐渐加重。今见一派阳虚现象，水肿明显，系脾阳虚不制水，肾阳虚不化水，故用肾气丸以治先天之本。方中生地改为熟地、桂枝改为肉桂，并加菟丝子又以重剂，旨在增强温肾化水之力；重用山药又加白术，以增强脾之阳气制水功能；增添黄芪、麻黄，宣肺开腠、益气温肺以行水。加用车前子助茯苓、泽泻重在利水消肿，入蝉蜕以祛风退肿。又水行须气行乃加陈皮，当归补血活血，首乌化浊，红枣安中养胃，生姜皮走皮消水，皆为佐使之药。诸药配伍，分合随机，相辅相成，奏效乃佳。[冯天明.雍履平应用肾气丸治疗肾系病验案4则.中医药临床杂志，2010，22（10）：856-857.]

4.肾气丸治疗淋证（尿道综合征）案

女，76岁，主诉：尿频、尿急、尿路灼热感1个月余。自诉无明显诱因出现尿频、尿急、尿路灼热感1个月余，伴有小腹拘急不适，每日小便10余次不等，尿量可，尿色黄，无异味，便后淋漓不尽，无发热。曾于某三级甲等医院就诊，肝肾功能、血常规、尿常规、尿培养均无异常，B超显示肝、胆、胰、脾、肾无异常，妇科检查亦未发现明显异常。查其既往就医经历，知其曾于当地诊断为中医淋证之湿热淋证，用八正散做汤服用10余剂不效。继因小腹拘急，按气淋证给予沉香散加减，服用5剂，亦未显效，患者病情愈发加重，遂来我处就诊。查其舌淡红，脉沉细滑。西医诊断为尿道综合征；中医诊断为淋证。辨证为肾气亏虚、膀胱湿热。治以补肾益气、清利湿热。方以金匮肾气丸方作汤加减，药用：熟地黄30g，山药15g，泽泻15g，山茱萸12g，茯苓15g，牡丹皮12g，制附子10g，桂枝9g，黄柏12g，知母6g。5剂，水煎服，每日1剂。服药5剂后，诸症明显缓解。效不更方，继服5剂而愈。

原按：《素问·灵兰秘典论篇》言："膀胱者，州都之官，津液藏焉，气化则能出矣。"该例患者为老年女性，主要症状为尿频、尿急、尿路灼热并伴尿后淋漓不尽，诊断为淋证。淋证之病位在膀胱，膀胱与肾互为表里，膀胱之开阖有度，全赖肾之阳气的蒸腾温煦，肾气虚则膀胱气化无权，开阖无度，津液蓄于膀胱，久而蕴热，故可见尿频、尿急、尿路灼热及便后淋漓不尽诸症。而小腹者，内部为膀胱之处也，中医基础理论所讲的司外揣内、内外相应无疑是此患者小腹拘急最可靠的诊断依据，综合舌脉及症状，可知此证确系肾气亏虚，兼有膀胱湿热，故处以肾气丸加知母、黄柏以解此疾。方中用肾气丸疗肾虚以治其本，加知母、黄柏以治其标，焦树德认为知母、黄柏相配可坚肾清热，并防温性诸药生热，为佐药标本兼顾可效如桴鼓。陈怀观察了金匮肾气丸经方、干地黄和金匮肾气丸去干地黄中药煎剂，对亚急性衰老小鼠膀胱逼尿肌超氧化物歧化酶（SOD）活性的影响，实验结果表明三组皆有提高小鼠膀胱逼尿肌SOD活性的作用，但以金匮肾气丸经方的作用最佳，与其他两组用药相比有显著性差异，金匮肾气丸可能提高了平滑肌细胞胞浆内SOD的密度，并增加了单位重量内平滑肌细胞密度，认为可特异性抑制膀胱逼尿肌的衰老。[卢文超，程永香.袁成民应用肾气丸验案举隅.山东中医杂志，2019，38（10）：982-985.]

5.肾气丸治疗血尿（慢性肾炎）案

林某，男，49岁，工程师，住院号：5736，1990年12月29日入院。患者于10个月前患慢性肾炎在某医院住院治疗。出院后浮肿虽消退，小便也通利，但觉疲乏，四肢酸软，眩晕，腰酸，脱发，不能坚持正常工作。多次检验尿常规异常，红细胞指标（+~++++）。入院时查尿常规：红细胞8个/HP，其他指标无异常。面色㿠白，神疲懒言，舌淡，苔薄白，脉细而缓。中医诊断为血尿、虚劳。证属脾肾阳虚、气不摄血。治宜温补脾肾、补气摄血。方用肾气丸加味。处方：熟附子9g，肉桂9g，蒲黄9g，熟地20g，山药20g，山萸肉15g，茯苓15g，牡丹皮12g，泽泻12g，黄芪30g，阿胶（另炖）25g，炙甘草6g。6剂，每日1剂，渣再煎服。1月7日二诊：复查尿常规示红细胞（-），余正常。拟杞菊地黄汤加益母草15g、白茅根15g，再服6剂。14日三诊：病情反复，出现显微镜下血尿，双下肢酸软，乏力，腰酸，舌脉同前，仍拟一诊方6剂。另用高丽参5g炖服，间日1次，连服5次。21日四诊：查小便常规正常，自觉精神好，诸症大减，效不更方，守原方再服6剂。28日五诊：小便常规复查2次均正常，诸症消失，带药12剂出院。间日服1剂。6个月后随访已上班，尿常规正常。

原按：本例表现为一派肾阳虚衰证，治以肾气丸加减，温补脾肾，补气摄血，血尿得以控制，但此症易反复，三诊时复现血尿，改一诊方加高丽参以加重补气摄血，药症合拍，病得痊愈。［姚耿明，刘楚华.肾气丸验案2则.新中医，1995（05）：13.］

第六节　肾病厥阴经证治

厥阴经指足厥阴肝经、手厥阴心包经及其所络属的脏腑而言，并与足少阳胆经和手少阳三焦经相为表里。足厥阴肝主藏血，寄相火，主疏泄，性喜条达而恶抑郁，与胆相为表里，对脾胃的受纳、消化和气机的升降起重要作用。手厥阴心包为心之外卫，代心用事，心包之火以三焦为通路而达下焦，使肾水温暖以养肝木。

厥阴病的成因，一般有三种途径。其一，三阳误治或失治，邪气内陷。其中以少阳之邪最易陷厥阴；其二，太阴、少阴久病不愈，致使邪气进一步内传厥阴，此属循经相传；其三，邪气直中而原发为厥阴病，多因厥阴本虚，邪气太盛所致。

厥阴为六经中的最后一经，具有阴尽阳生，极而复返的特性，故厥阴为病，在阴寒盛极之时，每有阳气来复之机，其病往往是阴中有阳。故厥阴病的特点以上热下寒、寒热错杂为主。厥阴的病证类型比较复杂。有邪入厥阴，肝失疏泄，影响气机的运行，使阴阳气不相顺接，而以四肢厥冷为主症的厥证；有邪入厥阴，影响脾胃运化功能，升降紊乱，而出现下利、呕、哕诸症的厥证；有邪从阴极而成寒证者；有邪从阳极而成热证者；有风火上炎，木横克土，则为上热下寒、虚实并见者；还有正邪交争，阴阳消长，互为胜负的厥热胜复证。

厥阴病的治法，因其病变性质的复杂不可一概而论。当遵"寒者热之，热者寒之"的原则，随证施治。厥阴寒证有温经散寒养血之法；热证有凉肝解毒之法等。

厥阴病的预后及转归也随证而异。虚寒证救治得当，阳回正复，则病退向愈。阳复太过，也可脏邪还腑，转出少阳；或变为邪热，发生咽痛喉痹、便脓血，或生痈脓等。反之，阳亡阴盛，或阳亡阴竭，皆预后不良，多属死证。

肾病发展至厥阴阶段，有两个特点，一是病情往往虚实互见、寒热错杂，病机复杂多变，治宜补虚泻实、寒温并用，常见方证为乌梅丸证、白头翁汤证等；二是厥阴肝的气滞血瘀证突出，治宜理气化瘀，常见方证有桂枝茯苓丸证、当归芍药散证、下瘀血汤证、当归贝母苦参丸证等。

◆ 当归贝母苦参丸 ◆

【原文】妊娠，小便难，饮食如故，当归贝母苦参丸主之。(7)(《金匮要略·妇人妊娠病脉证并治第二十》)

【组成用法】当归　贝母　苦参各四两

上三味，末之，炼蜜丸如小豆大，饮服三丸，加至十丸。

【方证释义】本方为治疗血虚热郁小便难的代表方。方中当归养血润燥；贝母利气解郁，清热散结；苦参清利湿热，与贝母合用，既可散肺中郁热，清水之上源，又能除膀胱郁热，利其下源。诸药合用，正本清源，使血得濡养，郁热解除，膀胱通调，则小便自能通利。

四气五味归经分析见表6-6-1。

表6-6-1　当归贝母苦参丸性味归经表

分类＼药物	当归	贝母	苦参
四气	温	寒	寒
五味	辛、甘	苦	苦
归经	肝、心、脾	肺、心	心、肝、肾、大肠、膀胱

全方3味药物中，四气中为2寒1温，属偏寒剂。3味药物中2味为苦，1味为甘，即以苦味为主。3味药物中3味归经在心，2味药归经在肝，表明该方作用脏腑主要在心与肝，入血分，重在养血、清血分郁热。

【功用】养血润燥、解郁清热。

【适应范围】

1.原著适应证

妊娠血虚热郁小便难的证治。临床症见：小便短黄不爽，或尿频尿急，淋漓涩痛，伴小便灼热，小腹胀满，口渴，舌质红，苔薄白或黄，脉细滑略数等。

2.现代临床应用

本方临床应用范围广泛，临床可用于治疗淋证、心悸、带下病、阳痿、便秘、咳嗽、痢疾、崩漏等多种病症，证属血虚热郁者。根据文献报道，现代临床运用本方化裁治疗下列疾病：如胃癌、心律失常、阴道炎、溃疡性结肠炎、结肠癌、盆腔炎、慢性乙型肝炎、慢性支气管炎、病毒性心肌炎、前列腺炎、前列腺癌、慢性附睾炎、泌尿系感染、前列腺增生、尿潴留、急慢性肾盂肾炎、急性肾炎、尿道综合征、泌尿系结石、妊娠膀胱炎、妊娠尿潴留等。

【类方比较】葵子茯苓散（《金匮要略》）　组成：葵子一斤，茯苓三两。功效：滑利窍道、利水通阳。主治：膀胱气化不行、水气内停的妊娠水肿实证。

两方均用于治疗妊娠小便量少，不同之处在于当归贝母苦参丸功在养血润燥、清热利湿，主治血虚有热，气郁化燥所致的小便量少，淋漓涩痛；葵子茯苓散功在滑利窍道、利水通阳，主治水气内停，阳气受阻所致的小便量少，兼有身重，洒淅恶寒，起即头眩等症状，但无淋漓涩痛症状。

【现代研究】药理研究表明，当归贝母苦参丸有多种作用。①抗前列腺增生作用。陈野等研究发现当归贝母苦参丸对丙酸睾酮所致小鼠前列腺增生具有显著的拮抗作用，其作用机制在一定程度上与降低小鼠血清丙酸睾酮、雌二醇含量有关。②治疗前列腺炎的作用：何丽清等研究表明当归贝母苦参煎剂高剂量可显著降低实验性慢性细菌性前列腺炎（CBP）大鼠前列腺组织的双氢睾酮（DHT）含量，减少炎症细胞因子IL-1β可能是当归贝母苦参煎剂治疗CBP的作用机制之一。③抗肿瘤作用：樊晓明等研究发现当归贝母苦参丸加味方可以下调荷瘤小鼠肿瘤组织VEGFA、MMP13和TGF-β的表达，进而发挥抗肿瘤作用。刘春萍等研究发现当归贝母苦参丸加味方可以在mRNA和蛋白水平下调荷瘤小鼠肿瘤组织中组织基质金属蛋白酶13（MMP13）和成纤维细胞生长因子2（bFGF）的表达，进而抑制肿瘤侵袭和血管生成，发挥抑瘤减毒增效目的。

【肾病应用体会】当归贝母苦参丸主要用于治疗血虚热郁之肾系病证，临证灵活加减使用疗效甚佳。如小便涩痛重者，加滑石、甘草梢以通利；热盛小便色深者，加萹蓄、车前子、瞿麦、蒲公英、败酱草等，或合八正散、导赤散等清热解毒利湿；血淋、尿血者，加白茅根、小蓟、藕节等凉血止血；石淋者，可合四金汤通淋排石；阴血亏虚严重者，可合滋肾通关丸、猪苓汤等养阴利小便；兼气虚者，可加黄芪、党参等益气扶正。本方脉迟缓者不宜，因为苦参有减慢心率的作用。关于本方的贝母，一般通常用浙贝母，如有燥咳者，可用川贝母。名老中医王法良认为本方与八正散、导赤散等清利下焦湿热方剂相比有以下特点：其一，湿热留滞，每易入血，而缠绵难愈，本方君以当归养血，引苦参清血中之湿热，故病易愈；其二，妊娠感邪，虚中挟实，易动胎元，本方当归顾虚护胎，非肆用清利之可比；其三，湿热壅迫下焦导致小便难，除清利之外还应开提肺气，清达上源，本方贝母擅其功；其四，湿热郁毒发为阴肿阴疮，本方苦参解毒，贝母散结，疗外阴诸症更为八正散等所不及。王法良使用中更丸剂作汤剂，并常加连翘泻火破血，散气消肿，利小便。蒲公英清热散结，解毒利尿。牛膝引药下行，活血行瘀，消肿通淋。

【肾病医案选录】

1. 当归贝母苦参丸治疗淋证（泌尿系感染）案

赵某，女，23岁。1周前发现小便频数急痛，伴以腰部疼痛。曾查尿蛋白（＋），红细胞（＋＋＋＋）、白细胞（＋＋＋＋），遂诊断为泌尿系统感染。经治数日，诸症不减，伴有带下，转来门诊就诊。观其舌质略红，脉象细滑而数，此属阴虚湿热下注，遂用当归贝母苦参丸加味：当归12g，贝母12g，苦参12g，生地25g。上方服到第3剂时，腰痛、尿频急等症状明显改善，白带较前明显减少，服4剂后基本消失。舌脉同前，复查尿常规正常。遂将上方加入滑石30g、甘草6g，再服3剂为之善后。

原按： 当归贝母苦参丸目前主要用于治疗妊娠小便难和大便难、肾盂肾炎、前列腺炎小便不利、泌尿系感染等。其病位属下焦，病因是湿热，从气血来说属血分，从表里来说属里证，从阴阳来说属阴证（肝肾），症状为小便淋漓不尽，尿时涩痛，尿色黄赤，或兼大便干燥，舌质红、苔黄，脉弦或兼滑。本方脉迟缓者不宜，因为苦参有减慢心率的作用。关于本方的贝母，如有燥咳，则用川贝母；如前列腺肥大，则用浙贝母。本方加减法：习惯性便秘者，加麻仁、生首乌、莱菔子、玄参以滋阴润肠；前列腺炎，湿热结于下焦者，加滑石合知柏地黄汤，以滋肾养血清热利湿；妊娠小便涩痛重者，加甘草梢、滑石以通利；热盛小溲色深者，加萹蓄、瞿麦、野菊花、败酱草等以清热解毒。本例加入生地者，因患者舌红、脉细，取其养阴清热之职，使利湿不致有伤阴之弊。[伍炳彩，伍建光.《金匮要略》方的临床应用.江西中医药，2001，32（01）：4-5.]

2. 当归贝母苦参丸治疗前列腺增生、前列腺炎案

刘某，男，45岁，2003年10月初诊。症见：小便频数、短涩、淋漓不尽2个月，排尿时尿道有烧灼感，尿黄，会阴部有热感，下腹坠胀，伴有神疲乏力、腰酸、胸胁不适、失眠烦躁、纳呆、大便干结、舌尖红、苔薄微黄腻、脉弦细。B超检查示：前列腺增生。前列腺液检查：卵磷脂小体（＋）、白细胞（＋）。确诊为慢性前列腺增生、前列腺炎。给予诺氟沙星、头孢曲松钠等先后治疗1个月余，症状未能缓解而就诊。四诊合参，证属厥阴湿热内蕴，下注膀胱，阻滞精室。治宜清利厥阴湿热，理气活血通络，少佐健脾补肾。处方：当归10g，贝母12g，苦参15g，龙胆草15g，制香附20g，赤芍20g，延胡索20g，车前子20g，郁金10g，熟地15g，菟丝子15g，生黄芪20g，王不留行籽20g，土茯苓15g，萆薢15g，生牡蛎30g，白术10g，炮甲10g，甘草6g。共7剂、每日1剂、水煎分3次温服。

服药后小便频数、涩痛锐减，但仍尿后淋漓，大便稀溏，每日2次，效不更方，守上方加减月余，诸症消失，复查前列腺正常，病愈，3个月后因饮酒，病情稍有复发，即予前方再进14剂，病情稳定，半年未见复发。

原按： 本案属中医"癃闭"范畴，本案素有肝旺，因忧思太过，暗耗肝血，致肝气郁结，日久内生湿热，湿热久恋不愈，疏泄失职，易灼伤肾阴，阻滞气机，导致膀胱气化不利，而出现神疲乏力，胸胁不适，烦躁失眠，小便频数涩痛，淋漓不尽诸症。当归贝母苦参丸出自《金匮要略》妊娠病篇，本方由当归、贝母、苦参三味药组成，主要用于治疗妊娠血虚热郁小便难之证。名老中医黎志远认为，本病在治疗上并非单纯用清热利湿之品可奏效，应融疏肝化瘀散结利浊补肾为一炉，故选当归贝母苦参丸旨在养肝开郁下气，清热化浊利湿，散结消肿；配龙胆草、土茯苓，车前子等入肝经清利厥阴之湿热；伍香附、炮甲、延胡索、赤芍、郁金、生牡蛎、王不留行等理气破瘀散结；加入黄芪、白术益气健脾利湿，现代药理研究表明，本药可加强调节内分泌和抗疲劳等作用，更用熟地配菟丝子补肾益精，调补阴阳，本案所用之方，补泻兼施，标本兼顾，药证相符，故获良效。[黎慧，白玉梅，黎志远.黎志远应用当归贝母苦参丸验案三则.湖北中医杂志，2015，37（08）：30–31.]

3.当归贝母苦参丸治疗急性肾盂肾炎案

周某，男，24岁。1967年11月13日初诊。患者5天前拔牙复加搬家劳累后出现发冷发热、腰痛、尿痛，西医诊断为急性肾盂肾炎。经肌内注射青霉素、链霉素治疗5天后，寒热消退，体质较弱。刻下：小便艰涩、灼痛黄赤，腰酸胀痛，纳呆食少，乏力倦怠，大便干结，舌质黯红，苔薄黄，脉弦数。尿常规：尿蛋白（＋），脓球（＋），红细胞4~5个/HP。辨证：素体虚弱，湿热结阻，气化不利之淋证。治宜清热利湿，散结开郁。处方：当归15g，浙贝母9g，苦参9g。3剂水煎服，每日1剂，11月17日复诊。药后二便畅利，诸症显减。舌苔薄黄，脉弦略数。药已中的，原方继服3剂。12月12日再诊。诸症消失，舌苔薄白，脉细弦。连续检查尿常规未见异常，病告痊愈。

原按： 患者体质素弱，湿热余毒方盛（尿中有脓球、红细胞）。治宜祛其湿热毒邪，又不伤正。吴一纯教授以恢复膀胱的气化功能为着眼点，巧妙地抓住了问题的关键。处方以张仲景当归贝母苦参丸原方作汤剂内服，仅用少量苦参清热利窍祛湿，少量贝母开肾补肺气以助气化，散结清热，大量当归和血润燥，又防苦参苦燥伤阴，小方小药，恰合病机，平稳妥当，药到病除。[史恒军.吴一纯当归贝母苦参丸治验撷菁.江西中医药，1994，25（03）：19–20.]

4.当归贝母苦参丸治疗（劳淋）慢性肾盂肾炎案

刘某，女，39岁，长沙市某公司职工家属，1984年5月7日就诊。患者尿频尿急涩痛伴腰酸痛反复发作18年，西医诊断为慢性肾盂肾炎。遇劳或受热则发，夏至初秋发作尤频，西药呋喃妥因、庆大霉素等可以控制症状，长沙市某医院尿培养，有大肠杆菌生长，选"高敏"西药治疗，愈而复发，服中药八正散、猪苓汤、清心莲子饮、无比山药丸等方，亦未根治。近又发作1周，自服呋喃妥因症状略减，闻余至而邀诊。症见：腰酸胀痛，尿频急，点滴涩痛，色浑浊如茶，伴低热，神疲乏力，舌尖红苔净，中根部薄腻黄苔，脉弦小数。此下焦湿热蕴结，上焦肺气闭郁，且气阴受损之证也，以当归贝母苦参丸加味主之，方为：当归10g，浙贝母10g，苦参15g，生地黄15g，金银花15g，鱼腥草15g，赤小豆15g，桔梗3g，水煎每日1剂。服3剂后，尿频急痛消失，服12剂后尿色转清，再服12剂后尿常规正常，尿培养转阴，随访5年，未再复发。［胡不群.当归贝母苦参丸治验.湖南中医学院学报，1991，11（04）：49-50.］

◆　　当归芍药散　　◆

【原文】妇人怀妊，腹中疞痛，当归芍药散主之。（5）（《金匮要略·妇人妊娠病脉证并治第二十》）

妇人腹中诸疾痛，当归芍药散主之。（17）（《金匮要略·妇人杂病脉证并治第二十二》）

【组成用法】当归三两　　芍药一斤　　茯苓四两　　白术四两　　泽泻半斤　　川芎半斤

上六味，杵为散，取方寸匕，酒和，日三服。

【方证释义】当归芍药散为治疗肝脾不和腹痛的代表方。本方有两组药物组成，芍药、当归、川芎走血分而入厥阴肝经，重用芍药敛肝、和营、止痛，又佐以当归、川芎以调肝和血，三药配伍具有养血柔肝的作用；茯苓、白术、泽泻走气分而入太阴脾经，共奏健脾利水渗湿之功。综观全方，既能养血柔肝，又可健脾利湿，是寓通于补之方。凡是肝郁血虚、脾虚湿困，以致肝脾不和、气血失调而发生的多种病症，均可以用此方加减治疗。

四气五味归经分析表6-6-2。

表6-6-2　当归芍药散性味归经表

药物 分类	当归	芍药	茯苓	白术	泽泻	川芎
四气	温	微寒	平	温	寒	温
五味	甘、辛	苦、酸	甘、淡	苦、甘	甘、淡	辛
归经	心、肝、脾	肝、脾	心、肺、脾、肾	脾、胃	肾、膀胱	肝、胆、心包

全方6味药物中，四气中为3温2寒1平，该方属温剂。6味药物中4味为甘，2味为淡，2味为辛，2味为苦，1味为酸，即以甘、淡味为主。6味药物中4味归经脾，3味归肝经，表明该方作用脏腑主要在肝与脾，有养血柔肝疏肝、健脾利水渗湿之功。

【功用】调和肝脾、活血利湿。

【适应范围】

1.原著适应证

妊娠腹痛、妇人腹痛。临床症见：面睑口唇淡白无华，头晕，目眩，爪甲不荣，肢体麻木，腹中拘急疼痛，或绵绵作痛，或月经量少，色淡，甚至闭经，纳差，倦怠乏力，白带量多，颜面或下肢浮肿，小便不利或泄泻等，舌质淡，苔白腻或薄腻，脉弦细。

2.现代临床应用

本方临床应用范围广泛，临床可用于治疗水肿、泄泻、腰痛、眩晕、胁痛等多种病症，证属肝郁血虚、脾虚湿困者。根据文献报道，现代临床运用本方化裁治疗下列疾病。①妇产科疾病：如月经不调、不孕症、先兆流产、习惯性流产、胎位不正、原发性痛经、慢性盆腔炎、子宫异常出血、妊娠水肿、产后恶露不绝、产后小便难、闭经、异位妊娠、子宫下垂、子宫及附件炎、卵巢囊肿、子宫肌瘤、更年期综合征等。②消化系统疾病：如慢性病毒性肝炎、肝硬化腹水、非酒精性脂肪性肝病、肠易激综合征、溃疡性结肠炎、肝囊肿、黑便病、慢性萎缩性胃炎、功能性便秘等。③神经系统疾病：如阿尔茨海默病、血管性痴呆、脑血栓形成、血管性头痛等。④皮肤科疾病：如黄褐斑、痤疮、慢性湿疹、慢性荨麻疹等。⑤心血管疾病：如慢性充血性心力衰竭、急性心肌梗死等。⑥五官科疾病：如梅尼埃病、过敏性鼻炎等。⑦泌尿系疾病：如慢性肾小球炎、肾病综合征、糖尿病肾病、肾下垂、前列腺炎、肾囊肿、前列腺增生、间质性膀胱炎、肾积水、肾盂肾炎、肾结石、慢性肾功能衰竭等。⑧其他疾病：如坐骨神经痛、高脂血症、毒性弥漫性甲状腺肿、痛风、特发性水肿、血栓性静脉炎、阑尾炎等。

【类方比较】逍遥散（《太平惠民和剂局方》）　组成：炙甘草半两，当归、茯苓、芍药、白术、柴胡各一两、烧生姜一块、薄荷少许。功效：疏肝养血、健脾和中。主治：肝郁脾虚。

逍遥散与当归芍药散均入厥阴肝经与太阴脾经，均用当归、芍药养血柔肝，茯苓、白术健脾，治疗肝脾不调之证。不同之处在于逍遥散去川芎加柴胡、薄荷，增强疏肝之功，活血之力稍逊；去泽泻加炙甘草、生姜，健脾作用增强而利湿作用减弱。因此，逍遥散偏重于疏肝养血、健脾和中，用于肝郁脾虚证；当归芍药散偏重于养血柔肝、健脾利湿，用于肝郁血虚、脾虚水湿内停证。

　　【现代研究】药理研究表明，当归芍药散有多种作用。①对神经系统的保护作用：研究表明当归芍药散对于阿尔茨海默病、血管性痴呆以及脑血管病后遗症等具有很好的改善和治疗作用，尤其可以有效地改善痴呆症患者的运动功能障碍，认知及感情功能障碍，逆转与年龄有关的记忆力下降。如刘宪等采用双侧颈总动脉永久性结扎法建立血管性痴呆（VD）大鼠模型，随机分为空白组、假手术组、模型组、阳性药组（尼莫地平组）及当归芍药散高、中、低剂量组，研究当归芍药散抗血管性痴呆的作用机制。结果表明，当归芍药散可上调血管性痴呆模型大鼠海马组织中PI3K、AKT、p-AKT蛋白的表达，下调海马组织中TNF-α和NF-κB的含量，有效降低炎症反应，减少脑损伤，并阻滞细胞自噬，从而改善大鼠的学习记忆能力。认为当归芍药散在一定程度上通过PI3K/AKT信号通路发挥对血管性痴呆的治疗作用。李世英等采用脑缺血再灌注法复制VD小鼠模型，发现当归芍药散可通过调节脑海马神经递质脑5-羟色胺和多巴胺含量，改善VD小鼠学习与记忆能力。张素霞等发现当归芍药散可升高脑海马超氧化物歧化酶活性，降低丙二醛含量，通过调节脑海马自由基代谢，来改善脑缺血再灌注VD小鼠学习与记忆能力。②保护肾功能的作用：戴淑娟等采用尾静脉注射阿霉素法复制肾病综合征大鼠模型，探讨当归芍药散治疗肾病综合征大鼠的作用机制。结果发现当归芍药散组及其拆方组显著减轻大鼠24小时尿蛋白，改善大鼠血清总蛋白、白蛋白含量，降低大鼠血清总胆固醇、甘油三酯水平，恢复大鼠血清尿素氮、肌酐水平，进一步研究发现其机制可能与降低精氨酸加压素（AVP）、一氧化氮（NO）和尿液水通道蛋白2（AQP2）水平有关。周敏等研究发现当归芍药散可以明显减少阿霉素肾病综合征大鼠24小时尿蛋白含量，缓解病理损伤，进一步研究发现当归芍药散保护阿霉素肾病肾损伤与提高大鼠肾组织一氧化氮合酶（NOS）的表达，进而增加大鼠体内一氧化氮含量，扩张肾血管有关。岳晓莉研究结果表明当归芍药散高剂量、中剂量、低剂量组均能降低肾病综合征大鼠24小时尿蛋白含量，血清肌酐、尿素氮水平，纠正电解质紊乱，且肾组织AQP2、（AVP）V2R基因的相对表达均有不同程度的下降，肾组织AQP2、（AVP）V2R的蛋白表达较模型组也呈下降趋势，而各给药组大鼠尿液AQP2水平均升高。表明当归芍药散治疗肾病综合征的机制可能与当归芍药散作用于AVP-V2R-AQP2通路相关。③抗肝纤维化、护肝的作用。李文武等研究表明当归芍药散加味可以保护肝细胞，降低胶原蛋白含量，具有良好的抗纤维化作用。当归芍药散加味作用于胶原的合成、降解过程，减少胶原蛋白在细胞外的沉积，从而阻止肝纤维化进程。王成业等采用苯巴比妥联合CCL_4法建立肝硬化腹水大鼠模型研究当归芍药散对肝硬化腹水大鼠的干预作用，结果发现当归芍药散给药组较模型组肝功能明显改善，血清 ALT，AST 水平显著有所降低，血浆 PT 明显缩短。肝脏病理组织形态均有不同程度改善，腹腔积液量均明显减少；24 小时尿量显著增多；血浆 AVP 浓度显著降低。认为当归芍药散对肝硬化腹水的干预可能是通过降低血浆 AVP 浓度，进而促进对水的排泄来实现。

此外，研究表明当归芍药散还具有保护心肌细胞、调节脂质代谢、抑制血小板和红细胞聚集、降低血液黏度、抗衰老、促进排卵、镇痛、抗氧化、清除自由基、调节免疫等多种药理作用。

【肾病应用体会】水湿内停是肾脏疾病最常见的病机之一。"血"与"水"存在着密切的关系。在生理上，水血本同源，相济并倚行；病理上，《金匮要略·水气病》云："经为血，血不利则为水。"唐容川《血证论》根据"血积既久，其水乃成""水虚则血竭"的病理基础，强调"血病不离乎水""水病不离乎血"的病理关系；从活血与利水的关系上看，活血促利水，利水促活血。"血"与"水"二者相互影响，互为因果，血病不离水，水病不离血。故活血利水法为治疗肾性水肿之常用方法。当归芍药散肝脾同治、气血同调，是活血利水法的代表方。在慢性肾病过程中，瘀血和水湿内停是最常见的病理产物，二者可以相互影响，形成湿瘀互结之证，常用当归芍药散加减治疗。肖相如教授在临床应用当归芍药散治疗肾病的过程中，注重瘀血和水肿的关系，在当归芍药散原方的基础上加入怀牛膝、车前子进行化裁，增强活血利水的作用。肖老师应用当归芍药散治疗肾病，抓住湿瘀互结的病机，他将此方用于肾病水肿、肾囊肿、肾积水以及不明原因水肿、血管神经性水肿的治疗，屡屡获效。于俊生教授认为在慢性肾小球肾炎进展过程中，瘀血与水湿是其病理因素中不可分离的两个方面，临床多不同程度地存在水肿、蛋白尿，并有血瘀表现，如腰痛固定、舌质紫黯或有瘀斑、瘀点等，辨证为湿瘀互结者，常选当归芍药散加减。如血瘀明显者，加泽兰、鬼箭羽、益母草等；脾虚明显者，加黄芪、党参等。临床体会，慢性肾小球肾炎症见蛋白尿、水肿，合并高血压者，以当归芍药散合防己黄芪汤加减，比单以平肝降压方药效果好。聂莉芳教授常以当归芍药散加味治疗多种肾系疾病，认为凡属血瘀水停者皆可使用，其义在于气、血、水同治，调整脏腑功能，恢复机体对水液代谢调控能力。其症状表现除水肿外，尚有瘀血指征，如面唇发黯，舌质黯或有瘀斑，脉沉涩等；女性患者常有痛经及月经不调史，如月经后期，经血量少色黯有块等。临床上聂教授常以当归尾易当归，并加赤芍以增强活血之力，加牛膝、丹参、益母草等以增强活血利水之功。时振声治疗妇女慢性肾小球肾炎蛋白尿合并月经不调，经期腹痛，经血色黯夹有瘀块者，用当归芍药散时以赤芍易白芍，并加芡实、金樱子、益母草、白茅根，疗效颇佳。临证若脾虚水湿明显者，常合防己黄芪汤；血瘀明显者，加泽兰、鬼箭羽、益母草等；水肿较甚者酌情加大腹皮、车前子、冬瓜皮等；病久兼有肾阳虚衰者，常合真武汤加减。泽泻大量长期应用可能有导致急性肾小管坏死的风险，因此需要注意控制用量及时间，长期应用可改用猪苓以利水渗湿。另外要注意该方药物的用量，六味药物中，芍药用量最大。

【肾病医案选录】

1.当归芍药散治疗尿道综合征案

姚某，女，58岁，农民。1992年5月9日初诊。患者2年前出现尿频，余沥未尽，伴小腹拘急，疲惫乏力，胃脘痞满不适，时轻时重，每因情志不畅加剧。始用诺氟沙星治疗，症状有所缓解，继用无效。经某地区医院诊为尿道综合征。就诊时除上述症状外，尚有时欲太息，饮食减少，舌质淡红，苔白润，脉沉弦而弱。辨证为脾虚肝郁，水运失常。治宜健脾解郁，利水通淋。方用《金匮要略》中当归芍药散加味。处方：当归15g，炒白芍15g，川芎9g，炒白术24g，泽泻9g，茯苓24g，佛手6g，合欢花6g，荷叶9g，白茅根30g。4剂，水煎服。5月14日二诊：服上方后，尿频、小腹拘急减轻，胃痞略轻，余症无明显变化。上方去白茅根，加炒鸡内金9g、海金沙9g。4剂，水煎服。5月19日三诊：上述症状减轻，饮食增加，精神好转，仍用上方稍作化裁，调整用量如下：当归15g，炒白芍12g，川芎6g，炒白术18g，泽泻9g，茯苓9g，炒鸡内金9g，海金沙9g，路路通9g，荷叶9g，炙甘草6g。8剂，水煎服，隔日1剂。6月8日四诊：上述症状基本消失，因夏收农忙，惟有情志时有波动，嘱服逍遥丸5盒，以巩固善后。后根据姚某邻里来诊，告知病愈。

原按： 患者素体脾虚肝郁，情志不畅，其病除尿频、余沥未尽外，又见小腹拘急较甚。本案着意于抓主症，借用《金匮要略》治疗"妇人腹中诸疾痛"的当归芍药散，健脾解郁，白茅根、炒鸡内金、海金沙、路路通利水通淋，以收标本兼顾之效。善后治疗考虑本病发病与情志密切相关，故嘱用逍遥丸，长期服用，以资巩固。[柴瑞霁.柴浩然运用经方治疗尿道综合征经验举隅.山西中医，1996，12（01）：3-4.]

2.当归芍药散治疗慢性肾炎案

胡某，女，45岁。1990年9月12日初诊。自诉患肾炎多年，现全身水肿半年余，头面部先肿，后肿及全身，但水肿不甚，晨起颜面肿，午后脚肿，纳食尚可，面色萎黄，精神一般，大便软，小便短少，色黄，无灼热，不浑浊，舌苔薄白，舌质淡红，脉细弦。尿常规示：尿蛋白（+++）。曾在外院治疗无效而来求治，先后用发汗利尿等法治疗近3个月，水肿及蛋白尿均无好转，后思其面色萎黄，脉弦细，浮肿不甚，拟诊为血虚水湿内停，用当归芍药散原方：当归10g，白芍15g，川芎6g，泽泻10g，白术10g，茯苓10g。服药7剂，水肿略减，尿蛋白（++）。原方再服7剂，水肿又减，尿蛋白（+）。继服7剂，水肿全消，尿蛋白阴性。为巩固疗效，嘱原方再服1个月，至今未复发。

原按： 中医学理论认为，在生理上，水血本同源，相济并倚行；在病理上，《金匮·水气病》云："经为血，血不利则为水"，又指出"经水前断，后病水，名曰血分，此病难治；先病水，后经水断，名曰水分，此病易治"，指出了水血并病先后辨证的关系。唐容川在《血证论》中根据"血积既久，其水乃成""水虚则血竭"的病理基础，强调"血病不离乎水""水病不离乎血"的病理关系。日本长尾善治通过研究认为："瘀血形成不单有血循环的障碍，同时也有水代谢障碍。"这些古今研究，说明血和水在病理上具有"瘀阻则水停，水蓄则血凝"的关系，此水血相关病理在妊娠病中屡见不鲜。从活血与利水的关系上看，活血促利水，利水促活血，前者如大黄甘遂汤、当归芍药散，后者如桂枝茯苓丸。现代研究证明，利水药能消除水肿或腹水，减轻心脏负荷，有助于纠正心衰，改善血液循环，从而促进瘀血消除。活血药具有溶解血凝块，吸引水解物入血和降低血黏度等作用。当归芍药散由当归、芍药、川芎、泽泻、茯苓、白术6味药组成，其中当归、川芎、芍药为血分药，有补血活血之功；泽泻、茯苓、白术为气分药，有健脾化湿利水之作用。本方有活血利水之效，故可用于治疗"血不利则为水"的慢性肾炎。［伍建光.伍炳彩应用当归芍药散经验.江西中医药，2005，36（274）：5-8.］

3.当归芍药散治疗乙型肝炎病毒相关性肾炎案

某男，44岁，2003年4月5日初诊。患者于2002年底突发脑出血，经抢救治疗后病情稳定，治疗过程中发现尿蛋白（++++），24小时尿蛋白定量12g，血肌酐140μmol/L。使用金水宝胶囊、盐酸贝那普利片、硝苯地平控释片等药物治疗后24小时尿蛋白定量曾降至3g。2003年1月初于北大医院肾穿病理诊断为膜增殖型乙型肝炎病毒相关性肾炎。既往高血压病病史20年，血压最高达260/130mmHg，银屑病病史10年。2003年4月5日聂莉芳教授查房，患者症见：乏力，腰酸痛，双下肢轻度水肿并见皮肤散在红色斑丘疹，面色晦黯，纳、眠可，二便调，舌质淡，苔白腻，脉弦。24小时尿蛋白定量为7.8g，血生化：血肌酐136μmol/L，血尿素氮7.6mmol/L，白蛋白19.8g/L。中医辨证为气虚瘀血湿热证。治宜益气活血利湿。处方为当归芍药散加味，方药如下：当归尾12g，川芎10g，赤芍20g，白芍20g，泽泻15g，白术10g，茯苓20g，益母草20g，半枝莲15g，半边莲15g，佩兰12g，生黄芪20g，芡实20g，金银花30g，丹参20g，太子参30g。以上述基本方随症加减，治疗49天后，患者乏力、腰痛等症均明显减轻，水肿消失，复查血生化：血肌酐123μmol/L，白蛋白28.6g/L，24小时尿蛋白定量为0.2g，病情平稳。

原按： 该病例病情复杂，但根据患者的脉症，中医辨证属气虚血瘀湿热证。具体用药时需辨病论治与辨证论治相结合。当归芍药散活血利水，半枝莲、半边莲、金银花清热解毒，太子参、生黄芪、芡实益气补虚涩精。全方益气活血利水，兼以解毒、涩精，取得了较好的疗效。[孙鹏，聂莉芳，孙红颖，等.聂莉芳运用当归芍药散加味的经验简介.中国中西医结合肾病杂志，2013，14（03）：195-197.]

4.当归芍药散治疗慢性肾衰竭案

患者，女，34岁，2006年6月6日初诊主诉为乏力、面黄半年余。患者5年前妊娠时查尿常规发现尿蛋白（+++），合并高血压，产后血压下降至正常，尿蛋白消失。半年前，自觉乏力，面色黄，未引起注意，1周前到当地医院检查，尿常规：尿蛋白（+++），潜血（+）；血常规：血红蛋白78g/L，红细胞3.28×10^{12}/L；肾功能：肌酐737μmol/L，尿素氮24.0mmol/L。诊断为慢性肾衰竭，尿毒症期。嘱其行血液透析治疗。患者因家庭困难，且惧怕透析，特来就诊。症见疲乏无力，面色晦黯，食欲不振，时有恶心，大便偏干，腰酸痛，时有头晕，口苦，舌质黯红，苔白腻，脉沉弦。血压200/140mmHg；腹部彩色B超示左肾8.2cm×3.1cm×3.4cm，右肾8.0cm×3.2cm×4.0cm，双肾实质回声增强。此为脾肾亏虚、肾络瘀滞、浊毒潴留所致，治当先予和络泄浊、疏达三焦。方拟当归芍药散合小柴胡汤加减：当归12g，白芍15g，川芎12g，土茯苓30g，泽泻12g，白术12g，柴胡12g，黄芩15g，半夏10g，太子参15g，胡芦巴15g，淫羊藿15g，制大黄6g，六月雪30g，夏枯草15g。6剂，水煎服，每天1剂。嘱以口服哌唑嗪降血压，红源达补铁升血。

2006年6月18日二诊：服上方12剂后，乏力好转，恶心消失，大便每日1次，舌脉同前。血压160/95mmHg，实验室检查：血红蛋白81g/L，肌酐729μmol/L，尿素氮20.2mmol/L。一诊后三焦逐渐疏达，治宜和络泄浊、健脾补肾，以顾护肾元。故上方去夏枯草、半夏，加生地黄15g、山药10g、山茱萸10g、黄芪20g，以益气补肾，加土鳖虫12g以祛瘀消癥。6剂，水煎服，每天1剂。

2006年7月5日三诊：服上方12剂后，腰酸痛好转，大便正常，自觉咽部作痒，舌质黯红、苔薄黄，脉沉。血压150/90mmHg，实验室检查：血红蛋白87g/L，肌酐643μmol/L，尿素氮25.1mmol/L。此乃肾络瘀滞，蕴久有化热之象，故上方酌加清热解毒药物，仍以当归芍药散加减治之，方为：当归15g，白芍15g，川芎10g，土茯苓30g，泽泻12g，白术12g，胡芦巴15g，黄芪15g，土鳖虫12g，菟丝子15g，沙苑子15g，牛蒡子10g，连翘12g，白花蛇舌草30g，党参20g。14剂，水煎服，每天1剂。

2007年1月21日四诊：服上方加减半年，血压基本稳定在120~140/80~95mmHg，体力可，纳食正常，大便调。实验室检查：血红蛋白103g/L，肌酐390μmol/L，尿素氮23.1mmol/L。继续巩固治疗。[于惠青，冯广青，于俊生.于俊生运用当归芍药散治疗肾脏病经验.山东中医杂志，31（05）：357-358.]

◆ 桂枝茯苓丸 ◆

【原文】妇人宿有癥病，经断未及三月，而得漏下不止，胎动在脐上者，为癥痼害。妊娠六月动者，前三月经水利时，胎也。下血者，后断三月衃也。所以血不止者，其癥不去故也，当下其癥，桂枝茯苓丸主之。（2）（《金匮要略·妇人妊娠病脉证并治第二十》）

【组成用法】桂枝　茯苓　牡丹皮（去心）　桃仁（去皮尖，熬）　芍药各等份
上五味，末之，炼蜜和丸，如兔屎大，每日食前服一丸。不知，加至三丸。

【方证释义】桂枝茯苓丸为化瘀消癥的代表方。方中桂枝辛甘而温，温通血脉，以行瘀滞，为君药；桃仁味苦甘平，活血祛瘀，助君药化瘀消癥，为臣药；牡丹皮、芍药味苦而微寒，既可活血以散瘀，又能凉血以清退瘀血日久所化之热，芍药兼能缓急止痛；茯苓甘淡平，渗湿祛痰，以助消癥之功，健脾益胃，扶助正气，均为佐药。丸以白蜜，甘缓而润，以缓诸药破泄之力，是以为使药。诸药合用，使瘀化癥消，诸症皆愈。

四气五味归经分析见表6-6-3。

表6-6-3　桂枝茯苓丸性味归经表

分类 ＼ 药物	桂枝	茯苓	牡丹皮	桃仁	芍药
四气	温	平	微寒	平	微寒
五味	辛、甘	甘、淡	苦、辛	苦、甘	苦、酸
归经	肺、心、膀胱	心、脾、肾	心、肝、肾	心、肝、大肠	肝、脾

全方5味药物中，四气结果为2微寒1温2平，属寒温并用剂。5味药物中3味为甘，2味为辛，3味为苦，即以辛、甘、苦味为主；5味药物中4味归心经，3

药归肝经，表明该方作用脏腑主要在心与肝，入血分，重在活血化瘀。

【功用】活血化瘀、缓消癥块。

【适应范围】

1.原著适应证

妇人癥病。临床症见：小腹胀满疼痛，按压则痛甚，或有癥块；或有经行异常，如闭经数月后又出现漏下不止；或伴下血色黯夹血块，舌质紫黯有瘀斑、瘀点，脉沉涩等瘀血症状。

2.现代临床应用

本方临床应用范围广泛，临床可用于治疗崩漏、乳癖、胸痹、癥瘕、眩晕、头痛、失眠、癃闭等多种病症，证属瘀血阻滞者。根据文献报道，现代临床运用本方化裁治疗下列疾病。①妇科疾病：如子宫肌瘤、多囊卵巢综合征、慢性盆腔炎、宫颈癌、不孕症、卵巢囊肿、子宫内膜癌等。②心血管疾病：如心力衰竭、冠心病、不稳定型心绞痛、窦性心动过缓、高血压、房颤、风心病、病态窦房结综合征等。③风湿免疫性疾病：如系统性红斑性狼疮、类风湿性关节炎、强直性脊柱炎、骨性关节炎、痛风性关节炎等。④呼吸系统疾病：如支气管哮喘、支气管扩张、慢性阻塞性肺疾病、肺栓塞、结核性渗出性胸膜炎、慢性肺源性心脏病急性发作期等。⑤消化系统疾病：如肝内胆汁淤积性黄疸、慢性结肠炎、慢性糜烂性胃炎、肝纤维化、肝硬化、肝囊肿、脂肪肝、多囊肝、慢性肝炎等。⑥神经系统疾病：如缺血性脑卒中、硬膜下血肿、癫痫、卒中后遗症等。⑦泌尿系统疾病：如前列腺增生、泌尿系结石、慢性肾功能衰竭、多囊肾、糖尿病肾病、肾积水、紫癜性肾炎等。⑧皮肤科疾病：如痤疮、带状疱疹后遗神经痛、黄褐斑、过敏性紫癜、结节性红斑、慢性荨麻疹等。⑨外科疾病：如慢性阑尾炎、乳腺小叶增生、术后肠粘连、血栓性静脉炎、脉管炎、粘连性不完全性肠梗阻、神经纤维瘤等。⑩其他：如高胆固醇血症、腰肌劳损、下肢静脉血栓、慢性鼻窦炎、颈椎病、肩周炎、混合痔、血栓性外痔等。⑪男科疾病：慢性前列腺炎、睾丸附睾炎、精索静脉曲张、慢性附睾炎、不射精症等。

【类方比较】

1.当归芍药散（《金匮要略》）

组成：当归三两，芍药一斤，川芎半斤，茯苓四两，泽泻半斤，白术四两。功效：调和肝脾、活血利湿。主治：肝脾不和所致的妊娠腹痛或妇人腹痛。

桂枝茯苓丸与当归芍药散均为活血化瘀之剂，均可用于治疗血瘀证。不同之处在于当归芍药散除活血化瘀之外，尚有健脾利湿之效，方中用当归、芍药、川芍养肝柔肝化瘀，茯苓、白术、泽泻健脾利湿，用于治疗肝郁脾虚、水湿内停所致的腹痛等病证。桂枝茯苓丸是祛瘀化癥之剂，重在化瘀消癥，而无益气健脾之效，利湿作用也较弱，用于治疗妇人癥病等病证。

2.桃核承气汤（《伤寒论》）

组成：桃仁五十个，大黄四两，桂枝二两，炙甘草二两，芒硝二两。功效：活血化瘀、通下热结。主治：下焦瘀热互结证。

桂枝茯苓丸与桃核承气汤均有活血化瘀之功，均用桂枝温通血脉以行瘀滞，桃仁活血祛瘀，均可用于治疗下焦瘀血证。不同之处在于桃核承气汤是瘀热互结于下焦，除瘀血证外，尚有大便秘结、烦躁、谵语等燥热的症状，故用大黄、芒硝通下热结，病势较急。桂枝茯苓丸无明显热象，重在化瘀消癥，用丸剂缓消癥块，病势较缓。

【现代研究】药理研究表明，桂枝茯苓丸有多种作用。①抗肝纤维化作用：张晓丽用四氯化碳（CCL_4）建立大鼠肝纤维化模型，研究桂枝茯苓丸对大鼠肝纤维化的防治作用，结果发现桂枝茯苓丸可有效地防治大鼠纤维化，显著降低模型大鼠血清透明质酸含量，减轻肝脏胶原纤维增生程度。李季等进一步研究发现，桂枝茯苓丸可以抑制肝脏细胞外基质的沉积，逆转肝纤维化，其机制可能与桂枝茯苓丸抑制了细胞外基质合成的相关基因α-SMA、转化生长因子、结缔组织生长因子、Ⅰ型胶原和Ⅲ型胶原在肝脏中的表达有关。②修复大脑缺血后再灌注脑损伤作用。张博生等研究发现桂枝茯苓丸对缺血性脑损伤的治疗主要是对大脑缺血后再灌注产生抑制，并抑制c-Fos基因的表达，进一步阻断脑组织水肿的发生以及氨基酸兴奋造成的毒性损害，改善大脑缺血后的损伤。张建荣等研究发现复方桂枝茯苓丸可以通过降低肿瘤坏死因子（TNF-α）、内皮素（ET）含量，减少强效的血栓素 A_2 和ET的释放，阻止TNF-α诱导细胞坏死，达到增加脑血流灌注量，改善微循环，修复脑损伤的目的。③抑制肿瘤作用：韩彦龙通过观察桂枝茯苓丸对荷瘤小鼠的抑瘤率、生命延长率，测定该药对荷瘤小鼠机体肿瘤细胞和生存状态的影响。结果表明该方有抑制肿瘤生长、延长荷瘤小鼠生存期的作用，抑瘤率达22.84%，生命延长率为42.3%。桂枝茯苓丸可通过诱导肿瘤细胞凋亡及调控相关基因的表达、调节机体免疫及内分泌功能、抗炎等多种途径发挥抑制肿瘤的效果。④改善肾功能作用：桂枝茯苓丸能够减少晚期糖基化终产物（AGEs）在肾组织中的蓄积量，降低氧化脂质在肾组织内含量，对降低尿蛋白排泄量、血清肌酐等指标具有明显作用，从而改善肾脏功能，抑制糖尿病肾病的进展。⑤抗凝、降低血黏度作用：作为活血化瘀的基本方，药理研究显示桂枝茯苓丸可以降低血黏度，增加局部血流，这种作用有可能是通过扩张微血管管径、促进微血流、改善红细胞凝聚功能、改善红细胞凝聚亢进、降低纤维蛋白原浓度等多种环节来实现。谢家骏研究发现本方降低血液黏度的作用不是由于血细胞数量或血中胆固醇浓度降低所致，而与血浆中链状高分子物质，主要是纤维蛋白原的浓度降低有关，此外还发现该药降低血黏度作用显效于静脉注射或口服两种给药途径，不同是前者作用产生快，后者作用持续时间长。

此外，研究表明该方还具有抗炎、调节免疫、镇痛、降低血脂等多种作用。

【肾病应用体会】"久病入络，久病多瘀"，慢性肾脏疾病病程长，往往兼有肾络瘀阻的病机，桂枝茯苓丸是治疗瘀血的经典方，因此在慢性肾脏病中应用机会较多。经方名家黄煌教授常用该方治疗慢性肾衰竭，称之为"经方透析法"，黄煌教授认为桂枝茯苓丸用于肾病兼瘀血者，其人多面及眼睑黯红、下腹部充实压痛、便秘，常用于治疗糖尿病肾病、痛风性肾病、慢性肾衰等，认为该方有通利二便、降低血肌酐、血尿酸的功效。慢性肾衰血肌酐升高者，黄煌教授常加牛膝、大黄。应用本方获效的关键是紧扣瘀血阻滞的病机。患者往往有面色晦黯，两目黯黑，口唇紫黯，舌质紫黯，有瘀点、瘀斑等瘀血的表现。如瘀血明显，可加三棱、莪术、丹参、刘寄奴等增强化瘀之效；水湿内停，兼有浮肿者，合防己黄芪汤、五苓散、五皮饮等利水消肿；阳虚水湿内停，合真武汤；活血日久容易耗气伤阴，可常加黄芪、党参、山药、石斛、熟地等益气养阴。

【肾病医案选录】

1.桂枝茯苓丸治疗癃闭案

盛某，男性，69岁，1995年10月4日就诊。自诉排尿不畅3年，曾发生急性尿潴留2次，经某医院治疗后缓解。今又发生急性尿潴留，排尿困难，点滴不通，少腹坠胀，体胖痰多，泛恶，舌质紫黯、苔厚腻，脉弦滑。诊断为癃闭。辨证属痰瘀互结、膀胱不利之水道不通。治宜化痰散结、活血破瘀。用桂枝茯苓丸加味：桂枝10g，茯苓10g，赤芍15g，牡丹皮15g，桃仁10g，白芥子10g，浙贝母20g，薏苡仁30g，怀牛膝20g，海藻15g。每日1剂，服药2小时后，小便微通。服药2剂，自觉排尿困难好转，少腹坠胀已除，继服10剂后诸症皆消，后用桂枝茯苓丸以巩固疗效，治疗3个月后病情稳定，迄今未发。

原按：此例癃闭，并见痰多、体肥、泛恶、苔腻，知其为痰湿下注，又见其舌质紫黯，知其湿碍气机以致血瘀成块，阻塞于膀胱尿道之间。本方白芥子、浙贝母、海藻化痰散结，茯苓、薏苡仁健脾渗湿以绝生痰之源，桃仁、赤芍、牡丹皮破血行瘀，桂枝通阳，怀牛膝载药下行以通水道，诸药合用，标本兼顾，终使

瘤疾得愈。[陶裕森.桂枝茯苓丸临床应用举隅.江西中医药,2001,32（03）:27.]

2.桂枝茯苓丸治疗泌尿系结石案

刘某,男,56岁,于2015年1月18日来诊。患者左侧腰腹部隐痛3个月,多方诊治不愈,前医治疗以清热利湿为主,处方为八正散、排石汤之类,未排除结石,疼痛不减。查体左肾区叩击痛,左侧中输尿管压痛点阳性。超声检查提示左侧肾盂积水1.3cm,腹平片发现左侧输尿管中段可见高密度阴影直径约0.7cm。症见:舌质稍紫,有瘀点,苔黄稍腻,脉弦涩。西医诊断为慢性输尿管结石;中医诊断为石淋,证属瘀热互结,结石阻滞。治宜理气活血、缓急止痛,方以桂枝茯苓丸加味。处方:桂枝10g,茯苓15g,桃仁10g,赤芍15g,白芍15g,牡丹皮10g,泽兰20g,生黄芪20g,金钱草30g,乌药10g,桔梗10g,川牛膝10g,生甘草6g,每日1剂,水煎服,嘱其多饮水,作适当蹦跳动作,进服7剂后,腰腹部隐痛消失,舌脉同前,超声检查肾盂积水减为0.9cm,继原方加全蝎3g,再服5天后患者排尿时发现一黄豆大小的结石,超声检查肾盂积水消失,腹平片检查阴性。

原按: 本案患者因迁延日久,久病成瘀,结石嵌顿于输尿管狭窄处。不可拘泥古法,一味清热利湿,往往徒伤正气,若单纯攻下逐瘀,往往损伤正气和阴血,难以奏效。本案采用桂枝茯苓方活血化瘀,黄芪升提元气,乌药行下焦气滞,二者补气行气,配合桔梗、川牛膝一升一降,宣畅气机,气行则血行,腑气通降使结石活动,泽兰、金钱草活血通络利湿,全蝎秉虫类搜剔之性,能活血逐瘀疏通络脉。诸药配合,瘀湿并除,促进结石排出而取效。[王广建,韩呈明,毕晓涛,等.李波教授运用桂枝茯苓丸经验研究.河北中医药学报,2017,32（01）:52-54.]

3.桂枝茯苓丸治疗糖尿病肾病案

赵某,男,68岁,2005年4月初诊。患者既往糖尿病病史12年,平素血糖控制尚可。2年前出现蛋白尿并伴有肾衰竭。1周前查24小时尿蛋白定量3.85g,尿常规:尿蛋白（+++）、潜血（±）;肾功能:肌酐165.8μmol/L,尿素氮10.5mmol/L。症见:双下肢水肿,颜面浮肿,畏寒肢冷,腰酸痛,倦怠乏力,纳少,便溏,舌体胖大,舌质紫黯,苔薄白,脉沉细涩。辨证考虑脾肾阳虚、水瘀互结,治以温阳利水、化瘀泻浊,予桂枝茯苓丸化裁:桂枝15g,茯苓30g,牡丹皮15g,赤芍12g,桃仁12g,生黄芪30g,炒白术15g,地龙15g,泽泻20g,王不留行12g,益母草10g,肉桂6g,炮附子10g,酒大黄10g,甘草6g。并辅以降糖及口服代文、百令胶囊治疗。服上方21剂后,畏寒肢冷、水肿症状明显减轻,予调整处方:去炮附子,加淫羊藿15g、菟丝子15g,改酒大黄为生大黄6g。服14剂后,诸症明显缓解。查24小时尿蛋白定量1.56g,肾功能:肌酐144.5μmol/L,尿素氮6.95mmol/L。

嘱其规律门诊诊治，间断复查，变化随诊。

原按：糖尿病肾病是糖尿病慢性微血管病变的一种重要表现，是糖尿病致残、致死的重要原因。其发病机制目前尚不明确，多数学者认为其与高血糖、非酶糖化、多元醇代谢旁路、脂代谢紊乱、氧化应激、血流动力学异常等有关。糖尿病肾病早期标志是出现微量白蛋白尿，继而出现临床蛋白尿、肾功能进行性减退，最终进入终末期肾病。西医学予控制血糖、降低蛋白尿、控制血压及血脂等治疗以降低蛋白尿及延缓肾功能恶化。中医药在糖尿病肾病的临床防治中发挥着越来越重要作用。本病属于中医学"消渴""水肿""虚劳"等范畴，本病源于消渴，消渴以阴虚为本，燥热为标，日久则阴损及阳而见气阴两虚，脾肾亏乏。脾虚运化失常，肾虚气化不利，水液代谢障碍，水湿内停而发为水，气虚无力运血，血行不畅凝而为瘀。诸多医家将湿浊、瘀血搏结，痹阻脉络认为是本病发病关键。根据这一病机关键选用桂枝茯苓丸治疗，主要是考虑其方中桂枝温阳化气，助膀胱气化以利水，并能温阳通脉，助桃仁、牡丹皮、赤芍化瘀之功；茯苓健脾渗湿、利水消肿；赤芍、牡丹皮、桃仁活血化瘀并配伍温阳益气、通络泻浊之品。诸药配合共奏化瘀通络、利水泻浊、温阳益气之功。[马燕，桂枝茯苓丸临床新用体会.中国中西医结合肾病杂志，2010，11（08）：726-727.]

◆ 乌梅丸 ◆

【原文】伤寒脉微而厥，至七八日肤冷，其人躁无暂安时者，此为脏厥，非蛔厥也。蛔厥者，其人当吐蛔。令病者静，而复时烦者，此为脏寒。蛔上入其膈，故烦，须臾复止，得食而呕，又烦者，蛔闻食臭出，其人常自吐蛔。蛔厥者，乌梅丸主之。又主久利。（338）（《伤寒论·辨厥阴病脉证并治第十二》）

蛔厥者，当吐蛔，令病者静，而复时烦者，此为脏寒，蛔上入其膈，故烦，须臾复止，得食而呕，又烦者，蛔闻食臭出，其人常自吐蛔。（7）（《金匮要略·趺蹶手指臂肿转筋阴狐疝蛔虫病脉证治第十九》）

蛔厥者，乌梅丸主之。（8）（《金匮要略·趺蹶手指臂肿转筋阴狐疝蛔虫病脉证治第十九》）

【组成用法】乌梅三百枚　细辛六两　干姜十两　黄连十六两　当归四两　附子六两（炮，去皮）　蜀椒四两（出汗）　桂枝六两（去皮）　人参六两　黄柏六两

上十味，异捣筛，合治之，以苦酒渍乌梅一宿，去核，蒸之五斗米下，饭熟捣成泥，和药令相得，内臼中，与蜜杵二千下，丸如梧桐子大。先食饮服十丸，日三服，稍加至二十丸，禁生冷滑物臭食等。

【方证释义】乌梅丸为治蛔的祖方。中医认为，蛔虫得酸则静，得辛则伏，得苦则下，所以治蛔之剂大多酸苦辛并用。本方重用乌梅为君药，其性味酸平，用醋浸泡，则酸涩之性更强，敛阴而制木火之横逆上炎，取其安蛔止痛，涩肠止泻之效；蜀椒、细辛、干姜、附子、桂枝性味辛热，辛以疏肝用，畅气机而伏蛔，热则温脏而暖下寒；黄连、黄柏大苦大寒，苦以降泄而下蛔，寒则清热以泄炎上之火；人参培土而御肝木之侮，当归养血而滋肝体，皆为臣佐；辅以蜂蜜甘平，既合人参、当归扶助正气，又调和诸药而为使。全方寒温并用，辛开苦降，补泄兼施，且酸涩收敛之性颇强，故不仅是治疗蛔厥证的主方，也适用于寒热错杂，虚实并见的久泄、久痢。正如柯韵伯所言："乌梅丸为厥阴病主方，非只为蛔厥之剂矣。"

四气五味归经分析见表6-6-4。

表6-6-4　乌梅丸性味归经表

药物分类	乌梅	细辛	干姜	附子	蜀椒	当归	人参	黄连	黄柏	桂枝
四气	平	温	热	大热	热	温	微温	寒	寒	温
五味	酸、涩	辛	辛	辛、甘	辛	甘、辛	甘、微苦	苦	苦	辛、甘
归经	肝、脾、肺、大肠	心、肺、肾	脾、胃、肺	心、肾、脾	胃、大肠	心、肝、脾	脾、肺、心	心、肝胆、胃、大肠	肾、膀胱、大肠	肺、心、膀胱

全方10味药物中，四气结果为7温热2寒1平，属寒温并用剂，性偏温热。10味药物中6味为辛，4味为甘，3味为苦，1味为酸，即以辛、甘、苦、酸味为主；10味药物中6味归经在心，5味药归经在脾，4味归经在大肠，3味药归经在肝，表明该方作用脏腑主要在心与肝、脾。

【功用】清上温下、安蛔止痛。

【适应范围】

1.原著适应证

（1）蛔厥证。临床症见：呕吐蛔虫，心中疼热，或痛引肩胛，饥不欲食，得食更甚，时痛时止，痛剧则四肢厥冷，脉微，心烦不安，痛止则安静如常。发作时脉弦紧，未发作时脉弦沉细，舌苔或黄或白滑。

（2）上热下寒的久泄、久痢。

2.现代临床应用

本方临床应用范围广泛，临床可用于治疗泄泻、痢疾、蛔厥、胃脘痛、腹痛、消渴、不寐、头痛、呃逆、郁证、眩晕、心悸等多种病症，证属上热下寒的寒热错杂者。根据文献报道，现代临床运用本方化裁治疗下列疾病。①消化系统疾病：如溃疡性结肠炎、肠易激综合征、胃癌、糖尿病胃轻瘫、胃下垂、克罗恩病、慢性胃炎、胃食管反流、慢性胆囊炎、膈肌痉挛、功能性消化不良、肝硬化、细菌性痢疾、消化道溃疡、胆道蛔虫症等。②心血管疾病：如冠心病、病态窦房结综合征、高血压、扩张性心肌病、心绞痛、风湿性心脏病等。③风湿免疫性疾病：如干燥综合征、雷诺综合征等。④呼吸系统疾病：如支气管哮喘、激素依赖性哮喘、变异性哮喘、慢性支气管炎等。⑤妇科病：如更年期综合征、不孕、原发性痛经、子宫肌腺症、绝经前后诸证、功能失调性子宫出血、盆腔炎等。⑥神经系统疾病：如顽固性失眠、紧张性头痛、帕金森、血管神经性头痛、神经性眩晕等。⑦泌尿系统疾病：如慢性肾小球肾炎、泌尿系结石、慢性肾功能衰竭、肾综合征、慢性前列腺炎、糖尿病神经源性膀胱等。⑧皮肤科疾病：如痤疮、糠皮孢子毛囊炎、过敏性紫癜、扁平苔癣、脂溢性皮炎、带状疱疹等。⑨五官科疾病：如急性结膜炎、丝状角膜病变、美格综合征、青光眼、感染性角膜炎、干眼症、过敏性鼻炎、梅尼埃病等。⑩其他：如复发性口腔溃疡、糖尿病、糖尿病周围神经病变、糖尿病性心脏病、糖尿病性腹泻、勃起功能障碍等。

【类方比较】麻黄升麻汤（《伤寒论》） 组成：麻黄二两半，升麻一两一分，当归一两一分，知母十八铢，黄芩十八铢，葳蕤十八铢，芍药六铢，天门冬六铢，桂枝六铢，茯苓六铢，甘草六铢（炙），石膏六铢，白术六铢，干姜六铢。功效：发越郁阳、清肺温脾。主治：正虚邪陷、阳郁不伸、上热下寒所致的咽喉不利、唾脓血等病证。

乌梅丸与麻黄升麻汤均治上热下寒证，但乌梅丸的上热是肝胃有热，下寒是脾肠有寒。麻黄升麻汤以邪陷阳郁为主，上热是肺热，下寒是脾寒。

【现代研究】 药理研究表明，乌梅丸有多种作用。①抗溃疡性结肠炎的作用：乌梅丸治疗溃疡性结肠炎疗效确切。研究表明乌梅丸可通过抗炎、调节免疫功能、促进胃肠功能恢复、调节肠道菌群、抑制细胞凋亡、调节信号通路、修复黏膜屏障和抗氧化损伤等多种作用机制发挥抗溃疡性结肠炎的作用。②抗肝纤维化的作用：乌梅丸有明显延缓或阻止肝纤维化的作用。乌梅丸可通过阻止 I、III 型胶原等的形成，减少 TGF-β1 及其 mRNA 的表达，促进细胞外基质的降解，从而抑制肝组织损伤，减轻炎性反应等作用，延缓或阻止纤维化的病理改变。③降血糖作用：李井彬等证实乌梅丸可以改善胰岛素抵抗，提高外周组织对葡萄糖的摄取利用，降低血糖。张小欢等研究表明，乌梅丸方中苦味的黄连、黄柏具有显著的降低血糖作用,辛味的细辛、附子、花椒、桂枝等具有显著的降血脂和改善糖尿病大鼠一般情况的作用。其降糖机制是通过促进损伤的胰岛 β-细胞修复和再生、刺激胰岛 β-细胞分泌胰岛素、提高靶组织细胞对葡萄糖的利用等来降低血糖。

此外,研究表明该方还具有抗肿瘤等其他药理作用。

【肾病应用体会】 乌梅丸作为《伤寒论》千年来的经典名方,因其组方精练,攻补兼施,寒温并用,被后世医家广泛应用于临床各科,对于临床中的阴阳失调、寒热错杂、虚实夹杂之疾病,有非常好的疗效,被吴鞠通称之为"治厥阴、防少阳、护阳明之全剂"。由于慢性肾脏病起病缓慢,病程冗长,在漫长的疾病过程中,遍访名医,中西药杂投,往往会出现病机错综复杂,寒热虚实并见,病情迁延难愈。临床上遇到此类患者以足厥阴肝经为纲,用乌梅丸加减,能够提高临床疗效。对于一些顽固性蛋白尿,治脾治肾均不见效时,从足厥阴肝经论治,往往出现意想不到的效果。肝藏血,主疏泄,当肝藏血、疏泄的功能失常时尿血往往会缠绵难愈。所以对于顽固性尿血患者,应另辟蹊径从厥阴肝经论治。

肾系疾病应用乌梅丸的选方要点:以心中疼热,躁烦,消渴,口舌烂赤,咽干咽痛,口苦口干,吐脓血,牙齿肿痛,身热,舌质红,苔黄等上热证伴见腹痛,腹泻,肢冷,恶寒,神疲,面色苍白,舌质淡,苔白,脉弦而无力等下寒证为主要表现的症状。

根据国医大师李士懋的临床经验,对于乌梅丸的应用指征,需要掌握两点:一是脉弦不受重按或弦而无力。二是出现肝经所循行部位的胀痛,表现为胸闷,少腹痛,胁痛,胸痛,胃脘痛,经行绞痛等。另外,临证时需辨寒热孰轻孰重,用药时需随证调整方中苦寒药与辛热药比例,灵活化裁,不必用全剂,此乃临证取效的关键。若上焦热甚者,加清热药物;下焦虚寒甚者,加温中药物;中寒呕吐者,加吴茱萸、半夏以温中降逆止呕;阴血不足、痛引胸胁者,加柴胡、白芍、川楝子;肾阳虚者,加肉桂、仙灵脾、巴戟天等;肾精不足者,加肉苁蓉、鹿角等;脾失健运者,加茯苓、白术等;大便不通者,加大黄、芒硝以泻热通便。

【肾病医案选录】

1.乌梅丸治疗肾结石案

患者,男,49岁,2018年6月26日初诊,因"腰痛4天"来诊。患者面色苍白,平素喜食辛辣肥甘,刻下症见:腰部疼痛,痛及少腹,尿频,无尿血,渴喜热饮,畏寒肢冷,纳可,大便每天一次,舌质黯红,苔白腻,脉沉弱。于当地医院检查腹部B超提示:右侧输尿管中段结石,大小约0.5cm×0.3cm。中医诊断为石淋,证属肾阳虚弱、湿热蕴结。治法为补肾助阳、利湿排石。拟方:乌梅15g,细辛

3g，干姜10g，黄连6g，黄柏10g，附子（先煎）25g，桂枝6g，怀牛膝15g，桑寄生30g，石韦30g，金钱草40g，海金沙30g，鸡内金30g，炙甘草10g。水煎服，每日1剂，分3次口服。并嘱患者多饮水多运动。

2018年7月3日二诊：患者诉汤药服至第4剂时排出小指节大小结石1枚，腰痛较前减轻，少腹部无不适。前方附子改为20g，继服14剂。20天后复查B超，肾部未见结石，嘱患者平时适当多饮水多运动以防止结石复发。

[原按]：患者以"腰痛4天"来诊，结合其症状及舌脉，诊断为石淋。"肾虚为本，湿热为标"是肾结石的基本病机。故肾结石无论新久，肾虚都是其产生的主要原因。其中的关键就在于肾中精气的蒸腾气化作用，"气化则能出焉"。肾中精气的气化功能，能够促进体内水液的正常代谢和输布，肾阳旺盛，则水液蒸腾气化有序，清浊可分，浊邪下注于膀胱而排出体外，使湿热无以蕴结，从根本上杜绝了结石形成的物质基础。《诸病源候论·淋病诸候》中提出："诸淋者，由肾虚而膀胱热也。"故以清热利湿通淋、补肾为其基本治法。秦绍林教授认为乌梅丸中附子、干姜、细辛、桂枝有温补肾阳，升发阳气的作用，而黄连、黄柏有清热燥湿的作用，颇为符合治疗肾结石的基本病机。而且利尿排石药多为寒凉之品，容易损伤肾中阳气，"寒性收引"不利于从根本上治疗肾结石，只有激发阳气升腾、气化、推动之功能，佐以清热利湿通淋之品，才能更好地达到药到病除的目的。[孙继飞，张爱华.秦绍林主任医师运用乌梅丸临床验案举隅.广西中医药，2019，42（05）：53-55.]

2.乌梅丸治疗糖尿病肾病案

郭某，男，56岁，于2014年9月13日初诊。主诉：口渴多饮、乏力13年，双下肢轻度浮肿伴泡沫尿2周。患者13年前因多饮乏力于县人民医院住院治疗，确诊为2型糖尿病，13年来，一直服用降糖药物，2周前患者自觉乏力加重双下肢轻度浮肿伴泡沫尿就诊。刻诊：口渴多饮，餐后胃中有灼热感，怕冷，夜间四肢发凉，双下肢轻度浮肿，小便清长，尿中泡沫多。舌质黯红，苔白，脉弦细。查肾功能、肝功能正常，血糖12.88mmol/L，尿蛋白（++），潜血（±），葡萄糖（++），微量白蛋白大于0.15mg/L。24小时尿蛋白定量2.14g，双肾B超提示未见明显异常。西医诊断为糖尿病肾病；中医诊断为消渴病，厥阴证，寒热错杂、水湿内停。方以乌梅丸合五苓散。处方：乌梅30g，黄芩10g，黄连6g，当归10g，花椒6g，制附子（先煎）6g，干姜10g，桂枝10g，党参10g，白术10g，云茯苓15g，泽泻15g，炙甘草6g。以上方加减2个月后，水肿等症状消失。查：血糖7.8mmol/L，尿蛋白（-），潜血（-），尿糖（-），24小时尿蛋白定量0.6g。

[原按]：糖尿病肾病属中医学"消渴""水肿"范畴，近年来，随着对本病的

认识不断提高，临床经验的不断丰富。很多中医学者认识到，消渴病的病机并不完全是燥热和阴虚，提出了许多新的见解和思路，如痰浊蕴结、情志不舒、寒热错杂、瘀血内阻等。中医辨证治疗上有从脾论治、从肝论治、从肾论治、从气血论治者。本案患者口渴多饮，餐后胃中有灼热感辨为热，小便清长，怕冷，夜间四肢发凉辨为寒，双下肢浮肿辨为水。辨证为厥阴证，寒热虚实错杂、水湿内停，以乌梅丸合五苓散治疗。用乌梅丸主治厥阴证，寒热并调，用五苓散温阳化气，利湿行水。［王金峰，王先锋.乌梅丸在慢性肾脏病治疗上的应用.光明中医，2017，32（17）：2558-2560.］

3.乌梅丸治疗肾病综合征案

患者，男，53岁。周身水肿、乏力、腰部酸痛四年，经尿常规、肾功能等检查，诊断为肾病综合征。既往住院曾用白蛋白、利尿药、泼尼松治疗，初始尚可减少蛋白尿，但随后无效，并使用中药治疗，但不能奏效，体质日渐变差，病情进行性加重。现症：面色淡白，神疲乏力，面浮身肿，小便量少，咽痛，口干口苦，头晕昏沉，纳差嗳气，胃脘胀满，腰痛酸困，动辄感冒，时有发热（体温37~38℃），舌红苔黄腻，脉沉细数；血压140/95mmHg，血色素93g/L，尿蛋白（++~+++），总蛋白57g/L，白蛋白29g/L，球蛋白28g/L，尿素氮13.2mmol/L，肌酐230μmol/L，二氧化碳结合力21mmol/L，总胆固醇6.1mmol/L。B超提示两肾实质弥漫性损伤。中医诊断为水肿、虚劳；西医诊断为肾病综合征。由于肝脾肾功能失调，导致水湿内聚，精微外泄。给予乌梅丸合真武汤加减：乌梅20g，桂枝12g，白芍20g，干姜15g，附子15g，细辛3g，党参12g，当归15g，黄连10g，黄柏10g，茯苓40g，白术15g，生姜10g为引，14剂水煎服。

二诊：水肿减轻，小便量多，精神好转，纳食增加，体温已基本降至正常，尿蛋白（++），上方加黄芪30g，继服20剂。

三诊：水肿基本消退，大部分症状明显减轻，尿蛋白（+~++）。中药照上方去细辛加防风，取玉屏风散之意以益气固表祛风，继服60剂。

四诊：患者自觉症状基本消失，精神好，面色转润，饮食二便恢复正常，血压130/85mmHg，尿蛋白（-），血红蛋白108g/L，肌酐125μmol/L，尿素氮9.2mmol/L，白蛋白34g/L，球蛋白32g/L，患者要求上方制成水丸长期服用。1年后来访病情稳定，体质增强，未再感冒，能从事一般体力劳动，多次复查尿蛋白（-）。

原按：肾病综合征，属中医"水肿""虚劳"范畴，若常规治疗无效，属疑难顽症。本病案除脾肾阳虚水泛表现外，还有发热、口干口苦、咽痛、眩晕及舌红苔黄腻之肝经血虚郁热之象。蛋白下泄者，因肝脾肾俱虚，使肝虚不能藏精血、脾虚失统、肾虚失封。水肿不消者，因脾土虚寒不能制水、肾阳虚衰不能主水、肝虚木郁不能疏泄水湿，共致水湿停聚。正愈虚而邪愈实，终成难症。此时，单纯温阳有增上热之虞，单纯清泄又恐伐阳增水。故本方乌梅、当归、白芍、桂枝养血补肝，疏泄水湿；黄连、黄柏可清其热而解其毒；黄芪、人参、干姜、茯苓、白术温补健中，培土制水；附子、细辛温肾暖水，开合司职，化气行水。诸药合用，寒温并举，使木达、水暖、土和，故精微可藏、水肿自除。[高天曙.乌梅丸方证分析及其临床新用.中医临床研究，2011，3（19）：49-50.]

4.乌梅丸治疗慢性肾小球肾炎案

李某，男，48岁，2004年9月10日初诊。3年前患周身水肿，腰部酸痛，在当地医院住院治疗，诊断为肾炎，病情好转后出院。出院后因经济原因未继续治疗，病情反复而成慢性肾炎，体质渐差，每于外感或劳累过度而诱发，此次又因受凉感冒而再度复发。症见：神疲乏力，恶寒，动则出冷汗，面目及下肢浮肿，按之凹陷，咽痛，口干口苦，但不多饮，纳差，嗳气，腰部酸痛，小便量少，大便溏薄，舌红瘦而有瘀斑，舌苔黄腻，脉沉细。检查：双肾区叩击痛。尿常规：尿蛋白（+++），白细胞（+），红细胞（++），颗粒管型（+++）。中医诊断为水肿，证属肝脾肾俱虚，水湿内聚，寒热错杂，气血阻滞。治宜温脾肾，清郁热，益气活血。方以乌梅丸加减。处方：乌梅20g，附子20g，干姜15g，当归15g，黄连10g，黄柏10g，桂枝12g，党参12g，茯苓30g，炙甘草6g，花椒6g，细辛3g。每天1剂，水煎服。

二诊：服6剂后，精神转佳，水肿减轻，小便量多，但下肢仍浮肿，纳食增。继续上方去细辛，加黄芪30g、益母草30g、防风15g以益气固表祛风，增强活血利水之功。并嘱患者低盐饮食，慎起居，避风寒，畅情志。再进14剂，诸症均明显减轻，复查尿常规结果正常。

原按： 慢性肾炎属中医学水肿范畴。水液输布代谢与肺、脾、肝、肾等脏关系密切。诸脏功能失调，致水湿停聚为患。本例患者除有脾肾阳虚水泛证外，还有咽痛、口干口苦、舌红、苔黄腻等肝经血虚郁热之象，此时，如单用温阳则虑其增热，单用清泄又恐更伤其阳气，皆对病情不利。而平调寒热，虚实兼顾，诸药合用，可使水暖、土和、木达，水道通利，水肿自除，故用乌梅丸治疗慢性肾炎，取得满意疗效。[安得辉，郑春叶.乌梅丸新用.新中医，2005，37（03）：80.]

◆ 四逆散 ◆

【原文】 少阴病，四逆，其人或咳，或悸，或小便不利，或腹中痛，或泄利下重者，四逆散主之。（318）（《伤寒论·辨少阴病脉证并治》）

【组成用法】甘草（炙）　枳实（破，水渍，炙干）　柴胡　芍药

上四味，各十分，捣筛，白饮和服方寸匕，日三服。咳者，加五味子、干姜各五分，并主下利。悸者，加桂枝五分。小便不利者，加茯苓五分。腹中痛者，加附子一枚，炮令坼。泄利下重者，先以水五升，煮薤白三升，煮取三升，去滓，以散三方寸匕，内汤中，煮取一升半，分温再服。

【方证释义】本方药少而精，重在疏肝解郁、行气止痛，是疏肝理气类方的祖方、名方。方中柴胡主升，疏肝解郁而透达郁阳；枳实主降，行气散结，与柴胡相伍，一升一降，解郁开结，郁阳得畅；芍药养阴柔肝，入血分行血滞，与柴胡相配，一散一收，助柴胡疏肝且无伤阴之弊；炙甘草甘缓和中，补益脾胃，与芍药相配则酸甘化阴，缓急止痛。四药合用，共奏疏理肝气、宣通阳气之功。若咳系肺寒气逆，则加五味子、干姜以温肺而收气逆；若悸为寒饮凌心，则加桂枝以通心阳而宁心神；若小便不利为水气不化，则加茯苓淡渗利水；若腹中痛系寒凝气滞，则加炮附子以温阳散寒止痛；若泄利下重为阳气郁于下，则加薤白通阳散寒、行气导滞，而治泄利下重。

四气五味归经分析见表6-6-5。

表6-6-5　四逆散性味归经表

分类 ＼ 药物	柴胡	枳实	芍药	甘草
四气	微寒	温	微寒	平
五味	苦	苦、辛	苦、酸	甘
归经	肝、胆	脾、胃、大肠	肝、脾	心、肺、脾、胃

全方4味药物中，四气结果为2寒1温1平，属偏寒剂。4味药物中3味为苦，1味为甘，即以苦味为主；4味药物中2味归经在肝，3味药归经在脾胃，表明该方作用脏腑主要在肝、脾、胃，有疏肝和胃之功。

【功用】疏理肝气、透达郁阳。

【适应范围】

1.原著适应证

肝胃气滞，阳郁致厥证。临床症见：四肢厥逆，情绪不舒，容易抑郁，胸胁胀闷不舒，嗳气太息，脘痞纳呆不食，舌淡红苔白，脉弦等。

2.现代临床应用

本方临床应用范围广泛，临床可用于治疗胁痛、胃痛、失眠、泄泻、便秘、淋证、阳痿、咳嗽、郁证、胸痹、腹痛、呃逆等多种病症，证属肝郁气滞者。根

据文献报道，现代临床运用本方化裁治疗多种疾病。①消化系统疾病：如功能性消化不良、慢性胃炎、溃疡性结肠炎、消化性溃疡、胆汁反流性胃炎、肠易激综合征、非酒精性脂肪性肝炎、慢性病毒性肝炎、肝硬化、原发性肝癌、慢性胆囊炎、胆囊结石、胃神经官能症、急性胆囊炎、脂肪肝、肝纤维化、慢性胰腺炎等。②呼吸系统疾病：如急慢性支气管炎、咳嗽变异性哮喘等。③男科疾病：如勃起功能障碍、功能性不射精、精液不液化、慢性附睾炎、急性睾丸炎等。④内分泌系统疾病：如2型糖尿病、甲状腺功能亢进症、糖尿病性胃轻瘫等。⑤精神科疾病：如抑郁症、焦虑症、睡眠障碍等。⑥妇科疾病：如慢性盆腔炎、慢性附件炎、输卵管阻塞性不孕症、卵巢囊肿、子宫肌瘤等。⑦皮肤科疾病：如带状疱疹神经痛、慢性荨麻疹等。⑧泌尿系统疾病：如尿道综合征、泌尿系结石、泌尿系感染、慢性前列腺炎、前列腺增生症、小儿遗尿、多囊肾、慢性肾小球肾炎等。⑨其他：如血管神经性头痛、干燥综合征、乳腺增生、疲劳综合征、急慢性阑尾炎等。

【类方比较】四逆汤（《伤寒论》）组成：甘草二两（炙），干姜一两半，附子一枚。功效：温补脾肾、回阳救逆。主治：阳气虚衰、阴寒内盛证。

两方同治厥证，临床均可见四肢厥逆症，药物皆用炙甘草。不同之处在于四逆汤为少阴寒化、阳衰阴盛，属虚寒厥，临证除四肢厥逆外，可伴见畏寒蜷卧、下利清谷、舌淡苔白、脉沉微细，故用附子、干姜破阴散寒、回阳救逆；四逆散为肝气不疏、阳气内郁，属气郁厥，临证除四肢厥逆外，可伴见胸胁胀闷、嗳气太息、腹痛泻痢、舌淡红苔白、脉弦，故用柴胡、枳实疏肝理气、透达郁阳。

【现代研究】药理研究表明，四逆散有多种作用。①护肝作用：四逆散对各种条件所诱导的肝损伤、脂肪肝、肝纤维化等均具有治疗作用。黄强等研究发现加味四逆散（柴胡10g，白芍20g，甘草5g，枳壳10g，桃仁10g，姜黄30g，黄芪40g，丹参25g）对大鼠酒精性脂肪肝有一定疗效，具有保肝抗氧化作用，可显著改善肝细胞浸润，减轻肝细胞水样变性及脂肪沉积。认为其抑制肝组织细胞色素P4502E1和肿瘤坏死因子-α的表达、抗脂质过氧化反应是其有效防治酒精肝的机制。四逆散可通过降低肝纤维化大鼠血清中转化生长因子-β1（TGF-β1）水平、阻断JAK2-STAT3经典通路的信号转导作用等途径，抑制肝星状细胞（HSC）增殖，促进HSC凋亡，进而减少细胞外基质的合成，发挥治疗肝纤维化作用，也可通过降低肝纤维化大鼠肝组织中Ⅰ、Ⅲ、Ⅳ型胶原的含量，发挥治疗肝纤维化作用。②镇静催眠作用：四逆散能延长正常与失眠大鼠的总睡眠时间，在睡眠时相上主要表现为延长慢波睡眠第2期（SWS$_2$）和快速眼球运动睡眠（REMS），从而表明四逆散具有显著的改善睡眠作用。张乔等研究发现四逆散改善睡眠作用主要依赖于5-羟色胺（5-HT）的存在，且延长戊巴比妥钠所致小鼠睡眠时间与5-羟色氨酸（5-HTP）、对氯苯丙氨酸（PCPA）、5-羟吲哚乙酸（5-HIAA）有关。③抗抑郁作用：四逆散可明显改善抑郁模型大鼠的抑郁状态，表现出抗抑郁作用，其机制可能与增加下丘脑总神经递质（5-HT、NE、DA）的含量有关。彭淑芹等研究发现四逆散可明显改善抑郁模型大鼠的抑郁状态，其机制可能是通过下丘脑-垂体-肾上腺轴增加海马脑源性神经营养因子（BDNF）及其受体型酪氨酸激酶B（TrKB）的表达有关。畅洪昇等研究发现四逆散抗抑郁的机制与促进海马神经元发生，提高海马神经元的连接有关。④调节胃肠道抗溃疡作用：彭成等进行了四逆散治疗功能性消化不良（FD）的实验研究，结果表明，四逆散能增加昆明种小鼠胃排空流体和固体的能力，提高SD大鼠离体胃条的兴奋性和整体动物IGG胃运动的频率，促进胃壁平滑肌细胞的收缩，达到治疗FD的目的。加味四逆散（柴胡8g，枳实15g，白芍15g，郁金6g，白及6g，砂仁12g，炙甘草6g）能显著减轻心理性应激导致的胃黏膜损伤，有效减低溃疡指数，调整神经内分泌功能，增加胃黏膜血流量（GMBF）和提高胃黏膜修复能力。四逆散对溃疡性结肠炎具有治疗作用。易文等研究发现四逆散对2，4，6-三硝基苯磺酸（TNBS）诱导的小鼠溃疡性结肠炎具有较好的治疗作用，其作用机制可能与抑制巨噬细胞移动抑制因子（MIF）、CD74表达和IκB-α的磷酸化，进而抑制NF-κB的活化及纠正促炎因子和抗炎因子之间的平衡密切相关。卢健等研究发现四逆散能够抑制溃疡性结肠炎大鼠炎性细胞浸润，减轻炎症反应，其作用机制可能与抑制实验大鼠细胞间黏附分子（ICAM）-1和血管内皮细胞黏附分子（VCAM）-1的表达以及刺激IL-4、SOCS1mRNA的表达，抑制STAT6mRNA的表达来调节IL-4/STAT6通路等机制有关，方中发挥主要作用的药物可能为柴胡、枳实和芍药。

【肾病应用体会】慢性肾脏病病程长，久治不愈，给患者带来巨大的心理压力，因为具有对疾病恶化的恐惧，患者会出现紧张、焦虑情绪。情志抑郁则肝气不疏、肝郁气滞，出现焦虑、烦躁、口苦口干、胸胁满闷等症状；木郁不能疏土或肝郁乘脾，则导致患者出现疲倦懒言，不欲饮食，大便不调等症状。此类患者多为肝郁脾虚证，以疏肝健脾立法，治疗以四逆散为主方，根据不同的兼夹证如肾虚、水湿、湿热、瘀血、湿浊等加以化裁。

四逆散治疗泌尿系结石疗效满意。泌尿系结石往往出现少腹、小腹或胁腹疼痛，少腹与小腹均属足厥阴肝经循行部位，若肝经气机郁阻，不通则痛。因此，泌尿系结石，辨证属肝郁气滞而表现为少腹窜痛，小腹急胀，小便不利，脉弦等症者，即可以使用疏肝行气止痛，通淋止血排石之法，方选四逆散加味进行论治，可合石韦散及四金汤（金钱草、海金沙、鸡内金、郁金）。对于腰腹部疼痛症状较严重的患者，可加入元胡、川楝子；对于尿路不畅的患者，可加入滑石、琥珀末；对于尿液赤黄的患者，可加入车前子、栀子；对于尿液混浊的患者，可加入薏苡仁、萆薢；对于尿血的患者，可加入小蓟、白茅根、女贞子、旱莲草；对于大便不畅的患者，可加入大黄。

清代张志聪在《素问集注》中曰："肝主疏泄水液，如癃非癃，而小便频数不利者，厥阴之气不化也。"肝主疏泄，是脏腑气机升降的重要一环，若情志不遂或外邪侵袭致肝失疏泄，气机不畅，则津液输布也随之停滞，可出现小便不利之症。尿道综合征、泌尿系感染等表现为尿频、尿急、欲出不尽，或闭塞不通、排尿涩痛，小腹、两胁、腰部或胀或痛或酸等症状时，皆可以四逆散辨证加减论治。

【肾病医案选录】

1.四逆散治疗泌尿系感染案

患者，女，23岁，1998年9月29日初诊。患者尿频不爽、反复1年余。患者曾经中西医多方诊治，服用多种抗菌消炎药无效。既往有宫颈糜烂病史。刻下症见：尿频数，尿道热涩不爽，伴胃脘胀满，少腹胀痛，痛苦异常。舌质黯，苔薄腻，脉弦细。尿常规示白细胞10~15个/HP。西医诊断为泌尿系感染；中医诊断为淋证。辨证为肝郁气滞，湿热下注。治法：疏肝和胃、理气散结、清热利湿。处方以四逆散加味，方药组成：柴胡10g，赤芍25g，白芍25g，枳壳10g，陈皮10g，香附9g，苏梗6g，香橼6g，佛手6g，百合30g，乌药10g，丹参30g，马鞭草15g，刘寄奴10g，石韦15g，土茯苓15g。7剂，水煎服，每日2次。

1998年10月6日二诊：服药后，尿频不爽症状减轻，仍述胃胀，尿常规示白细胞3~6个/HP，治法不变。方药组成：柴胡10g，赤芍25g，白芍25g，枳壳10g，百合30g，乌药10g，丹参30g，当归15g，浙贝母10g，苦参9g，地肤子25g，蒲公英15g，白英15g，甘草6g。7剂，水煎服，每日2次。

1998年10月13日三诊：服药后精神状态良好，胃胀、少腹胀痛消失，尿常规示白细胞（－）。舌淡黯，苔薄白，脉沉细。患者病程较久，脉象略显虚象，故酌情加生黄芪、北沙参等补气扶正之品，患者坚持服药3个月，尿检持续阴性。停药5年后随访，病情未反复。[张耀夫，赵进喜.赵进喜应用四逆散临床经验.北京中医药，2019，38（08）：777-779.]

2.四逆散治疗泌尿系结石案

潘某，男，46岁，已婚。2008年4月10日初诊。患者有右肾结石病史，因工作郁闷而复发。症见：突发小便涩滞，小腹满痛，舌苔薄白，脉沉弦。B超提示右肾积水，输尿管结石；尿常规检查：尿蛋白（±），红细胞（＋），白细胞（＋）。中医诊断为石淋，辨证为情志不疏，肝失条达，气机郁结，膀胱气化不利。治当疏肝理气，通淋排石，方拟四逆散加味：柴胡10g，枳壳10g，赤芍15g，白芍15g，甘草10g，冬葵子30g，金钱草30g，滑石15g，泽泻15g，石韦20g，王不留行10g，川牛膝10g，怀牛膝10g，延胡索10g，海金沙10g。并嘱患者多饮水，每日尿量不少于2000ml。服上方7剂，排出黄豆大小灰色尿石共2枚，继而痛止尿畅。为排净体内残存结石，再以原方加减又服5剂。经B超复查，肾积水、输尿管结石均消失。随访至今未复发。［曾建芳.四逆散加味治疗石淋10例.江西中医药，2010，（02）：36.］

3.四逆散治疗尿道综合征案

王某，女性，67岁。1978年12月5日就诊，山东省荣城县居民。患者十多年来，经常小便频急，重则淋漓涩痛，点滴不尽。曾多次化验小便，均属正常。先后服用大量抗生素和利尿药，并以补肾气、除湿热等方法论治，时好时坏。近来病情加重，转来求诊。刻诊：近一个月来，约半小时解小便一次，量极少，一昼夜排尿总量仅300ml，色黄如浓茶。小便灼热，欲解不尽，四肢不温，少腹胀满疼痛，日夜不宁，舌质淡红稍黯，苔白滑。此为邪入少阴，阳郁不伸，水气不化而致。治宜宣通气机，化阴通腑。方以四逆散加味主之。处方：柴胡10g，白芍10g，枳实10g，甘草3g，桔梗15g，茯苓20g。4剂。服后小便通利，病遂获愈。

1979年5月15日随访：其女告之，病愈后，已回山东原籍。最近来信，病未复发。

原按：《伤寒论》云："少阴病，四逆，其人或咳，或悸，或小便不利，或腹中痛……四逆散主之。"患者小便不利，四肢不温，并腹中痛，为邪入少阴，阳为阴郁。少阴为三阴之枢，邪气滞于中，清浊不分。加之患者久病不愈，郁积而气机阻滞日甚。投四逆散举下陷之阳郁，疏不宣之气机。以柴胡启达阳气，兼解郁滞；芍药养真阴，调解肝脾，俾土木和而气机顺畅；柴枳同用，一升一降，清浊分行。张仲景原方注："小便不利加茯苓。恐其力缓，仅渗湿不足以畅气机。肺为水之上源，行呼吸，主一身之气，喜清肃，取下行为顺。今外邪固束，导致水道难于通调，故重用桔梗，辛开苦降；茯苓利水，与桔梗之开提相合，亦为一升一降。水邪消，诸症自平矣。"名老中医范中林认为，凡尿频、尿急，欲出不尽，或闭塞不通，排尿涩痛；小腹、两胁、腰部或胀或痛或酸；上述诸症，不必悉具，皆可以四逆散辨证加减论治。［范开礼，徐长卿.范中林六经辨证医案选（增订本）.北京：学苑出版社，2011.］

4.四逆散治疗慢性肾小球肾炎案

梁某，女性，65岁，于2010年1月11日因体检发现蛋白尿来诊，既往有高血压病病史5年。经完善检查考虑为慢性肾炎，患者拒绝肾穿刺活检，遂以中医治疗为主。2010年1月~2011年2月患者主要症状为胃脘胀痛，大便不调，舌淡红，苔薄黄，脉弦。尿蛋白波动于（+~+++）。林启展教授以健脾益肾，疏肝清热等法治之，至2011年3月22日，患者尿蛋白转阴性。后患者间断前来复诊，尿蛋白维持阴性。2012年6月，患者因外感、血压控制不佳等原因，尿蛋白再次阳性，波动于（++~+++），遂入院行肾穿刺活检，肾脏病理提示为不典型膜性肾病，考虑暂无使用激素或免疫抑制剂的指征，嘱患者定期随访观察。出院后至2013年3月份，患者尿蛋白波动于（++~++++），24小时尿蛋白最高达3988mg。2013年3月19日，患者再次至林启展教授门诊处就诊，当日查尿蛋白（+++），尿潜血（++），尿蛋白/尿肌酐比值：13.64g/g，症见：胃脘部不适，口干口苦，大便不调，舌黯红，苔薄黄，脉弦数。林启展教授辨其为肝郁脾虚，兼有郁热之证，治法以疏肝健脾，兼清少阳郁热，拟四逆散加减：柴胡15g，枳实15g，甘草10g，白芍15g，海螵蛸10g，浙贝母15g，黄芩15g，白茅根30g。后患者规律至门诊处就诊，林启展教授以四逆散为主方，随症加减，患者病情逐渐好转，尿蛋白稳定下降，至2013年12月31日复查尿蛋白为阴性。该患者至今仍规律复诊，林启展教授观其脉证，知其肝气郁结，因肾病日久，焦虑忧愁叠生，食不知味，何况苦药，不加疏导以利其气机，焉能守其脾肾固摄之机，因而坚持以疏肝健脾之四逆散为主方随证调治，并且引导患者培养豁达、开朗的心态。随后3年患者坚持复诊，来诊时神色逐渐轻松，截至2016年8月23日，该患者尿蛋白基本维持阴性，肾功能未见异常，偶因外感、劳累影响而出现尿蛋白（+），经调治后，亦很快转阴。

原按： 患者年过六旬，脾肾亏虚，脾主升清，肾主封藏，二者功能失调，则精微下陷出现蛋白尿；加之长期的尿蛋白反复，导致患者精神紧张、焦虑，情志抑郁。肝气郁结，木郁不能疏土或肝郁乘脾，导致患者胃脘部不适、大便不调，故予四逆散疏肝健脾，同时以乌贝散治疗肝胃不和之胃脘部不适症状。《伤寒论》中说："少阳之为病，口苦，咽干，目眩也。"少阳肝气郁结，郁而化热，循经上扰则见口干口苦，故予黄芩、白茅根清解郁热。全方紧抓患者肝郁脾虚兼有郁热之病机，用方精简，标本兼顾。虽然膜性肾病有自发缓解的可能性，但患者在明确病理后的观察随访期间病势反而渐凶，24小时尿蛋白定量一度超过3.5g；而中医抓住其肝气郁结的病机，考虑到患者心理、情绪等对疾病的康复造成了不利的影响，因势利导，故获立竿见影之效。随访至今近3年，该病例已达到临床缓解，体现了中医辨证施治的优势。[张上鹏,吴禹池,陈国伟,等.林启展教授运用四逆散治疗肾性蛋白尿的经验.中国中西医结合肾病杂志,2017,18(11):1011-1012.]

◆ 下瘀血汤 ◆

【原文】师曰:产妇腹痛,法当以枳实芍药散,假令不愈者,此为腹中有干血着脐下,宜下瘀血汤主之;亦主经水不利。(6)(《金匮要略·妇人产后病脉证治》)

【组成及用法】大黄二两　桃仁二十枚　䗪虫二十枚(熬,去足)

上三味,末之,炼蜜和为四丸,以酒一升,煎一丸,取八合,顿服之。新血下如豚肝。

【方证释义】方中大黄入血分,荡逐瘀血,推陈致新;桃仁润燥活血化瘀;䗪虫善攻干血,破结逐瘀;三药相合,破瘀血之力峻猛,为防伤正,故以蜜为丸,缓和药性。以酒煎药,可引药入血分直达病所,助行药势。服药后所下之血,色如豚肝,是药已中病,瘀血下行的表现。

四气五味归经分析见表6-6-6。

表6-6-6　下瘀血汤性味归经表

药物 分类	大黄	桃仁	䗪虫
四气	寒	平	寒
五味	苦	苦	咸
归经	脾、胃、大肠、肝、心	心、肝、肺、大肠	肝

全方3味药物中,四气结果为2寒1平,属偏寒剂;3味药物中2味为苦,1味为咸,即以苦咸味为主;3味药物中3味归经在肝,表明该方作用脏腑主要在肝,有攻逐肝经瘀血之功。

【功用】逐瘀散结。

【适应范围】

1.原著适应证

产后瘀血内结腹痛的证治。临床症见:少腹刺痛不移、拒按,或按之有块,或恶露量少而色紫黯,或恶露不下,口燥舌干,大便干结,甚则可见肌肤甲错,舌紫黯或有瘀点、瘀斑,脉沉涩等。

2.现代临床应用

本方临床应用范围广泛,临床可用于治疗腹痛、癥瘕、鼓胀、崩漏等多种病症，证属瘀血内结者。根据文献报道，现代临床运用本方化裁治疗多种疾病。①消化系统疾病：如肝硬化腹水、慢性乙型肝炎、肝癌等。②心血管系统疾病：如冠心病心绞痛等。③妇科疾病：如盆腔炎、产后恶露不尽、子宫内膜异位症、子宫肌瘤、宫外孕、卵巢囊肿等。④泌尿系统疾病：如慢性肾功能衰竭、慢性肾小球肾炎、糖尿病肾病、慢性前列腺炎、前列腺增生症等。⑤其他：如肠粘连、痛风等。

【类方比较】枳实芍药散（《金匮要略》） 组成：枳实（烧令黑，勿太过）芍药等份。功效：行气活血止痛。主治：妇人产后气郁血滞所致的腹痛。

枳实芍药散与下瘀血汤均可用于治疗产后腹痛。然枳实芍药散为治疗气血郁滞之腹痛，胀甚于痛，脉象多弦；下瘀血汤之腹痛乃瘀血内结，痛甚于胀，疼痛如刺，按之痛剧，恶露少，脉多沉涩。

【现代研究】药理研究表明，下瘀血汤有多种作用。①肾功能保护作用：柴可夫等研究发现下瘀血汤可以明显改善慢性肾功能衰竭存在着的高凝状态，从而起到延缓慢性肾功能衰竭病情发展的作用，研究认为改善血液流变学可能是下瘀血汤延缓慢性肾功能衰竭的作用机制之一。杜月光等以四氧嘧啶复制大鼠糖尿病模型，观察下瘀血汤对糖尿病大鼠的干预作用，结果表明下瘀血汤可以明显降低糖尿病模型大鼠血糖、肌酐和尿蛋白的水平。进一步研究结果表明，下瘀血汤对糖尿病肾脏有明显的保护作用，其机制可能与其降低肾脏转化生长因子β1表达，增加骨形成蛋白7的表达进而降低纤溶酶原激活物抑制因子1的表达有关。陈洪宇等观察不同浓度脂质低密度脂蛋白（LDL）及氧化型低密度脂蛋白（OX-LDL）诱导小鼠肾足细胞增殖，再用下瘀血汤含药血清进行干预，结果显示，下瘀血汤的高、低剂量含药血清有明显抑制足细胞增殖作用。柴可夫等发现用下瘀血汤对STZ糖尿病大鼠诱导的血糖、尿蛋白升高有显著的改善作用。同时还可以降低血清一氧化氮（NO）、血清及肾组织匀浆SOD活性和丙二醛（MDA）含量。显示下瘀血汤可以通过降低血糖、增加SOD的活性及NO来保护肾脏，延缓糖尿病肾病的发生。魏丹丹等研究了下瘀血汤对腺嘌呤致肾纤维化大鼠的保护作用，结果表明，下瘀血汤能降低模型组大鼠血清中肌酐，尿素氮水平，并使其肾脏纤维化组织和炎性细胞减少，肾小管扩张或萎缩减轻，病变减轻，表明下瘀血汤对腺嘌呤所致的肾纤维化具有较好保护作用，其机制与抑制Wnt/β-catenin和TGF-β1/Smad信号通路串联相关。②抗肝纤维作用：现代研究表明下瘀血汤还可以通过抑制肝星状细胞激活、诱导肝星状细胞凋亡、抑制血管新生、调控巨噬细胞功能、诱导巨噬细胞凋亡、抗氧化等其他多种作用机制发挥抗肝纤维化的作用。

此外，研究表明，下瘀血汤还具有抗肿瘤等其他药理作用。

【肾病应用体会】慢性肾脏病的病机是本虚标实，其中标实主要涉及瘀血、痰浊、水湿、热毒、湿热等病理因素，而瘀血在慢性肾脏病的发生、发展过程中贯穿始终，用活血化瘀类方剂治疗慢性肾脏病已经达成共识。下瘀血汤作为张仲景治疗瘀血的经典方，对于治疗慢性肾脏病以瘀血为主要表现者有较好的临床疗效。临床研究发现下瘀血汤不仅能改善肾络瘀阻型慢性肾炎的症状和体征，而且能提高内生肌酐清除率，减少24小时尿蛋白定量。王永均认为肾纤维化几乎是所有肾脏疾病进展到终末期肾病的共同过程。肾纤维化的病理形态学改变，包括细胞外基质积聚、球囊粘连、血管祥闭塞、肾瘢痕形成等，都属于中医的肾微癥积。肾微癥积是慢性肾脏病发生的中医病理基础，而肾微癥积的形成与瘀血关系密切，治疗的关键是消补兼施、痰瘀同治，据此创立益肾消癥方。方中用下瘀血汤活血化瘀消癥，认为下瘀血汤有良好的化瘀消癥作用，方中主药大黄不仅行瘀血，且化痰实。由于蟅虫久服可致胃脘不适，故用积雪草代替蟅虫。

【肾病医案选录】

1. 下瘀血汤治疗尿血案

郑某，男，41岁，福鼎市巽城人，1981年4月2日诊。尿血2个月余，多方求医，经用止血剂及人参、黄芪、龙骨、牡蛎、白茅根、焦栀子等药物治疗，尿血见消。之后渐感脐下不适，痛处呈块状，日益加重。症见脐下肿块疼痛，拒按，触之不坚，皮色不变，面色黯淡，口干不喜饮，纳少，口唇色紫，指甲不泽，大便时结，小便清，舌色淡紫、苔灰而燥，脉沉涩。辨证为尿血补涩，聚而成瘀，结为干血，着于脐下。此非寻常活血化瘀之剂所能胜任，宜下瘀血汤加味。处方：蟅虫6g，桂枝6g，桃仁10g，大黄（后下）15g，水煎，分2次温服。服1剂后诸症平，服2剂后大便2次，色黑，溲中带血，脐下块痛减轻，遂以原方减大黄为7g，续服2剂，诸症尽消，继以宁血养血方药善后。

原按：下瘀血汤原系张仲景为妇人产后而设，然经方可治百病，全在灵活变通，切不可拘于一格。本例主要取如下几点：一有脐下肿块疼痛拒按的主证，二有出血误用补涩凉血，致成留瘀的病因，三有面色黯淡、口干不喜饮、唇甲色紫、舌紫苔燥、脉沉涩等瘀证征象。由于已成干血，非下瘀血汤之破瘀而难除恙。去蜜、酒，加桂枝，是取《伤寒论》桃核承气汤治膀胱蓄血，以桂枝化膀胱之气，令药达病所，且该证从寒而化，加桂枝辛温通阳而血自下。其取效验，可见经方变化无穷。［林上卿.下瘀血汤临床运用举隅.新中医，1986，（06）：47-48.］

◆ 白头翁汤 ◆

【原文】热利下重者，白头翁汤主之。（371）（《伤寒论·辨厥阴病脉证并治》）

下利欲饮水者，以有热故也，白头翁汤主之。（373）（《伤寒论·辨厥阴病脉证并治》）

【组成用法】白头翁二两　黄连三两　黄柏三两　秦皮三两

上四味，以水七升，煮取二升，去滓，温服一升，不愈，更服一升。

【方证释义】本方以白头翁为君药，性味苦寒，入肝胆大肠经，清热解毒，凉肝止利；黄连、黄柏大苦大寒，清热泻火解毒，且燥湿厚肠止利，两药共为臣药，以助君药为用；秦皮苦寒性涩，亦归肝经和大肠经，清泄肝胆及大肠湿热毒邪，又具收涩止利之效，为佐药。诸药相合，大苦大寒，清热解毒，凉肝止利作用强，故用于厥阴热毒炽盛迫肠之热痢证。又本方四味药皆苦寒质燥，不仅清热解毒，而且燥湿作用显著，因此也可用于大肠湿热之痢疾、泄泻和肝胆湿热诸病。

四气五味归经分析见表6-6-7。

表6-6-7　白头翁汤性味归经表

药物 分类	白头翁	黄连	黄柏	秦皮
四气	寒	寒	寒	寒
五味	苦	苦	苦	苦、涩
归经	肝、胃、大肠	心、肝、胃、大肠	肾、膀胱	肝、胆、大肠

全方4味药物中，四气结果为4寒，属寒凉剂。4味药物中4味为苦，1味兼涩，即以苦味为主。4味药物中3味归经在肝与大肠，表明该方作用脏腑主要在肝与大肠，重在清肝与大肠之热毒。

【功用】清肝泄热、解毒止利。

【适应范围】

1.原著适应证

厥阴热利证。临床症见：下利脓血，红多白少，或纯下鲜血，肛门灼热，里急后重，大便臭秽，口渴，小便赤涩热痛，舌质红，苔黄，脉弦数等。

2.现代临床应用

本方临床应用范围广泛，临床可用于治疗痢疾、泄泻、癃闭、头痛、崩漏、胃脘痛、淋证、尿血、带下病、遗精等多种病症，证属厥阴肝经热毒炽盛者。根据文献报道，现代临床运用本方化裁治疗下列疾病。①消化系统疾病：如溃疡性结肠炎、细菌性痢疾、阿米巴痢疾、肠易激综合征、慢性胆囊炎、放射性直肠炎、直肠癌、功能性腹泻、溃疡性直肠炎、慢性直肠炎、急性肠炎、出血性肠炎、慢性浅表性胃炎等。②泌尿系疾病：如泌尿系感染、泌尿系结石、急慢性肾小球肾炎等。③皮肤科疾病：如带状疱疹、银屑病、痤疮等。④妇科疾病：如盆腔炎、阴道炎等。⑤其他：如慢性支气管炎急性发作、急性结膜炎、睾丸炎、急性化脓性扁桃体炎等。

【类方比较】

1.桃花汤（《伤寒论》）

组成：赤石脂一斤，干姜一两，粳米一升。功效：温中涩肠、固脱止利。主治：少阴虚寒下利便脓血、滑脱不禁。

桃花汤证也能见到下利便脓血，然其病机为脾肾阳虚，温摄失司，下焦不固所致，属虚寒证，故血色黯红、气腥而不臭，并常伴有腹痛绵绵、喜温喜按、里急后重不甚、口不渴、舌淡苔白、脉迟无力等症，治宜温阳涩肠、固脱止利。白头翁汤病机为厥阴热毒，内迫大肠所致，属实热证，下利急迫，赤多白少，或纯赤痢，臭秽灼肛，常伴腹痛剧烈，里急后重，身热口渴，舌红苔黄，脉弦数实，治宜清热解毒，凉肝止利。

2.葛根黄芩黄连汤（《伤寒论》）

组成：葛根半斤，甘草二两（炙），黄芩三两，黄连三两。功效：清热止利、兼以透表。主治：协热下利。

白头翁汤与葛根黄芩黄连汤皆是邪热下迫大肠之热利。但葛根黄芩黄连汤为太阳表证未解，邪热下迫大肠，表里同病。其证候特点为泄水样便，稀黄臭秽，肛门灼热，可伴见喘而汗出、头痛恶寒等表证。治宜清热止利，兼解表邪。白头翁汤为厥阴热毒内迫大肠所致，其证候特点为下痢脓血，赤多白少，常伴见腹痛里急后重，脉弦数等肝风内动证，治宜清热解毒，凉肝止利。

【现代研究】药理研究表明，白头翁汤有多种作用。①抗溃疡性结肠炎的作用：大量临床试验及研究表明，白头翁汤在治疗溃疡性结肠炎方面具有良好的疗效。白头翁汤及其加减方通过改善结肠组织炎症、保护肠黏膜、调节肠道免疫、调控炎症因子及转录因子NF-κB水平、影响TGF-β1/Smad3信号通路等多种机制发挥抗溃疡性结肠炎作用。②抑菌、杀菌作用：研究表明，白头翁汤水相提取物对痢疾杆菌有一定程度的抑菌和杀菌作用，白头翁汤水相提取物可能是破坏痢疾杆菌的细胞膜和细胞壁，从而抑制痢疾杆菌生长，其抑菌作用随着水相提取物浓度的增加以及作用时间的延长而增强。即白头翁汤水相提取物对痢疾杆菌的抑制作用有着浓度和时间依赖性。另外，白头翁汤对伤寒杆菌、福氏痢疾杆菌、宋内痢疾杆菌等肠道细菌也具有较好的抑制作用。

此外，研究表明，白头翁汤还具有抗肿瘤、抗炎、免疫调节等其他药理作用。

【肾病应用体会】白头翁汤的核心病机为厥阴肝经热盛动风，若肝风挟热下迫大肠，则以里急后重，下利赤白，肛门灼热为特点；若肝风挟热下迫膀胱，则以小便不利，尿道坠胀，或热或痛为特点，波及血分则便血，淋急闭窍则癃闭。

肾系疾病应用白头翁汤的选方要点：尿血，或小便淋漓不尽，夹有砂石，尿时涩痛，或尿频尿急，伴小便灼热，尿色黄赤，或伴小腹胀满，口渴，舌质红，苔黄，脉弦数等肝风挟热下迫证为主要表现的症状。

临证对于泌尿系感染、泌尿系结石出现小便频急，涩痛而赤，甚者尿血，少腹坠胀，病势急迫者，常可选用本方加减化裁。肝风夹热下迫膀胱，易兼湿阻，故多伴小便黄赤，可加用车前子、泽泻、萹蓄等清热利湿。肝体阴用阳，肝风、肝热均易伤血动血，伴见尿血等血热之象，宜加生地、牡丹皮、地榆等凉血止血。泌尿系结石可合石韦散及四金汤（金钱草、海金沙、鸡内金、郁金）通淋排石。

【肾病医案选录】

1.白头翁汤治疗泌尿系感染案

薛某，女，38岁。1993年5月12日因尿痛、尿频、尿急伴尿道口灼热感6天就诊。全身乏力，小便频急、涩痛而赤，少腹不适，心烦少寐，舌质红，苔腻，脉细数。既往曾有类似发作史2年。查体：体温37.8℃，血压105/83mmHg，双肾区叩击痛阴性，耻骨上方轻度压痛。尿常规：尿蛋白（＋），白细胞（＋＋＋），红细胞（＋＋）。妇科检查：少量淡黄色白带，质稀无臭，余均为阴性。白带涂片检查阴性。拟诊断为下尿路感染，乃湿热蕴蓄于下焦，膀胱气化不利所致。治当清利湿热、凉血解毒、利尿通淋。方予白头翁汤加减：白头翁15g，黄柏15g，黄连15g，山栀子15g，车前子10g，白茅根10g，木通10g，滑石18g，甘草6g。每日1剂，连服5剂。5月22日复诊。诸症消失，尿常规：尿蛋白（＋），白细胞（＋），再守原方服用5剂。三诊：尿常规（－），病愈。嘱原方去木通再服5剂，以巩固疗效，并注意月经期和性生活卫生。随访16个月未再复发。[钟敬芳，伍栋材.白头翁汤治疗下泌尿道感染122例.安徽中医临床杂志，1997，9（01）：44.]

2.白头翁汤治疗泌尿系结石案

刘某，男，32岁，1996年7月13日初诊。尿频、尿急、尿道灼热，小腹急胀，腰痛。尿常规：尿蛋白（－），红细胞（＋），白细胞0~2个/HP。B超检查提示：双肾小结石。除上述症状外，尚见口苦，微渴，舌质红、苔黄腻，脉弦滑。初用八正散加减治疗1周不效。再诊时发现除湿热症状外，尚见小腹急胀，脉弦滑，易法治从肝经，治以清利肝经湿热，用白头翁汤加减。处方：白头翁15g，石韦15g，黄芩10g，秦皮10g，金钱草60g，黄连5g，5剂，水煎服。药后诸症减轻，守上方续服20余剂，诸症消失。复查B超，结石消失。

原按： 泌尿系结石临证多用八正散加减，有一定疗效，但也有用之不效者。本例初用不效，而改从肝经论治后取效。说明泌尿系结石尚可从肝经论治，不可执八正类而不知变通。此外，白头翁汤为治疗泌尿系感染一良方，其应用也如上述。[帅敏.白头翁汤新用.新中医，2000，(12)：48.]

参考文献

［1］董正华，赵天才.杜雨茂教授运用六经辨证辨治肾脏病法要［J］.陕西中医，2013，34（06）：738-739.

［2］宋高峰，伍炳彩.六经辨治慢性肾小球肾炎经验撷英［J］.中国中医基础医学杂志，2016，22（07）：994-996.

［3］魏文扬，万海同，虞立，等.麻黄汤体外抗甲型H1N1流感病毒作用及机制研究［J］.中国中药杂志，2018，43（03）：563-570.

［4］韩世盛，卢嫣，姚天文，等.越婢汤和固精方对嘌呤霉素氨基核苷肾病大鼠肾小球足细胞损伤的影响［J］.中医杂志，2018，59（01）：51-55.

［5］贾评评，宋丹，宋纯东，等.真武汤、越婢加术汤对阿霉素肾病模型大鼠肾组织B7-1表达的影响［J］.中医学报，2019，34（05）：989-993.

［6］赵艺姣，陈明.麻黄连翘赤小豆汤对肝细胞性黄疸小鼠保肝退黄作用的研究［J］.中华中医药杂志，2016，31（08）：318-3320.

［7］许阿亮，黄柳莺，陈雅希.加减桃核承气汤治疗慢性肾衰竭临床观察［J］.黑龙江中医药，2017（01）：27-28.

［8］张喜奎，危美红，苏美玲，等.基于TGF-β/Smads信号通路探讨桃核承气汤治疗慢性肾衰竭的机制［J］.安徽中医药大学学报，2016，35（06）：77-82.

［9］张喜奎，苏美玲，危美红，等.桃核承气汤对慢性肾功能衰竭大鼠微炎症状态的影响［J］.云南中医学院学报，2016，39（03）：5-8.

［10］张英军，王军，徐阳，等.桃核承气汤的实验研究［J］.长春中医药大学学报，2014，3（02）：234-237.

［11］刘宾，刘文礼.抵当汤对慢性前列腺炎大鼠组织匀浆TNF-α，IL-6，IgG含量的影响［J］.中国实验方剂学杂志，2013，19（09）：281-283.

［12］邸莎，于晓彤，苟筱雯.态靶辨证在肾虚络瘀型难治性肾病综合征中的运用—抵挡汤加黄芪、丹参、泽泻［J］.辽宁中医杂志，2020，47（04）：5-7.

［13］赵佳芬，胡东胜，王春妍.大承气汤实验研究进展［J］.河南中医，2014，34（01）：29-31.

［14］涂玥，孙伟，万毅刚，等.大黄附子汤调控JNK/Bcl-2信号通路而改善尿酸性肾病肾小管/间质损伤的机制［J］.中华中医药杂志，2013，28（05）：1351-1356.

［15］吴丽，刘晓，蔡皓，等.大黄附子汤对重症急性胰腺炎大鼠STAT3表达的影响［J］.中华中医药杂志，2012，27（04）：933-937.

［16］吴丽，吕高虹，刘晓，等.大黄附子汤对重症急性胰腺炎大鼠肠黏膜屏障的影响［J］.时珍国医国药，2012，23（11）：2679-2681.

［17］王岚，彭成.大黄附子配伍药理与临床的研究现状［J］.中医药学刊，2006，24（11）：2020-2021.

［18］张保国，刘庆芳.猪苓汤的现代药理研究与临床应用［J］.中成药，2014，36（08）：1726-1729.

［19］胡睿，朱志伟，吴栋清，等.小柴胡汤含药血清对HSC-T6细胞增殖及TGF-β/Smad信号通路的影响［J］.中华中医药学刊，2018，36（09）：2149-2152.

［20］胡睿.Nrf2/ARE信号通路参与小柴胡汤抗大鼠肝纤维化的机制研究［D］.遵义：遵义医学院，2018.

［21］蔡亚宏，蔡文锋，熊丹.小柴胡汤改善慢性肾小球肾炎患者炎症及减轻蛋白尿的作用研究［J］.陕西中医，2018，39（10）：1405-1407.

［22］王丽敏，张丽艳，谷松.解析小柴胡汤"和法"调节自身免疫性疾病机制［J］.中华中医药学刊，2018，36（01）：218-221.

［23］符强，亚仙，王闻婧.防己黄芪汤对阿霉素肾病大鼠肾组织乙酰肝素酶表达的影响［J］.中国中医急症，2016，25（03）：387-389.

［24］徐静琳，郑寿涛.防己茯苓汤对急性肾损伤大鼠肾功能的影响［J］.中国中医急症，2015，24（12）：2090-2092.

［25］周晓玲，唐农，余静芳，等.理中汤对肝硬化大鼠肠道微生态的影响［J］.辽宁中医杂志，2018，45（07）：1521-1525.

［26］杨家耀，时昭红，马威，等.附子理中汤通过激活AMPK通路及抑制NF-κBp65通路降低非酒精性脂肪肝大鼠肝脏损伤［J］.中国中药杂志，2018，43（15）：3176-3183.

［27］童景飞.附子理中汤加味方对结肠炎患者外周血MMP-2.MMP-9的调控作用［J］.新中医，2016，48（11）：33-35.

［28］张艳晓，方锐洁，白少玉，等.附子理中汤灌肠调控溃疡性结肠炎大鼠IL-6、IL-8及ICAM-1的实验研究［J］.中国中医基础医学杂志，2016，22（03）：351-354.

［29］刘伟伟，史丽强，万强，等.基于NLRP3炎性体探究黄芪桂枝五物汤对IgA肾病小鼠肾脏保护机制［J］.中华中医药杂志，2018，33（05）：1746-1751.

［30］李国宏，纪品川，王雅君.黄芪桂枝五物汤对老年糖尿病肾病转化生长因子-β基因表达调控区甲基化的影响［J］.世界中医药，2018，13（03）：644-647.

［31］施慧，许闪，王靓，等.苓桂术甘汤调节心室重构模型大鼠心肌组织NF-κB信号通路的分子机制研究［J］.中药材，2017，40（03）：680-683.

［32］陈君媚，周春祥.苓桂术甘汤药理作用及其机制研究进展［J］.中国实验方剂学杂志，2019，25（14）：222-227.

［33］刘中勇，李林，方家.真武汤对心力衰竭模型大鼠心室重构及心肌细胞凋亡、纤维化的影响［J］.中医杂志，2017，58（14）：1218-1222.

［34］李峥，李文杰，尚雪莹，等.真武汤通过SIRT1信号通路减轻心力衰竭大鼠心肌细胞线粒体损伤及心肌细胞凋亡［J］.中华中医药学刊，2018，36（05）：1062-1067.

［35］王宇宏，李文杰，李峥.真武汤含药血清对异丙肾上腺素致心肌细胞凋亡Bcl-2.Bax蛋白表达的影响［J］.辽宁中医杂志，2018，45（06）：1308.

［36］刘爽，高祥福，朱孝娟，等.真武汤对高糖诱导下肾小球系膜细胞增殖和氧化应激的影响［J］.浙江中医杂志，2018，53（11）：786-787.

［37］舒适，张瑞义，徐中菊，等.真武汤对阿霉素所致小鼠肾损伤保护作用的实验研究［J］.中国中医药科技，2016，23（05）：526-528.

［38］陈汉裕，陈凤丽，林赞檬，等.黄连阿胶汤对戊巴比妥钠致小鼠催眠作用及神经递质的影响［J］.广东医学，2016，37（21）：3165-3168.

［39］袁金凤，陈兰英，王慧玲，等.金匮肾气丸对腺嘌呤致肾间质纤维化大鼠的影响［J］.中国实验方剂学杂志，2018，24（21）：149-156.

［40］王艳娥，付晓幸，丰莉娟.金匮肾气丸对肾小球肾炎大鼠的保护作用及机制研究［J］.中药材，2019，42（05）：1173-1176.

［41］樊晓明，翟宇，安霞，等.加味当归贝母苦参丸对胃癌荷瘤鼠肿瘤组织VEGFA、MMP13和TGF－β表达的影响［J］.中医药学报，2018，46（04）：31-35.

［42］刘宪，吴甜，刘梦，等.当归芍药散通过PI3K/AKT信号通路抗血管性痴呆的作用机制［J］.中药新药与临床药理，2019，30（03）：289-295.

［43］戴淑娟，王运来.当归芍药散对肾病综合征大鼠的药效学研究［J］.通化师范学院学报（自然科学），2017，38（04）：14-18.

［44］周敏，王运来，方庆，等.当归芍药散对阿霉素肾病综合征大鼠一氧化氮及其合酶表达影响［J］.辽宁中医药大学学报，2018，20（01）：44-47.

［45］周步高，刘馥春，张晓云，等.乌梅丸治疗溃疡性结肠炎作用机制的研究进展［J］.时珍国医国药，2018，29（11）：2731-2733.

［46］贾子尧，林瑞超，马志强，等.四逆散药理作用和临床应用文献研究［J］.辽宁中医药大学学报，2017，19（06）：159-162.

［47］魏丹丹，李闪闪，王永杰，等.下瘀血汤通过Wnt/β-catenin和TGF-β1/Smad信号串联干预肾纤维化大鼠的机制［J］.中国实验方剂学杂志，2021，27（10）：8-14.

［48］王雪菲，刘成，曹勤，等.下瘀血汤实验研究进展［J］.辽宁中医药大学学报，2017，19（01）：37-39.

［49］王丽，陶兴宝，欧阳净，等.白头翁汤对痢疾杆菌的体外抑菌作用研究［J］.中医药信息，2020，37（05）：49-53.

［50］金桑懿，毕凌，焦丽静，等.白头翁汤化学成分及药理作用研究进展［J］.上海中医药杂志，2019，53（03）：109-111.